Stefan Theierl

Aromapflege

3. Auflage

herausgegeben von Nadine Lexa

Palliative Care für Einsteiger Band 2

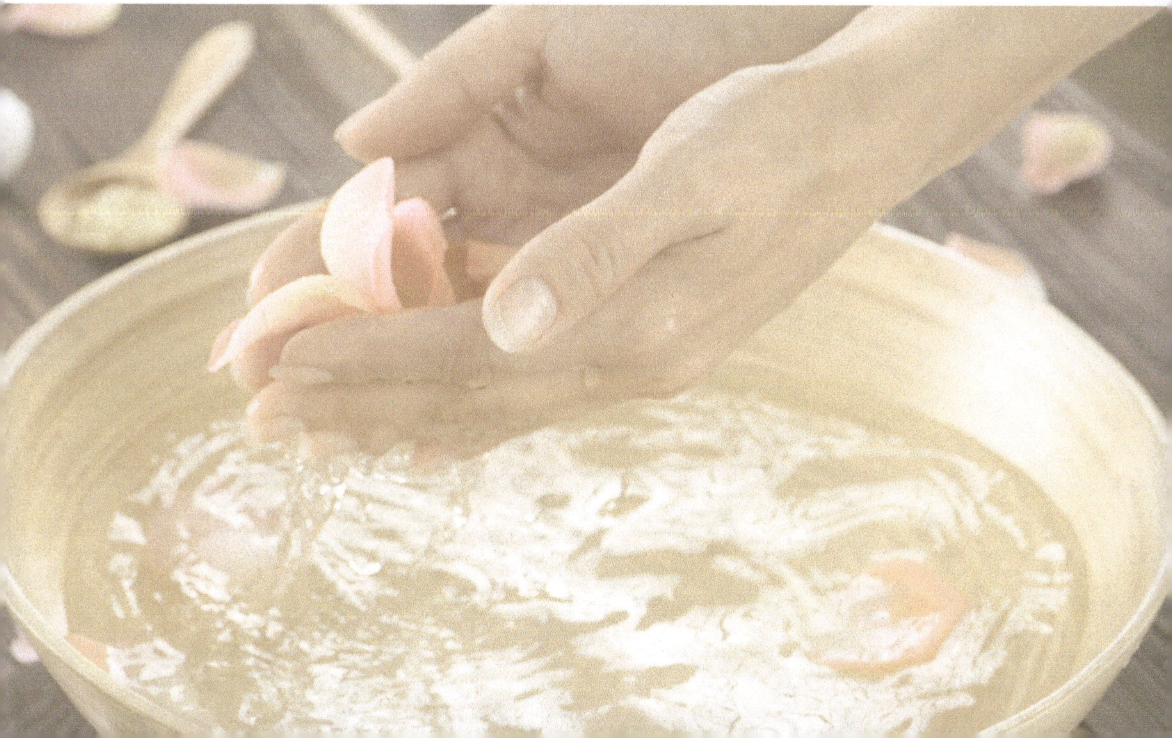

Inhalt

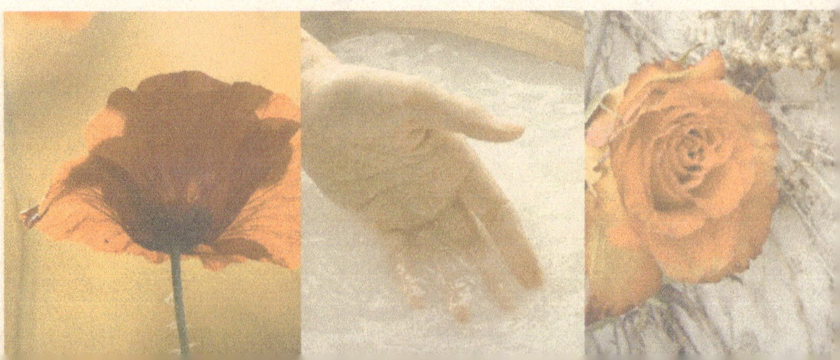

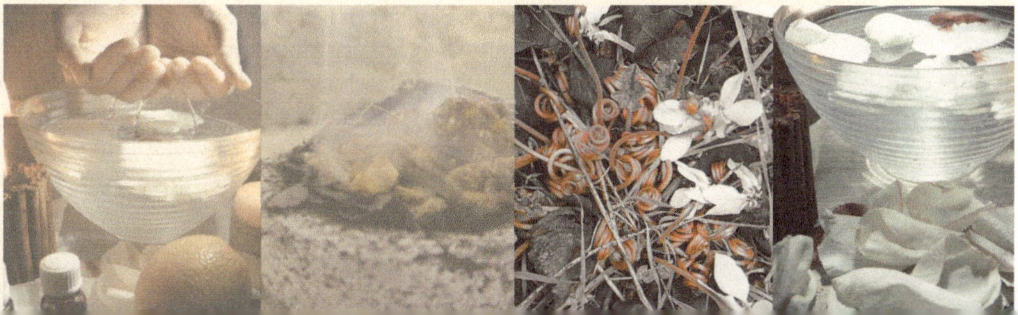

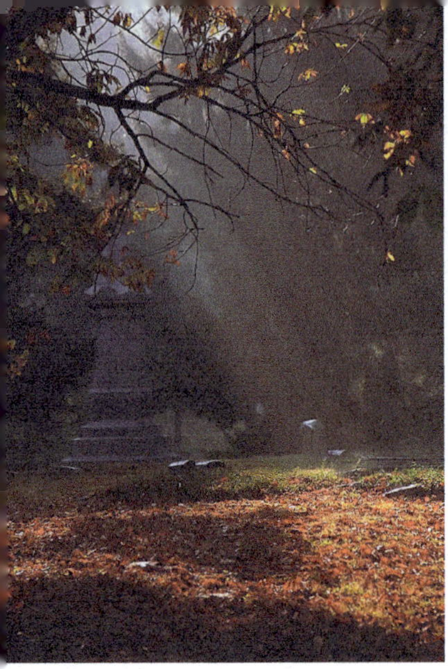

Vorwort

Palliative Care bedeutet Betreuung und Begleitung von Betroffenen und dessen An- und Zugehörigen im letzten Lebensabschnitt. „Palliative Care für Einsteiger" erweitert mit dem wichtigen Thema „Aromapflege" die Buchreihe. Das Thema wird durch einen Experten auf diesem Gebiet, Herr Stefan Theierl, fachmännisch und praxisnah bearbeitet. Herr Theierl verfügt über eine exzellente Fachexpertise, die sowohl auf seiner jahrelangen Praxiserfahrung in einem stationären Hospiz als auch auf fundiertem theoretischen Wissen beruht. Herr Theierl ist Krankenpfleger, Heilpraktiker und Aromatherapeut. Als erfahrener Dozent im Bereich „Aromapflege" begeistert Herr Theierl seit Jahren zahlreiche KursteilnehmerInnen.

Das Angebot der Aromapflege bietet ein unterstützendes und/oder ergänzendes Angebot, wenn andere Anwendungen wie beispielsweise medizinische oder pflegerische nicht zur erhofften Linderung für den Betroffenen beitragen. Aromapflege bezeichnet einen speziellen Bereich der Heilpflanzenanwendung, bei dem die etherischen Öle der Pflanzen eingesetzt werden. Bei der Begleitung von unheilbar kranken Menschen sowie deren An- und Zugehörigen ist mittlerweile die Aromatherapie zu einem wichtigen Bestandteil eines ganzheitlichen Therapiekonzepts im Sinne der Palliative Care geworden.

Die Auswahl etherischer Öle erfordert Grundkenntnisse des Anwenders, die praktisch in diesem Buch vermittelt werden. Vor allem sollten die Vorlieben und Abneigungen des Betroffenen genau eruiert werden. Denn wie bereits Jean Paul sagte:
„Ein einziger Geruch weckt ganze Gruppen von alten Empfindungen wieder auf; wirkt mehr auf die Phantasie als selbst das Auge."

Die Arbeit mit Aromapflege wirkt unter Berücksichtigung der individuellen Bedürfnisse des Betroffenen behutsam für Körper, Geist und Seele. Sie stellt somit eine sorgsame Unterstützung zur medizinischen Therapie bei der Symptomlinderung und zur Steigerung des Wohlbefindens in einer palliativen Begleitung dar.

In dem vorliegenden Buch erhält der Leser kurze und einfache Anleitungen für die Umsetzung des Konzepts in die Praxis. Des Weiteren zeigen die Beispiele und Anleitungen, wie Aromapflege zu einer gelungenen Symptomkontrolle beitragen kann.

Jeder Betroffene hat sein Leben, seine Würde – und seinen individuellen Tod. Und jeder ist dabei der Erste. Das vorliegende Buch leistet für Betroffene und alle in deren Umfeld Tätigen einen wichtigen Beitrag, beruht es doch auf der Erkenntnis, dass das Leben zu erhalten gleichzeitig bedeutet, Lebensqualität zu erhalten.

Nadine Lexa, MAS
Herausgeberin der Buchreihe „Palliative Care für Einsteiger“

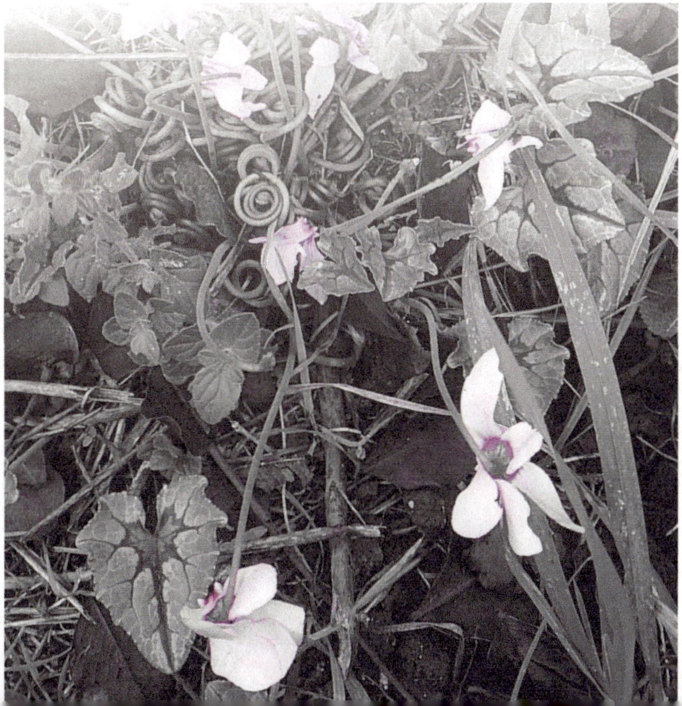

6 Aromapflege

Kapitel 1

Grundlagen

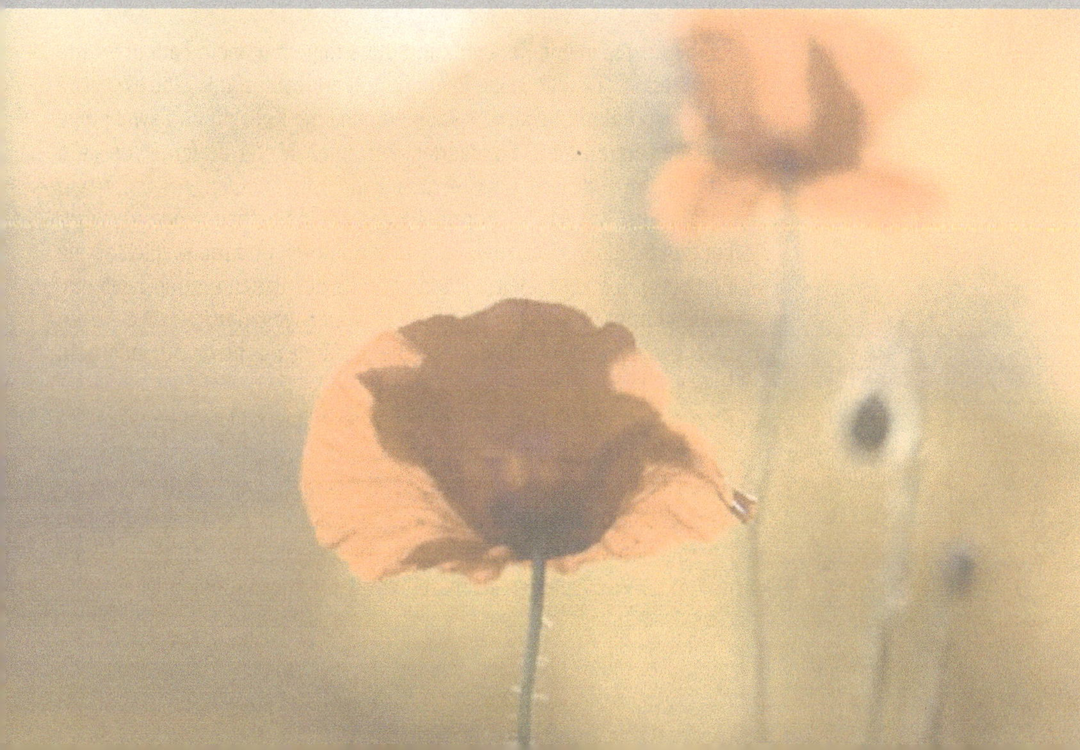

1 Einleitung

Ich erinnere mich auch nach vielen Jahren noch, wie ich das erste Mal einen Menschen sterben sah.

Es war noch vor meiner Ausbildung zum Krankenpfleger. Ich war Praktikant auf einer kardiologischen Station. Damals war die Verweildauer der Patienten noch länger. So hatte ich über einen weiten Zeitraum einen alten Mann jeden Tag zu pflegen und ihm Essen einzugeben. Er brauchte viel allgemeine, jedoch kaum spezielle Pflege. Ideal für einen Praktikanten also. Er war bettlägerig, konnte sich nicht mehr allein versorgen, konnte nicht mehr sprechen, lächelte jedoch stets herzlich.

Eines Tages blieb ich nach dem Eingeben des Mittagessens noch eine Weile bei ihm.

Da blickte er mich lange an. Ich bemerkte, dass sich seine Atmung merkwürdig veränderte. Zwischen den einzelnen Atemzügen lagen Pausen. Wenn er Luft holte, schnappte er regelrecht danach. Sein Blick glitt immer weiter in die Ferne. Ich kannte diesen Atemtypus damals noch nicht, spürte jedoch, dass ich Zeuge einer dramatischen Veränderung war.

Ich holte eilig meine Kollegin, und diese sagte mir, mein Patient würde jetzt sterben. Es solle keine Reanimation erfolgen, somit gäbe es gerade keinen Handlungsbedarf. Es kamen noch eine Kollegin und zwei junge Assistenzärzte hinzu. So standen wir einen Meter entfernt von dem Sterbenden, und ich wusste nichts mit mir anzufangen. Ich fragte mich selbst, was ich tun könne. Ich fand keine befriedigende Antwort. Letztendlich nahm ich meinen Mut zusammen und setzte mich an die Bettkante. Ich legte meine Hände auf die des Patienten und blieb einfach bei ihm. Er selbst schien immer weiter wegzudriften. Die Augen halb geschlossen, der Blick leer, die Atmung nunmehr nur noch ein Reflex.

Eine ganze Weile, nachdem sein Körper völlig reglos blieb, löste ich meine Hände und arbeitete weiter.

In mir bewegte sich plötzlich alles. Nichts mehr war so wie zuvor. Ich hatte das Gefühl, so unendlich weit weg zu sein von allem Irdischen. Als säße ich auf dem Mond und würde herabblicken auf mein Leben und diese Welt, alles ameisenartig verkleinert und unwichtig.

Kennen Sie das auch? Wenn Sie ein Buch wie dieses lesen, wahrscheinlich schon. Über all die Jahre, die ich diesen Beruf nun ausübe, war die palliative Pflege stets mein Mittelpunkt.
Man stirbt nur einmal. Der Betroffene hat also weder Übung noch Erfahrung mit dem Tod. Und wenn es dann doch so weit ist, sollte alles so gut wie möglich verlaufen. Einen zweiten Versuch gibt es nicht.
Zum Glück gibt es Leute wie uns, die über Erfahrung und Engagement verfügen und ihr Wissen und Können all denjenigen zu Verfügung stellen, die in dieser Situation hilflos sind.
Dieses Buch soll Ihnen helfen, den Schatz der Aromapflege mit einzubauen. Je mehr Möglichkeiten uns zur Verfügung stehen, umso mehr können wir uns auch auf die außergewöhnlichsten Situationen einstellen. Und Außergewöhnliches erleben wir in der Sterbebegleitung ständig, da werden Sie mir Recht geben.
Ich wünsche Ihnen viel Vergnügen beim Lesen dieses Buches und wünsche mir für Sie, dass Sie möglichst viel für Ihre tägliche Arbeit verwenden können.
Der Inhalt dieses Buches setzt sich im Wesentlichen aus meinen Erfahrungen aus der täglichen Praxis in den Bereichen Hospizarbeit, Palliativstation, der Altenpflege und Onkologie zusammen.
Mein Anliegen ist es, möglichst praxisorientiert zu schreiben.
Aufgrund des handlichen Formates verzichte ich auf allzu viel chemisches Wissen, dieses jedoch kann man sich mittlerweile problemlos autodidaktisch aneignen. Bücher hierzu gibt es.
Der Einfachheit halber bleibe ich im Wesentlichen beim Schreiben in der männlichen Form. Natürlich sind auch Patientinnen, Ärztinnen und Kolleginnen gemeint. Ich bitte Sie, mir dies nachzusehen.
Zudem ist mir bewusst, dass viele Einrichtungen keine Patienten, sondern Bewohner und Gäste haben. In diesem Buch verwende ich übergreifend den Begriff Patient. Gemeint ist damit jeder Pflegeempfänger.

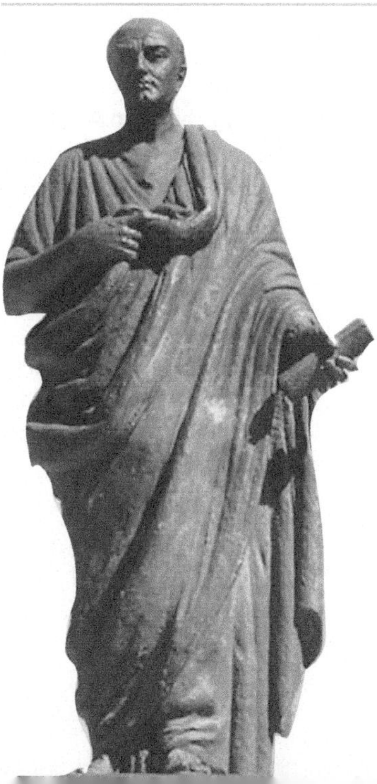

Warum überhaupt Aromapflege?

Diese Frage habe ich mir zu Beginn meiner Arbeit selbst oft gestellt. Als ich mich die erste Zeit mit etherischen Ölen befasst habe, schienen mir die Anwendungsmöglichkeiten so unendlich breit gefächert, dass es mir zunächst schwerfiel, das Thema überhaupt abschließend einzuordnen.

Tatsächlich können streng strukturiert denkende Menschen schnell einen „Vogel" bekommen, wenn sie feststellen, dass es in der kreativen Aromapflege mehr Möglichkeiten als Einschränkungen gibt.

Wo also beginnen, wofür entscheiden, welche Ziele setzen?

Da hilft meiner Erfahrung nach nur eines: Tun Sie es. Arbeiten Sie damit. Aromapflege ist selten nur rational. Gönnen Sie sich selbst den Genuss etherischer Öle. Sammeln Sie selbst Erfahrungen, indem Sie an sich selbst ausprobieren. Beobachten Sie aufmerksam, wie Ihre Anwendungen auf Ihre Umwelt wirken.

Erfahrung ist wichtig und hilft Ihnen, bald schon selbst kreative Ideen zu entwickeln.

Hat man die Orientierungsphase überwunden, wird man schnell folgende Vorzüge der Aromapflege zu schätzen wissen:

Aromapflege hält den Anwender stets handlungsfähig.

- In der palliativen Pflege geraten wir selbst und vor allem die zugehörigen Personen häufig in schier unerträgliche Situationen, in denen wir im Rahmen unserer bisherigen Möglichkeiten keine Veränderung herbeiführen können. Die auferlegte Untätigkeit und die sich in die Ewigkeit ausdehnenden Stunden werden zur Qual.
- Aromapflege bietet hier Linderung. Wohltuende Einreibungen, aromatische Waschungen, Zimmerbeduftung oder Aromakompressen vermitteln Wohlbehagen und menschliche Nähe. Sie geben Begleitenden die Möglichkeit, mit den Zugehörigen und Betroffenen in Kontakt zu stehen und deren Stress zu mindern.
- Die Begleitenden selber erleben die Erleichterung oft darin, dass sie auch in angespannten Situationen die Möglichkeit haben zu handeln und der Hilflosigkeit aller ein Ende setzen können. Das kreative Arbeiten belebt den Alltag und verleiht eine hohe Zufriedenheit.

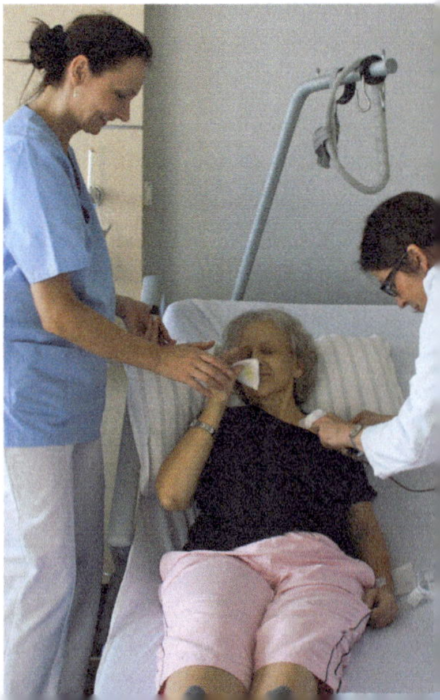

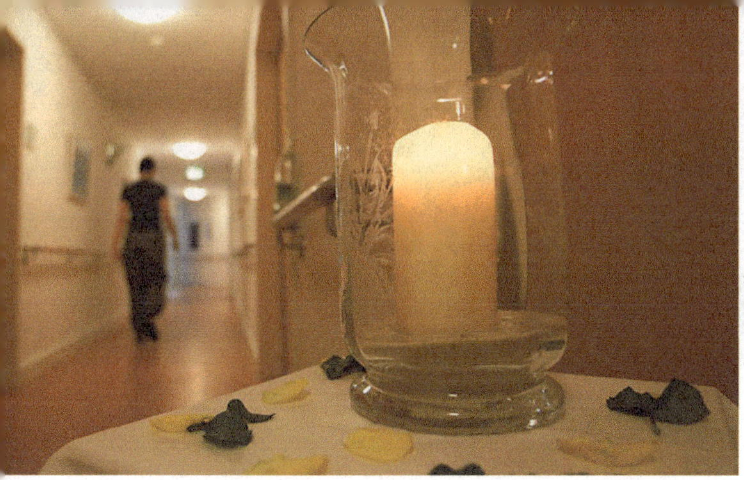

Aromaanwendungen wirken sanft, aber intensiv.

- Sie bringen echte Linderung und unterstützen die Wirkung von Pflege und Therapie ungemein. Gerade in der Schmerztherapie schließt die Aromapflege oftmals eine große Lücke. In meinen Jahren in der Pflege habe ich oft behandlungsbedürftige Zustände bei Sterbenden erlebt, die selbst auf gut gewählte Arzneimittel in der richtigen Dosierung nicht mehr reagiert haben. Meines Erachtens lag es oft allein an der schier übermächtigen Angst, die das Sterben in uns weckt.
- In diesen Situationen waren es stets die etherischen Öle, die mir die größte Unterstützung waren. So unglaublich es manchmal war: Binnen weniger Minuten ließen sich die schlimmsten Zustände regulieren.
- Oft hat sich während meiner Arbeit der Eindruck eingestellt, dass klassische Arzneimittel, wie z.B. Schlafmittel, Schmerzmittel, Atemnot- und angstlösende Arzneien, besser wirken, wenn additiv Aromapflege zur Anwendung kam.

Aromapflege wirkt im Sinn des Ortes ganzheitlich.

- Ihr Duft bleibt nicht nur beim Patienten, er erfüllt den ganzen Raum. Er dringt in die Hände und Nasen der Anwender genauso ein wie in die Haut des Patienten. Dieser Duft eint alle im Raum Anwesenden. Wie auch immer der Einzelne darauf reagiert – er reagiert.
- Aromapflege als systemische Arbeit erfasst jede Person dort, wo sie sich befindet, und bewegt sie. So bringen wir oft die Trauerbewältigung schon in Gang, bevor der Tod die Anwesenden dazu zwingt. Da Aromapflege sich sehr gut delegieren lässt, können wir Angehörige und Freunde aus ihrer Verunsicherung und Hilflosigkeit heraus zurück ans Bett holen und dafür sorgen, dass sie das Sterben buchstäblich mit ihren Händen begreifen. Oft ist es die erste Berührung seit langer Zeit.

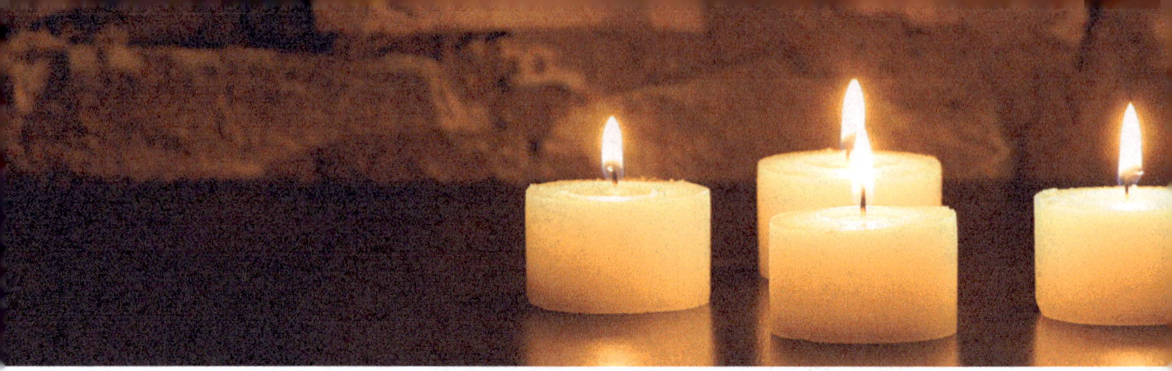

Die Wirkung der Aromapflege umfasst den ganzen Menschen.

Das ist auch ganz praktisch zu sehen.

- Egal ob es die Tätigkeit des Geistes wie die Konzentration ist oder die Seele, die fühlt und empfindet; ob es sich um die Keimflora der Haut handelt oder die Verdauungstätigkeit – Aromapflege bietet eine Möglichkeit.
- Spontan fällt mir kein Symptom ein, wo man es nicht zumindest mit einer Aromaanwendung *versuchen* kann. Das ist vor allem für die Pflege ganz phantastisch. Die Schulmedizin hat nämlich nicht für jedes Zipperlein oder großes Leiden eine Lösung, und doch leidet der Betroffene, und wir möchten ihm gern helfen.
- Von der Kopflaus bis zum Fußpilz, von der Panikattacke bis zum Liebeskummer – irgendetwas lässt sich immer machen. Dabei wird sich nicht immer der angestrebte Erfolg einstellen. Das ist jedoch in der Aromapflege kein Misserfolg. Die Anwendung allein bringt zuverlässig Begleiterfolge, die Aromapflege auch ohne Aussicht auf Erfolg lohnenswert machen. Dazu gehören der Aufbau von Vertrauen und Wohlbefinden, die Veränderung der Atmosphäre oder die Erhöhung der Zeitqualität.

Schließlich bedeutet die Aromapflege für die Einrichtung eine nicht zu unterschätzende Außenwirkung.

- Wer seine pflegebedürftigen oder gar sterbenden Angehörigen in fremde Pflege überantworten muss, der nimmt Details dieser Einrichtung mit deutlich stärkerer Intensität wahr und achtet auf alles, was eine gute und umfassende Pflege bedeuten könnte.
- Aromapflege ist bei Angehörigen sehr beliebt, da sie Natürlichkeit, Ganzheitlichkeit und aufrichtiges Interesse am Wohl der Patienten oder Bewohner verspricht.
- Dieser Effekt ist für Pflegende so bedeutsam wie für den Träger der Einrichtung (der meist auch die Aromapflege finanziell trägt). Häufig erleichtert sie den Kontakt und die Zusammenarbeit mit den Angehörigen. Diese erleben Pflege nun mit mehr Individualität und mehr Möglichkeiten zur aktiven Mitarbeit. Schließlich macht allein schon der Duft unserer Produkte die Aromapflege zur sinnlich erlebbaren Pflege.

Rechtliche Grundlagen

In vielerlei Hinsicht steckt die Aromapflege in einer rechtlichen Grauzone. In der breiten Öffentlichkeit ist der Begriff „Aromatherapie“ weiter verbreitet als der der „Aromapflege“. Dennoch ist es hier besonders wichtig, auf den feinen Unterschied zu achten.
Weisungsungebunden therapieren, und damit Aromatherapie anwenden, dürfen in Deutschland nur Ärzte und Heilpraktiker. Pflegende und auch Privatpersonen machen sich strafbar, wenn sie ohne eine solche Berufszulassung Therapien anbieten und durchführen. Selbst wenn sie rein aroma*pflegerisch* arbeiten, aber diese Arbeit als „Aromatherapie“ bezeichnen, kann es juristisch bedrohlich werden. Pflegende Angehörige werden wahrscheinlich mit keiner Klage rechnen müssen, für beruflich Pflegende ist es jedoch enorm wichtig, diesen juristischen Unterschied zu kennen und zu beherzigen.
So gibt es zwar schon günstige Duschgels mit synthetischem Duft, auf deren Verpackung „Aromatherapie“ zu lesen ist. Pflegende aber, beruflich wie privat, vergessen diesen Begriff am besten und schützen sich und ihre Arbeit unter der Bezeichnung „Aromapflege“.
Allein der Name **Aromapflege** ist keine rechtlich geschützte und anerkannte Berufsbezeichnung. Er umschreibt die Zuhilfenahme von aromatischen Substanzen in der Pflege. Es gibt keine gesetzlichen Vorgaben über die Ausbildung von Aromaexperten.

Die Ausbildung, sowohl ihr Inhalt und die Dauer, können frei gewählt werden. Man sollte bei der Auswahl des Unterrichts sicherstellen, dass die Ausbildung ein fundiertes und umfassendes Wissen vermittelt und einen ernst zu nehmenden zeitlichen Umfang bietet. Ein Tagesseminar eignet sich meines Erachtens hierfür kaum.
Ein Zertifikat über eine kompetenzvermittelnde Ausbildung belegt, dass man sich in einem angemessenen Umfang mit der Materie befasst und sich fortgebildet hat. Es bietet jedoch nur eine eingeschränkte Sicherheit. Da es, wie erwähnt, keine verbindlichen Vorgaben gibt, ist so ein Zertifikat Ermessenssache. Ein fachkundlicher Nachweis mindestens einer Aromapflegekraft in der Einrichtung ist jedoch aus meiner Sicht unabdingbar.

MDK:
Der medizinische Dienst der Krankenversicherungen begutachtet ambulante und stationäre Einrichtungen und vergibt an Pflegeeinrichtungen eine Prüfnote. Gerade Altenheime streben möglichst gute Noten an. Zudem steht der MDK Pflegeeinrichtungen beratend zur Seite. Natürlich interessierte mich die Haltung des MDK zur Aromapflege. In einer persönlichen Korrespondenz erfuhr ich, dass der MDK die An-

wendung von Aromapflege begrüßt, da sie die Lebensqualität erhöhen kann und die Alltagsgestaltung bunter werden lässt. Zudem befürwortet der MDK alles, was Medikamente einzusparen hilft und der Gesundheitsprävention dient.

Die Mitarbeiter des MDK jedoch erhalten keinerlei Schulung zur Aromapflege, und sie ist nicht Inhalt der Prüfungen. Somit erachtet der MDK die Aromapflege als positiv, geht jedoch nicht beratend oder regulierend darauf ein. In der Regel scheint die Aromapflege auch keine Rolle bei der Benotung zu spielen.

Heimaufsicht:

Die Heimaufsicht prüft Mängel in Pflegeeinrichtungen und greift im Bedarfsfall zu ordnungsrechtlichen Maßnahmen, um diese einzustellen. Für die Heimaufsicht gilt Ähnliches wie für den MDK. Die Aromapflege wird als Zugewinn für die Pflegequalität erachtet, es gibt jedoch keine verbindlichen Vorgaben bezüglich der Qualifikation der Anwender oder der angewendeten Aromapflege vor Ort.

Die Heimaufsicht würde jedoch zugreifen, wenn offensichtlich Schäden oder negative Beeinträchtigungen durch die Aromapflege an Bewohnern und Patienten offenkundig werden.

Gesundheitsamt:

Das Gesundheitsamt überprüft unter anderem in pflegerischen Einrichtungen die Einhaltung von Hygienevorschriften. Zudem berät das Gesundheitsamt über gesunde Arbeitsplatzbedingungen und vieles mehr.

Das Gesundheitsamt schränkt die Anwendung der Aromapflege nicht ein, würde jedoch bei einer gesundheitlichen Belastung durch die Aromapflege aktiv werden.

Für die Anwendung der Aromapflege haften die Einrichtungen und Entscheidungsträger. Ein möglicher Versicherungsschutz ist mir nicht bekannt, und ich halte ihn für unwahrscheinlich.

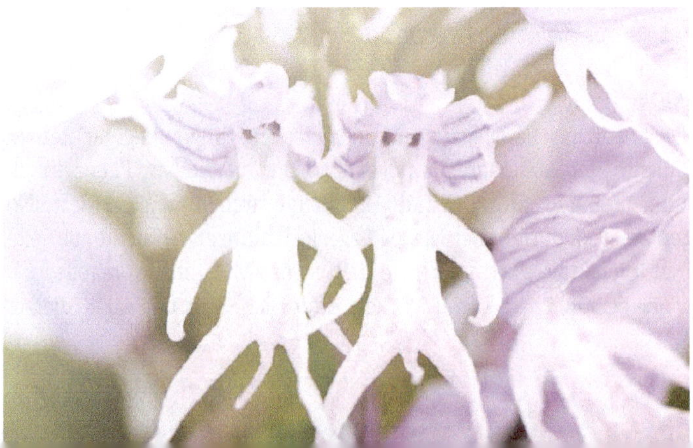

Aromapflegerische Strukturen in der Einrichtung

Aromapflege wertet jede pflegerische Einrichtung auf. Den meisten Pflegenden bereitet die Arbeit damit große Freude und wird als Erleichterung für den Alltag empfunden. Da wir es jedoch mit einem komplexen Thema zu tun haben, ist es nötig, transparente Strukturen zu schaffen. Das ist nötig, um den sicheren und fachlich richtigen Umgang mit etherischen Ölen und Mischungen zu erleichtern und Fehler somit zu reduzieren.
So müssen die Kollegen sich jederzeit über sämtliche aromapflegerische Prozedere informieren und sich Ideen und Anregungen holen können. Auch Ärzte werden sich gelegentlich Überblick über Ihre Arbeit verschaffen wollen, auch um zu sehen, wo Sie deren Arbeit mit Aromapflege sinnvoll unterstützen können.
Folgende Elemente sollten bei der Implementierung der Aromapflege bedacht werden:

- **Der Expertenkreis:**
  Wer sind die Fachleute im Team, die jederzeit zu jedem Thema befragt werden können und die dafür sorgen, dass alles stets vorrätig ist, und die festlegen, wie die Aromapflege vor Ort aussieht?
  Wenn man ein Einzelkämpfer bleibt, ist es manchmal schwer, motiviert zu bleiben. Am besten, man holt sich ein bis drei Kollegen hinzu, mit denen man sich regelmäßig austauscht. Fertig ist der Expertenkreis.
  Mindestens eine Person aus diesem Kreis sollte eine gute Fortbildung oder einige Kurse zum Thema Aromapflege besucht haben. Hierzu gibt es jedoch keine verbindlichen Vorschriften. Aromapflege ist in Deutschland keine anerkannte Weiterbildung oder Ausbildungsberuf. Daher ist die Länge oder der Inhalt einer Fortbildung nicht vorgegeben. Die Qualifikation sollte allerdings vom Ausmaß und Inhalt her glaubhaft und hochwertig sein.
  Es empfiehlt sich, dass der Aromaexpertenkreis regelmäßig tagt und die Inhalte und die äußere Form der Aromapflege festlegt. Wenn die Basisarbeit erst mal getan ist, können die Treffen in weiteren Abständen stattfinden.

- Aromaordner:

  Im stationären Bereich sollte ein schriftliches Manifest über das Thema der Aromapflege, wie sie in der Praxis stattfindet, vorhanden sein. Manchmal wird das Format eines Karteikastens verwendet. Das geht natürlich. Ich selbst halte den Karteikasten nur für etwas unpraktisch. In losen Blättern zu wühlen und sich dabei ständig zu fragen, unter welchem Buchstaben ein Thema einsortiert ist, wenn es überhaupt einen eigenen Buchstaben bekommen hat … und irgendwann fällt so ein Karteikasten runter!

  Ein Ordner liegt gut in der Hand und kann mit einem Register ausgestattet werden. Er lässt sich schnell durchblättern und laufend ergänzen. Es gibt keine offizielle Pflicht, einen solchen Ordner zu führen. Aus professioneller Sicht jedoch sollte so etwas selbstverständlich sein.

Inhalte eines solchen Ordners können folgende sein:

- kurze Vorstellung des Themas „Aromapflege" und die Erklärung der damit verfolgten Absichten.

  Beispiel:

  „… möchten wir die medizinische Versorgung und die umfassende pflegerische Betreuung dadurch nicht ersetzten, sondern unterstützen."

  „… Steigerung der Lebensqualität, Gesundheitsprophylaxe, Alltagsgestaltung und Unterstützung in der Pflege von Patienten mit vielfältigen Erkrankungen."

  „… daher bildet sich unser Expertenkreis laufend fort, und wir verwenden nur Ausgangsmaterial in der höchsten verfügbaren Qualität."

- Vorstellung der Aromaexperten und deren Aufgaben. Nach Möglichkeit beiliegend eine Kopie von Fortbildungszertifikaten als fachkundlicher Nachweis.

  Beispiel:

  „Leitung des Expertenkreises ist Frau Miriam S.
  Sie koordiniert die Führung des Aromaordners, die regelmäßigen Treffen des Expertenkreises und die Organisation der Teamschulungen.
  Mitglieder des Expertenkreises sind Claudia N., Tamara B. und Katja N.
  Diese gestalten den Inhalt der regelmäßigen Treffen des Expertenkreises, übernehmen Teamschulungen, erfassen den zu bestellenden Bedarf und leiten diesen an die Stationsleitung weiter. Die Mitglieder gestalten den Inhalt der angewendeten Aromapflege und sind Ansprechpartner für das Team."

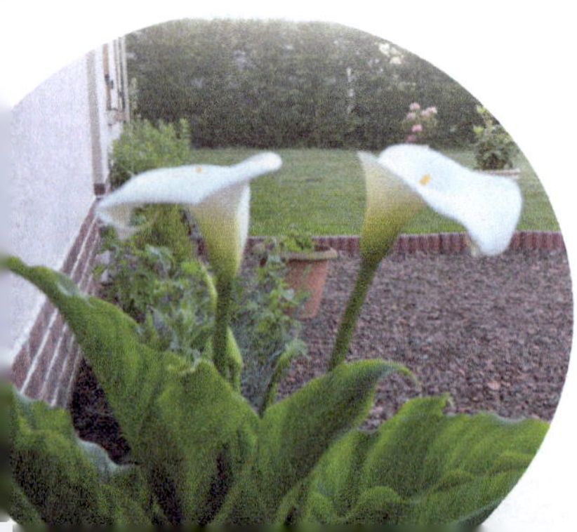

- Welche etherischen oder fetten Öle, Mischungen sowie Hydrolate werden verwendet? Beschreibung der Wirkung (Achtung: keine therapeutischen Ziele!), Beschreibung der genauen Anwendbarkeit: Duftlampe, Einreibung, Kompresse, Waschung, ... Eventuelle Risiken aufführen.
  Beispiel:
  „... hat eine ausgleichende Wirkung auf die Psyche, ist angstlösend und entspannend. Xy eignet sich hervorragend für die Anwendung in der Duftlampe."
  „... 3 Tropfen von xy können in Milch emulgiert für eine beruhigende Waschung dem Waschwasser zugegeben werden."
  oder: „... darf nicht pur auf die Haut gelangen, kann photosensibilisierend wirken."

- *Handlungsanleitende* Beschreibung aller Anwendungen. Aufführen aller Rahmenbedingungen, also genaue Dosierung, Schaffen einer geeigneten Umgebung, Vorbereitung, genaue Anwendung, Nachbereitung. Punkte können sein:
  - Vertäglichkeitstest
  - Duftlampe
  - Waschungen
  - Kompressen
  - Wickel und Auflagen
  - Einreibungen
  - Trockene Inhalation ...

  Beispiel:
  „Für die Einreibung zuvor eine geeignete Atmosphäre schaffen: Fenster schließen, Störungen evtl. durch Türschild unterbinden. Patient in einer bequemen Position lagern.
  Haut soll vor dem Einreiben angefeuchtet werden. Hierzu mit warmem Wasser und Waschlappen Haut abreiben, ein Hydrolat im Pumpspray verwenden oder die Hände des Anwenders vor der Einreibung mit warmem Wasser befeuchten..."

- *Ein Lieferantenverzeichnis* erleichtert die regelmäßige Bestellung. Kopien getätigter Bestellungen verbessern die Übersicht, und eine Liste mit allen zu bevorratenden Mischungen und Ölen erleichtert die Bestandsaufnahme und die Bestellungen.

- **Fachbuch:**
  Wie schon erwähnt, sollte mindestens ein gutes Fachbuch zum Thema Aromapflege am Arbeitsplatz vorhanden sein. Häufiger gerät man in die Situation, dass man für eine akute oder sich ergebende Situation Inspiration

braucht oder Fragen von Kollegen beantworten muss. Die Rezepte aus einem guten Fachbuch sind ebenfalls durch nichts zu ersetzen. Zudem werden dort häufig Studien zitiert, die einem als Argumentationsgrundlage dienen können. Auch Ergebnisse von Aromatogrammen, also Auswertungen über die antimikrobiellen Wirkungen von einzelnen Ölen auf bestimmte Krankheitserreger können maßgeblich bei der Wahl einer Rezeptur oder eines Öls helfen.

- **Die Kollegen:**

  Unser Team ist unersetzbar wichtig, wenn es um die Aromapflege geht. Im Bedarfsfall kommen unsere Öle rund um die Uhr zum Einsatz. Gerade in der palliativen Pflege spielen die Uhrzeit und der Wochentag kaum mehr eine große Rolle. Soll die Kontinuität der Versorgung gewährleistet sein, muss man seine Kollegen behutsam pflegen, um deren Mitarbeit nicht aufs Spiel zu setzen. Vielmehr muss ihr Interesse gefördert und die Motivation zur Mitarbeit genährt werden.

  Etherische Öle haben einen wunderbaren Duft. Viele Nasen jedoch sind heute eher an frische Deos oder Weichspüler gewöhnt als z. B. an den Allrounder Lavendel oder den belebenden und entspannenden Muskatellersalbei. Die meisten Menschen brauchen eine gewisse Zeit, um sich an die natürlichen Düfte zu gewöhnen und sie als angenehm zu empfinden. Also sollte man gerade am Anfang nicht zu viel beduften und auch von den Kollegen nicht zu viel verlangen. Beginnen Sie mit ein bis drei guten Mischungen, und warten Sie auf die ersten Erfolge.

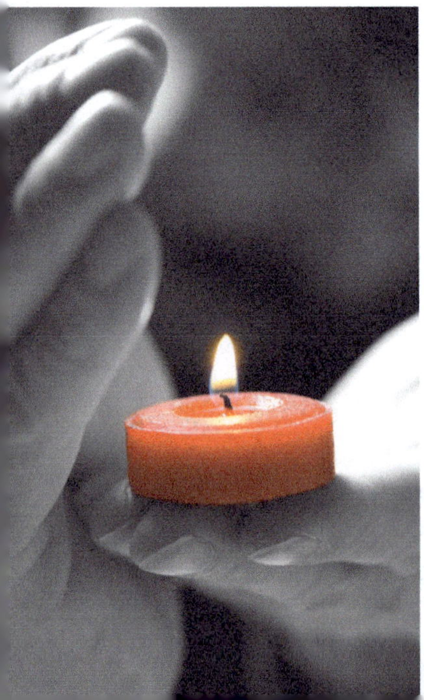

  Irgendwann wird man Sie fragen, ob man nicht auch Duftlampen anschaffen könnte.

  Schließlich kennt man ja gerade diese im Zusammenhang mit etherischen Ölen, und es wäre doch schön, wenn es ein bisschen besser duftete.

  Ich meine damit, dass Sie gut daran tun, langsam zu starten und darauf zu warten, bis das Team mit Ihnen Schritt hält. Nach einer gewissen Zeit sollten Sie anfangen, die ersten Schulungen für das Team anzubieten.

  Wenn einzelne Teammitglieder einen bestimmten Duft ablehnen oder nicht ertragen, so hat dieser Widerwillen Priorität. Düfte wirken tief in uns, und niemand darf dazu genötigt werden, sich einem Duft auszusetzen, den er oder sie zutiefst ablehnt. Solche Lücken lassen sich in der Regel jedoch leicht kompensieren.

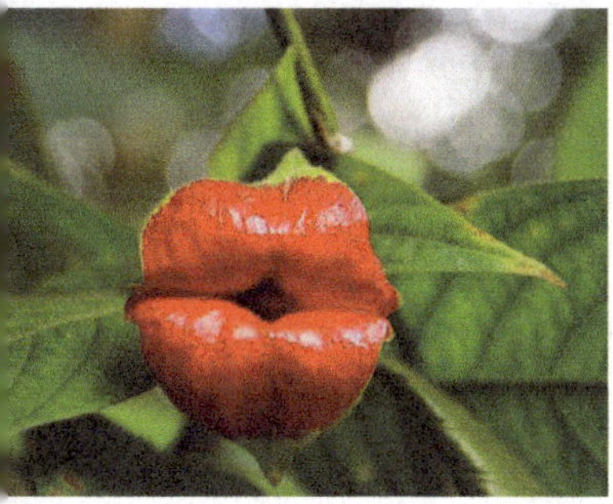

Bedenken Sie bitte auch, dass sich einige Kollegen eventuell von einer Duftlampe nasal vergewaltigt fühlen. Sie möchten nicht am Arbeitsplatz genötigt werden, ein etherisches Öl einzuatmen. Ich habe auch schon das Phänomen erlebt, dass eine scheinbar harmlose Duftlampe starke emotionale Reaktionen bei Kollegen ausgelöst hat. Das war nicht meine Absicht, ließ mich jedoch mit der Raumbeduftung vorsichtiger und diplomatischer werden.
Zudem muss es für Kollegen in Ordnung sein, bei Einreibungen Handschuhe zu tragen.
Dies ist zwar in der Pflege verpönt, verhindert jedoch, dass die Einreibung zu sehr den Anwender beeinträchtigt. Dessen Hände nehmen das Öl ebenso auf. Auch sollte darauf hingewiesen werden, dass fette Öle Latexhandschuhe nach einiger Zeit brüchig und porös machen können. Wenn es um Blut, Fäkalien oder Zytostatika geht, sollten also Handschuhe, die gerade eben noch für eine ölige Einreibung verwendet wurden, zuerst durch frische ersetzt werden.

- **Teaminterne Schulungen:**
  Da das gesamte Team bald in der Aromapflege aktiv werden soll, müssen alle Mitglieder des Teams in der Anwendung der Aromapflege geschult werden.
  Das kann damit beginnen, dass man sich 20 Minuten während der regelmäßigen Teamsitzung einräumen lässt. Ein separater Termin ausschließlich zu diesem Thema eignet sich jedoch sicherlich besser.
  Vielleicht bekommen Sie die Möglichkeit, einmal im Monat zwei Stunden Teamschulung anzubieten, bis alle Kollegen einmal bei Ihnen waren.
  Natürlich sollte die Teilnahme an einer solchen Fortbildung dokumentiert und vom Teilnehmer abgezeichnet und diese Liste im Aromapflegeordner aufbewahrt werden.

- **Der Arzt:**
  Die Pflege zu planen und durchzuführen sowie die Auswahl der Methoden, Ziele und eingesetzten Mittel obliegen den Pflegekräften. Der Arzt trägt jedoch gerade im klinischen Bereich den wesentlichen Teil der Verantwortung in der Versorgung der Patienten. Berufliche Pflegende benötigen also nicht nur das Einverständnis der Leitungen und Träger der Einrichtung, sondern auch des behandelnden Arztes.

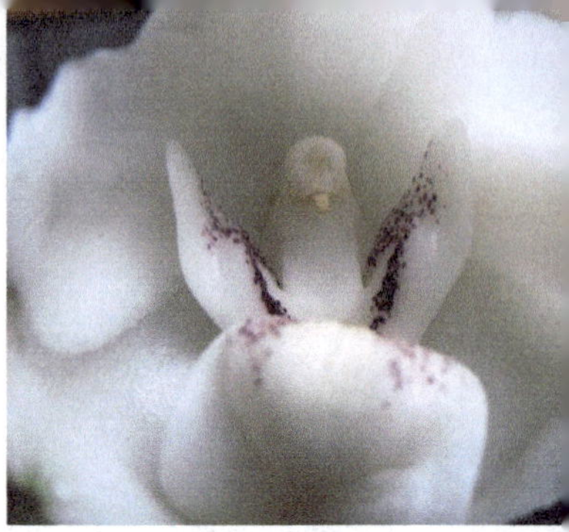

Eine schriftliche Anordnung ist jedoch eher unüblich. In der Regel klären die pflegerischen Leitungen einer Einrichtung mit den Ärzten, dass Aromapflege angewendet werden soll.
Im häuslichen Umfeld sind pflegende Angehörige wesentlich freier. Welche Methoden sie einsetzen, um das Wohlbefinden zu steigern und pflegerische Themen zu unterstützen, bleibt weitgehend ihnen selbst überlassen.

Ärzte sind erstaunlich oft froh zu wissen, dass sich Pflegende und Angehörige mit der Aromapflege zu helfen wissen, da es die Zufriedenheit von Patienten und Angehörigen erhöht und oft eine Konsultation des Arztes überflüssig macht.
Nicht selten werden Sie als Fachkraft für Aromapflege von Ärzten angefragt, um Vorträge zu halten oder Tipps für andere Patienten des Arztes zu geben.
Klären Sie im klinischen Umfeld also am besten die Ärzte auf, indem Sie einen kleinen Vortrag anbieten oder ein übersichtliches Schriftstück verfassen. Wenn dieses so konzipiert ist, dass es der Arzt unterzeichnen kann (als Zeichen seiner Unterstützung), kann es ebenfalls in den Aromapflegeordner eingeheftet werden. Der Umfang eines solchen Textes sollte eine DIN-A4-Seite nicht überschreiten, und verschaffen Sie eher einen Überblick, als zu sehr ins Detail zu gehen. Es können Elemente aus dem Aromaordner gekürzt verwendet werden.
Wahrscheinlich werden Sie überrascht sein, wie positiv die meisten Ärzte reagieren.

- **Die Patienten und die Angehörigen:**
  Diese sind unsere Zielgruppe. Um die Aromapflege eindeutig als Zugewinn anzubieten, sollten Sie folgende Punkte überdenken:
  - Angehörige sorgen sich um das Wohl ihrer Liebsten. Sie wollen das Beste und fürchten jeden Schaden. Daher gehen Sie bitte von Anfang an sehr offen mit dem Angebot der Aromapflege um, klären Sie Angehörige auf und bitten Sie um deren Einverständnis. Dokumentieren Sie dieses Einverständnis. Schnell werden Angehörige Sie als hochkompetente Fachkraft schätzen.

  - Dasselbe gilt für den Patienten. Er möchte gerne wissen, was mit ihm passiert, und er möchte spüren, dass Sie für jedes mögliche Problem eine Lösung haben. Das wird in der Praxis natürlich nicht immer möglich sein. Aber allein der Umstand, dass Sie nie ratlos sind, sich stets weiter bemühen und mit einem neuen Plan ins Zimmer kommen, schenkt ihm Zuversicht. Auch sein Einverständnis wird dokumentiert.

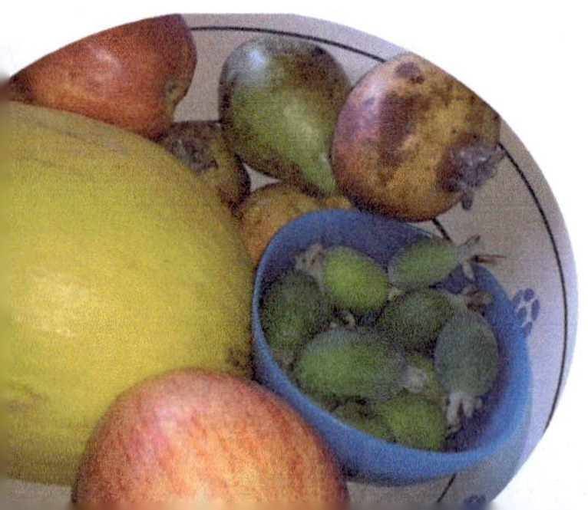

- Widerwillen hat Vorrang. Manche Menschen mögen nun mal keinen Lavendel – um bei einem sehr bekannten Beispiel zu bleiben. Es macht keinen Sinn, jemand gegen seinen Willen dennoch zum Lavendelgenuss zu nötigen. Dadurch verbauen wir uns lediglich die gute Zusammenarbeit.
  Lehnt also ein Patient einen Duft oder die Aromapflege ab, wird das sowohl akzeptiert als auch dokumentiert. Dennoch lohnt es sich, den kritischen Patienten zu motivieren, einen Versuch zu wagen. Oft kommt es zu überraschenden Resultaten, und der Patient verliebt sich in eine Aromamaßnahme, die er eigentlich zuvor abgelehnt hätte.

- Die Dokumentation ist natürlich auch wichtig. Vor allem der durchgeführte Verträglichkeitstest vor einer erstmaligen Anwendung ist wichtig zu dokumentieren. Natürlich können spezielle Aromadokumentationsbögen erstellt werden. Ein weiteres Blatt täglich ausfüllen zu müssen, stößt jedoch bei den meisten Pflegenden auf wenig Gegenliebe.
  Meist ist in der Dokumentation ein wenig Platz für eine kurze Pflegeplanung, dort können die Anwendung und ihre Hintergründe handlungsanleitend festgehalten werden. Die regelmäßig durchzuführende Aromaanwendung kann dann im Durchführungsnachweis vermerkt und täglich mit einem Handzeichen quittiert werden. In der Altenpflege jedoch gehört eine bewährte Aromaanwendung detailliert in die Pflegeplanung des entsprechenden Bewohners eingebaut.

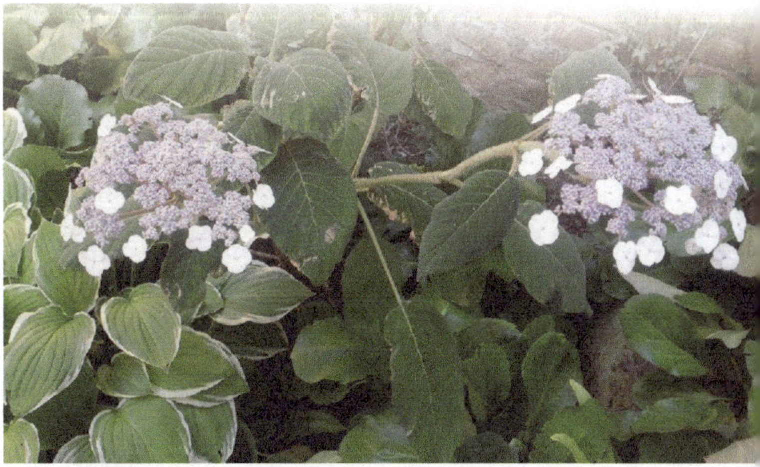

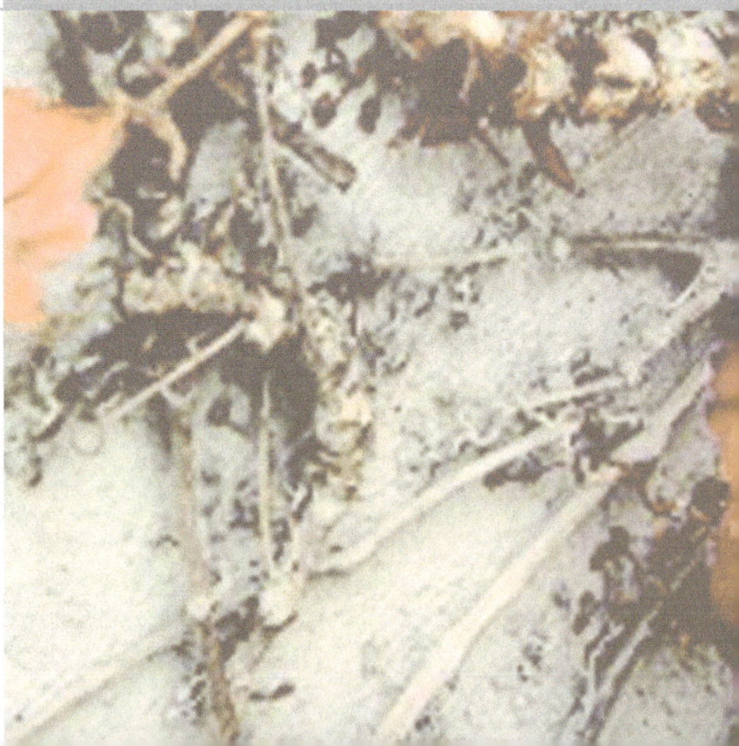

Kapitel 2

Substanzen und Eigenschaften

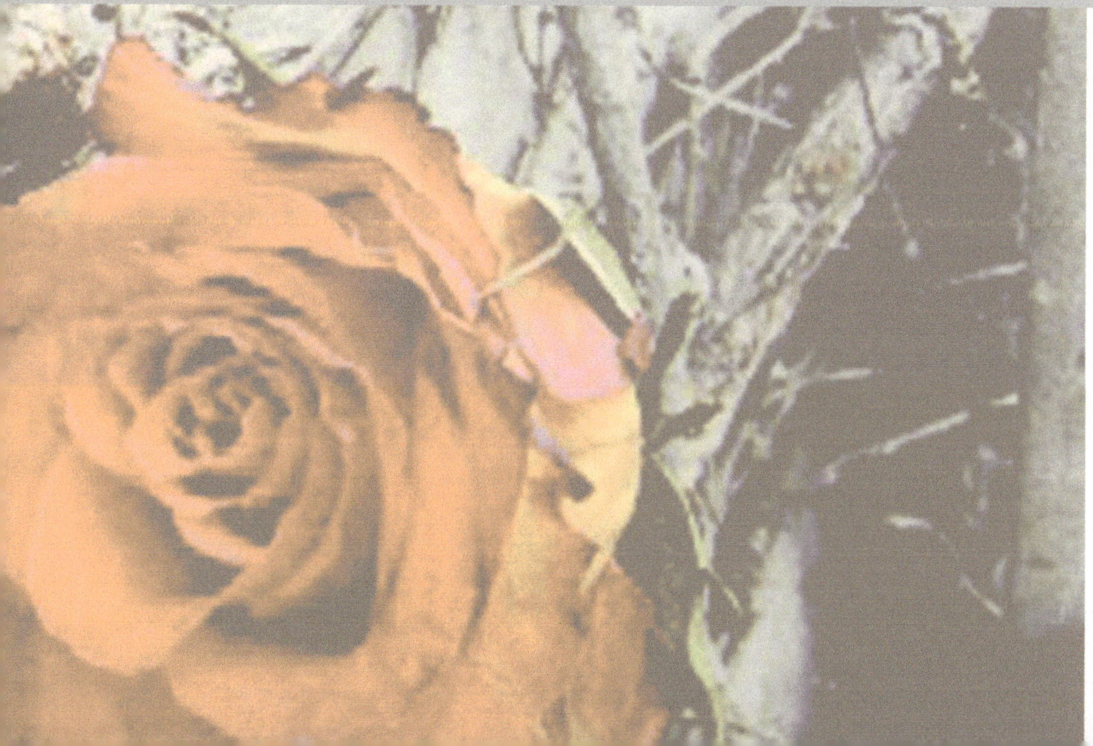

Womit haben wir es bei der Aromapflege zu tun?

Wir arbeiten in der Aromapflege mit unterschiedlichen Substanzen. Es ist wichtig, über deren Natur Bescheid zu wissen, um sicher und fachgerecht damit umgehen zu können.

Alles, was wir in der Aromapflege benutzen, stammt aus der Welt der Pflanzen. Um bestimmte Salbengrundlagen oder Cremes herzustellen, können auch Bienenwachs und Wollwachs von Schafen eingesetzt werden. Diese sind nützlich als Konsistenzgeber bzw. Emulgatoren. Die etherischen Öle jedoch sind stets pflanzlicher Natur. In der Parfümerie werden auch tierische Produkte verwendet, wobei es eine hohe Kunst ist, z. B. das Analdrüsensekret der Zibetkatze kunstvoll in ein Parfüm einzuarbeiten. Für die Aromapflege ist das nicht weiter wichtig.

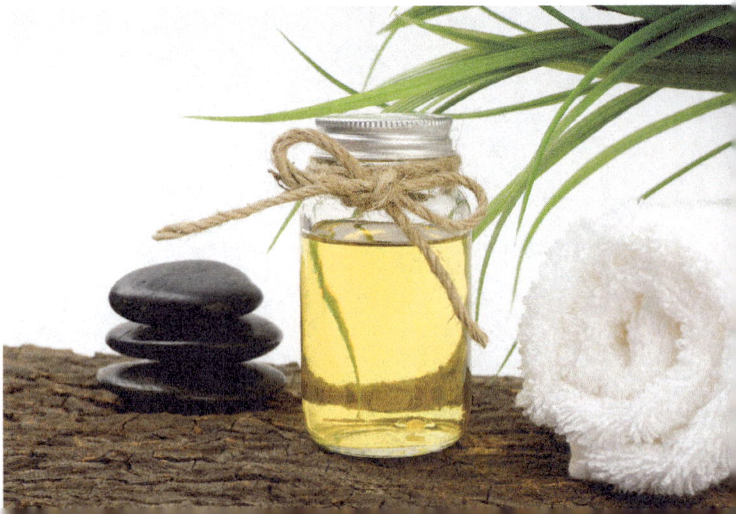

Etherische Öle

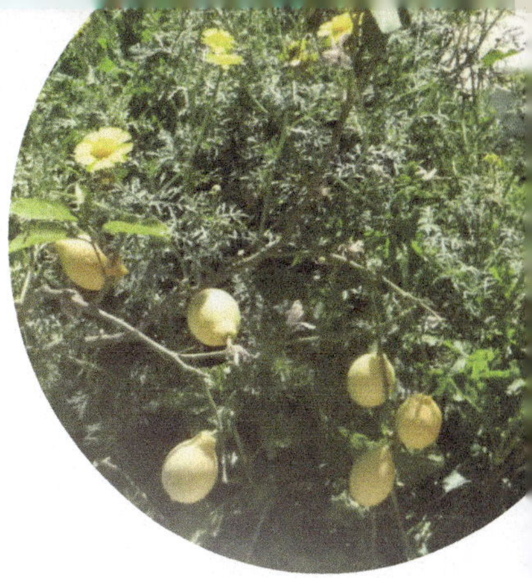

Beginnen wir mit den etherischen Ölen. Diese sind die wichtigsten Substanzen in der Aromapflege.
Etherische Öle werden je nach Pflanze in unterschiedlichen Pflanzenteilen von den Öldrüsen gebildet. Dabei verfolgt die Pflanze unterschiedliche Ziele mit diesem Produkt. So kann sie sich beispielsweise gegen Fraßfeinde, schädliche Pilze, Bakterien und Viren zur Wehr setzen oder Nützlinge zur Bestäubung anlocken. Pflanzen können mit etherischen Ölen sogar untereinander kommunizieren.
Die etherischen Öle werden von der Pflanze nach ihrer Entstehung in Ölkammern und Ölgefäßen aufbewahrt. Besonders eindrucksvoll kann man das bei der Orange sehen. Wenn man vor einer Kerze die entfernte Schale (mit der Außenseite in Richtung Kerze) mit den Fingern knickt, zerplatzen die beeindruckend großen Ölgefäße, und das etherische Orangenöl sprüht in die Kerzenflamme. Neben dem angenehmen Duft sehen wir nun kleine Funken entflammen, wenn sich das etherische Öl an der Kerzenflamme entzündet, denn etherische Öle sind auch brennbar. Wir haben mit den Händen das etherische Öl aus den Ölkammern der Orange ausgepresst.
Wir gewinnen etherische Öle in unterschiedlichen Verfahrensweisen. Am gängigsten ist die Wasser- und Wasserdampfdestillation. Hierbei wir das ölhaltige Pflanzenmaterial in einem geschlossenen Gefäß mit angeschlossenem Kühler mit Wasser erhitzt oder von heißem Wasserdampf durchströmt. Dabei lösen sich die etherischen Öle und gehen denselben Weg wie der Wasserdampf, nämlich durch ein Rohrsystem, dem Kühler, in dem die Temperatur des heißen Dampfes gesenkt wird. Dadurch kondensiert der Dampf wieder zu flüssigen Tropfen und rinnt in ein zweites Gefäß, in dem sich das Wasser sammeln kann. Oben auf dem Wasser wird man nach einiger Zeit ölige Tropfen schwimmen sehen. Das ist das etherische Öl. Weiter wird es gar nicht verarbeitet, sondern nach dem Isolieren von der Wasseroberfläche nur noch in Flaschen abgefüllt.
Ein weiteres Verfahren ist die sogenannte Pressung. Es betrifft die Zitrusfrüchte. In ihren Schalen ist das Öl so großzügig enthalten, dass die Schale bei der Gewinnung nur oberflächlich mechanisch zerstört wird und das etherische Öl geradezu heraustropft. Das auf diese Weise gewonnene etherische Öl ist qualitativ das beste.

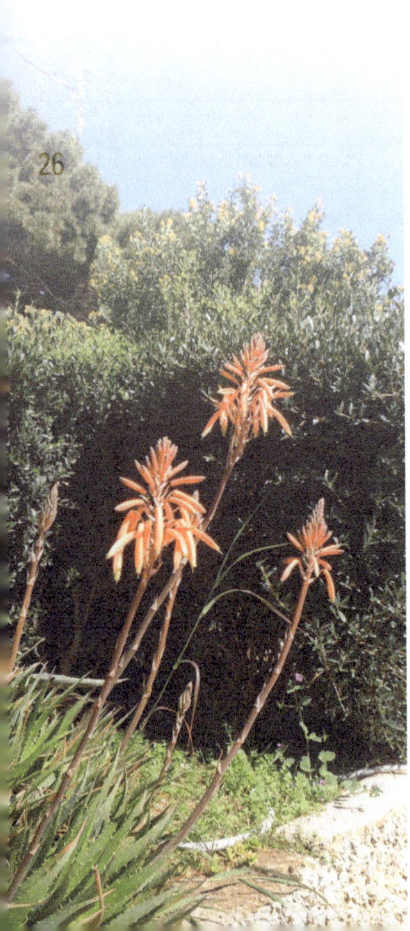

Erst im zweiten Schritt wird aus der Schale die zweitbeste Qualität maschinell herausgepresst. Der anfallende Trester wird zuletzt in eine Destille gegeben, sodass auch noch der letzte Rest etherischen Öls gewonnen werden kann. Die dritte und letzte Qualität von Zitrusölen allerdings wird nur noch zu industriellen Zwecken, als Lösungs- oder Reinigungsmittel, verwendet, da es sich natürlich für die therapeutische Arbeit nicht eignet.

Manche Pflanzen lassen sich nicht destillieren, und deren Öl lässt sich auch nicht durch Anritzen und Pressen gewinnen. Aus diesen werden die etherischen Öle mittels Lösungsmitteln extrahiert.

Lösungsmittel werden bei Pflanzen wie dem Jasmin, der Tuberose oder zum Teil bei der Rose eingesetzt. Die Ausbeute ist dabei höher, die Gewinnung einfacher oder überhaupt erst möglich. Um beim Beispiel von Jasmin zu bleiben – dieses Öl lässt sich nur durch Extraktion oder der traditionellen, heute aber kaum mehr praktizierten Methode der Enflorage gewinnen (hierzu empfiehlt sich der Film „Das Parfum"; genauer möchte ich in diesem Buch nicht darauf eingehen).

Als Lösungsmittel kommen einige chemische Substanzen in Frage, wie Hexan oder Ethanol. Nach der Extraktion wird das Lösungsmittel abdestilliert, sodass es in Rückstandskontrollen nicht mehr nachweisbar ist. Mit den heutigen, modernen Verfahren lassen sich auch auf diese Weise qualitativ sehr hochwertige Öle gewinnen.

Als Lösungsmittel kann auch komprimiertes und dadurch verflüssigtes CO_2 verwendet werden. Es gibt noch nicht sehr viele CO_2-Extrakte auf dem Markt, da dieses Verfahren noch recht teuer ist und im Vergleich nur geringe Mengen an Pflanzenmaterial verarbeitet werden können. Nachdem das CO_2 in flüssiger Form aus dem Pflanzenmaterial alles Etherische herausgelöst hat, wird der Druck von dem Gemisch genommen, wobei das CO_2 sich vollständig verflüchtigt und das reine Öl zurückbleibt. CO_2-Extrakte haben eine andere Zusammensetzung als Destillate.

Am Beispiel des Ingweröls bedeutet das, dass destilliertes Ingweröl sehr hautverträglich und dennoch mild erwärmend und entspannend ist. Das CO_2-Extrakt des Ingweröls enthält aber Scharfstoffe und kann daher ein brennendes Gefühl auf der Haut erzeugen. Dieses ist abhängig von der Dosierung und kann natürlich von erfahrenen Anwendern auch gezielt eingesetzt werden.

Wir sprechen zwar von etherischen Ölen, aber tatsächlich enthalten diese keine Fette oder Öle.

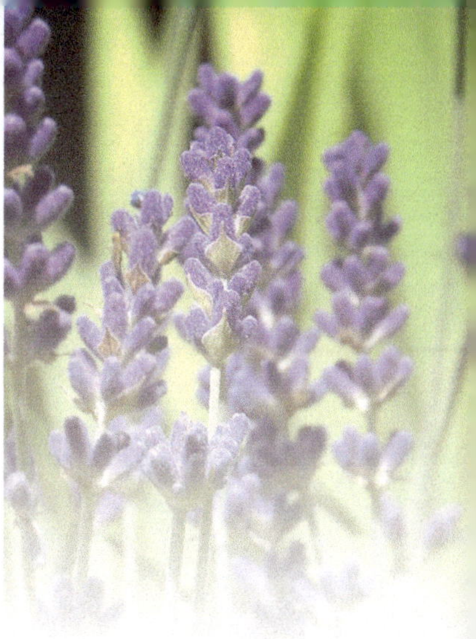

Der Name „Öl" lehnt sich an deren fettliebende und wasserabweisende Natur an. Etherische Öle schwimmen in der Regel auf dem Wasser, vermischen sich aber nicht mit ihm. In Öl lösen sich etherische Öle und vermengen sich damit homogen. Dasselbe gilt für Alkohol ab 70 %, aber diese Variante verwenden wir eher selten in der Aromapflege.

Da etherische Öle aber keine fetten Substanzen wie Speiseöle enthalten, haben sie keinerlei rückfettende Wirkung auf die Haut. Das Gegenteil ist der Fall. Reine etherische Öle entfetten die Haut bei Kontakt aufgrund ihrer fettliebenden Eigenschaft, geben ihr aber kein Fett zurück. Nachdem das etherische Öl nach Hautkontakt verdunstet ist, stellt sich ein starkes Gefühl der Trockenheit ein. Allein schon deswegen verwenden wir niemals pure etherische Öle in der Hautpflege. In unverdünnter Form würden sich auch schnell Hautreizungen einstellen, schließlich handelt es sich um das reine etherische Wirkstoffspektrum einer Pflanze.

Etherische Öle bestehen aus aromatischen Verbindungen, das bedeutet aus Molekülen, die so leicht sind, dass sie sich in die Luft erheben können, also verdunsten. Dadurch entsteht das Aroma. Alle Moleküle, die ein gewisses Gewicht überschreiten, sind nicht aromatisch, da sie sich nicht in die Luft erheben können. Etherische Öle können unterschiedliche Farben haben. Die blaue Kamille zum Beispiel heißt nicht umsonst so. Ihr etherisches Öl ist herrlich dunkelblau. Cassiazimt ist hingegen deutlich gelb, Patchuli und Vetiver sind dunkelbraun, Lavendel farblos und, und, und …

Man könnte sagen, dass etherische Öle der reine Wirkstoff einer Pflanze sind. Natürlich haben Pflanzen noch viele andere Wirkstoffe, wie Bitterstoffe, Flavonoide, Saponine, Alkaloide und dergleichen mehr. Aber mit den etherischen Ölen haben wir ein komplettes Wirkstoffspektrum extrahiert und auf Flaschen gezogen. Das sollten wir uns immer wieder vor Augen halten: Etherische Öle sind reine Pflanzenwirkstoffe, pur und unverdünnt. Und das ist der zweite Grund, warum sie bei der Hautpflege niemals pur zur Anwendung kommen: Die Wirkstoffkonzentration wäre viel zu hoch, und unerwünschte Wirkungen bzw. sensible Reaktionen wären die Folge. Viel hilft auch hier nicht viel. Genauso wenig würden wir Arzneimittel fahrlässig überdosieren, weil wir nämlich wissen, dass die Dosis das Gift macht.

Etherische Öle durchdringen gut die Hautbarriere. Sie gelangen nach der Penetration der Haut zunächst in Lymphe und Blut und dadurch in den Rest des Körpers.

Auf dem Weg in die Haut jedoch nehmen etherische Öle alles andere kritiklos mit. Sie sind wie Zugpferde, die z. B. andere Wirkstoffe in die Haut mit hineinnehmen. Diesen Effekt kann man in der Naturheilkunde nutzen, wenn man das möchte. Potenziell können dadurch allerdings Probleme auftreten. Arzneisalben und -cremes (Cortison- oder Antibiotikapräparate) sind so konzipiert, dass der Wirkstoff auf der Hautoberfläche verbleibt oder nur in bestimmte Tiefen der Haut vordringen kann.

Durch etherische Öle können nun Wirkstoffe oder auch Begleit- und Grundstoffe solcher Darreichungsformen auch in für sie nicht bestimmte Haut- und Körperebenen vordringen. Unerwünschte Wirkungen sind die Folge. Daher werden wir nie etherische Öle in Arzneisalben einmischen oder in Verbindung mit diesen anwenden. Auch sollte man sie nicht nacheinander auf dasselbe Hautareal auftragen.

Daraus ergibt sich auch, dass Erdölprodukte, wie Vaseline oder Paraffin, als Mischgrundlage für etherische Öle eher ungeeignet sind.
Erdölprodukte sind seit Millionen von Jahren tot und zusätzlich hochverarbeitet. Das wollen wir sicher nicht tiefer in der Haut haben als notwendig. Erdölprodukte bleiben auf der Haut und geben den Zellen der Haut nichts, was sie zum Leben oder zur Regeneration brauchen könnten. Fachkundige Anwender aber nutzen Erdölprodukte aufgrund ihrer Eigenschaften manchmal auch ganz gezielt.
Für Körperöle und Einreibungen gilt es, ein paar besondere Regeln einzuhalten, da die Mischung auf die Haut als Resorptionsorgan gelangt.

Etherische und fette Öle dringen besonders gut in warme, leicht feuchte Haut ein. Daher lohnt sich eine abschließende Wärmeanwendung nach Aromamaßnahmen, deren Wirkstoffe schnell in den Körper gelangen sollen. Beispiele hierfür sind Atemnot, Schmerzen oder broncho-pulmonale Infekte.
Umgekehrt dringen Aromamischungen in trockene, kalte und schlecht durchblutete Haut nur langsam und manchmal unvollständig ein.
Es gilt zu beachten, dass etherische Öle in manche Kunststoffe eindringen können wie ein Lösungsmittel. Etherische Öle machen diese dann butterweich und zerstören deren Form und Konsistenz. Daher sollte stets darauf geachtet werden, dass z. B. Brillengestelle, Hörgeräte und dergleichen mehr nicht in direkten Kontakt mit etherischen Ölen geraten. Außerdem können etherische Öle nicht mit gewöhnlichen Spritzen aufgezogen werden, um sie z. B. in Mischungen zu applizieren. Diese Art Kunststoff wird gleich zerstört.

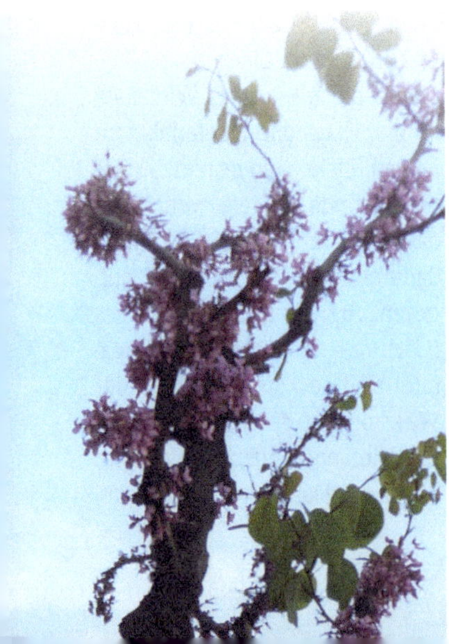

Fette Pflanzenöle

Fette Öle werden ebenso von Pflanzen produziert. Gemeint sind überwiegend Speiseöle, wie man sie auch in der Küche verwendet.
Aus Ölsaaten und Ölfrüchten wird das fette Öl in der Regel herausgepresst, seltener mit Lösungsmittel gewonnen.
Ob wir von Ölen oder Fetten sprechen, hängt davon ab, ob die Substanz bei Raumtemperatur fest oder flüssig ist. So ist zum Beispiel in unseren Breitengraden das Kokosfett fest, aber in Thailand flüssig. Daher spricht man in Thailand auch von Kokosöl. Wenn man in Deutschland von Kokosöl hört, ist allerdings dasselbe gemeint.
Fette Öle nun bestehen wirklich aus fetten Bestandteilen, den Ölsäuren. Diese sind rückfettend und hautpflegend. Fette pflanzliche Öle lassen sich pur auf die Haut auftragen, dabei haben wir nicht das Problem mit zu hoher Wirkstoffkonzentration, sie sind sozusagen die Träger- und Pflegesubstanz in der Aromapflege.
Im Gegensatz zu Erdölprodukten verbleiben Pflanzenöle nicht nur auf der Haut, sondern dringen tiefer zwischen die Hautzellen ein und werden sogar von diesen aufgenommen und verwertet. Fette Pflanzenöle und etherische Öle sind geradezu lebendige Substanzen, von denen unsere Zellen sehr profitieren, sich ernähren und aufbauen können.
Und schließlich sind Zellen die Grundsubstanz unseres Körpers.
Es muss bei der Arbeit mit fetten Pflanzenölen nur Folgendes unbedingt beachtet werden: Wasser dringt kaum in die Haut ein. Öl ohne
Hilfe ebenfalls kaum, es bleibt ein ölig glänzender Film auf der Haut zurück sowie ein unangenehm schmieriges Gefühl; nach wenigen Tagen beginnt die getragene Kleidung ranzig zu riechen. Um das zu vermeiden, ist es nötig, dass die Haut beim Einölen feucht ist! Denn in unserer Haut sind natürliche Emulgatoren eingelagert, Lecithine, die in Kontakt mit Wasser und Öl aktiviert und frei werden und Wasser und Öl miteinander in eine Emulsion, also eine dauerhafte Verbindung bringen. Diese Emulsion zieht mühelos und vollständig in die Haut ein. Also: Die Haut nach dem Baden oder Duschen nur ein wenig mit dem Handtuch abtupfen, sodass sie im Gesamten noch feucht ist. Öl in die Hände geben und einzelne Körperteile nacheinander einreiben. Abschließend so lange den Körper massieren und reiben, bis das Öl zusammen mit dem Wasser vollständig eingezogen ist. Das kann einige Minuten dauern, was jedoch sehr wohltuend ist und sich sehr positiv auf die

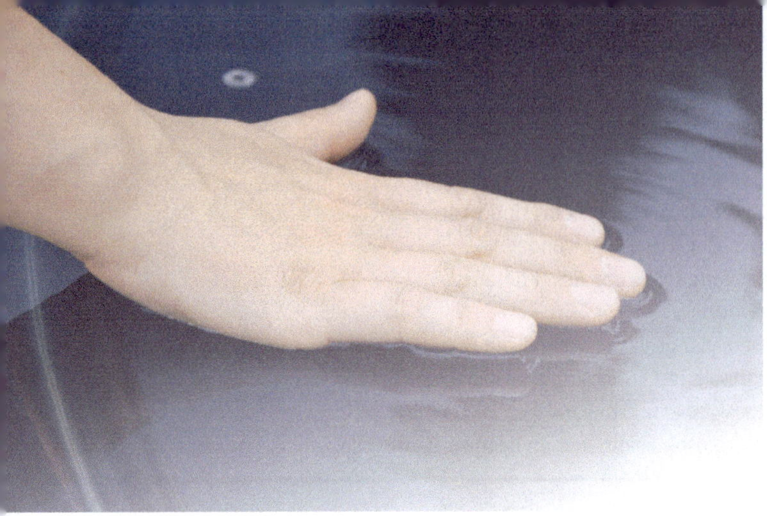

Durchblutung der Haut und die Beweglichkeit des Körpers auswirkt. Die Haut fühlt sich geschmeidig, zart und weich an, schimmert jugendlich und lebendig, glänzt allerdings keinesfalls ölig. Nach dem Waschen eines Patienten mit einer Waschschüssel muss erfahrungsgemäß gar nicht nachgetrocknet werden. Es kann gleich, Körperteil für Körperteil, die Aromamischung aufgetragen und einmassiert werden. Die meisten Menschen sind es gewöhnt, ihre Haut mit fertigen Standardkosmetika zu pflegen. Diese bestehen zumeist aus Erdölderivaten. Wenn auf natürliche Kosmetik umgestellt wird, kann es zu einem erstaunlichen Regenerationsphänomen kommen.

Nach einigen Tagen der Körperpflege mit Pflanzenöl kann es auch passieren, dass sich die Haut von einem alten, trockenen Mantel aus abgestorbenen Hornhautzellen freisprengt.

Dann wird man beim Einreiben feststellen, dass sich auf der Haut kleine Abriebröllchen bilden, die abfallen. Darunter kommt lebendige, atmende und gut durchblutete Haut zum Vorschein.

Gute, nicht raffinierte Pflanzenöle sind also ein wenig wie ein Jungbrunnen für die Haut. Auch innerlich sind naturbelassene Pflanzenöle reich an Inhaltsstoffen, die man sich in der Küche nutzbar machen kann.

Wie bei allen Grundsubstanzen sollte auch bei den fetten Pflanzenölen auf eine sehr gute Qualität zurückgegriffen werden. Viele Öle bekommt man ganz einfach im Bioladen. Alle anderen können über einen guten Fachhandel bezogen werden.

Hydrolate

Bei den etherischen Ölen habe ich die Wasser- und Wasserdampfdestillation beschrieben. Hierbei kommt Wasser zur Verwendung, das als Transportmedium für die etherischen Öle fungiert, zu Dampf wird, später abgekühlt wird und kondensiert.

In diesem Wasser lösen sich ebenso Wirkstoffe aus der Ausgangspflanze. Diese sind jedoch wasserlöslich und setzen sich später nicht ab, sondern reichern sich im Wasser an. Daher wird dieses Wasser nicht weggeworfen, sondern als Hydrolat oder Pflanzenwasser angeboten.

Diese Wässer sind in aller Regel sehr sanft wirksam, und die im Handel gängigen Hydrolate können bedenkenlos pur verwendet werden. Je nach Ausgangspflanze variiert die Wirkung des Hydrolats. Am ehesten kann man sie vergleichen mit einem Kräuteraufguss, auch wenn das Wirkstoffspektrum variiert.

Ich verwende Hydrolate gerne zum Befeuchten der Haut vor dem Auftragen einer öligen Mischung. Dabei nehme ich die individuelle, pflegende Wirkung des Hydrolates mit.

Schlückchenweise können viele sogar innerlich eingenommen werden. Die interne Anwendung fällt allerdings bereits in den Bereich der Therapie und ist in der Aromapflege außen vor.

Aber auch die Lebensmittelindustrie nutzt die aromatischen Hydrolate. In Marzipan und anderen Süßigkeiten finden wir sie wieder. Und auch ich gebe in mein Prosecco-Basilikum-Sorbet immer einen guten Löffel Rosenwasser.

Wegen der Gefahr der Verkeimung sollte man im klinischen Bereich nur Hydrolate verwenden, die in einer Apotheke unter sterilen Bedingungen in Sprühflaschen mit einem speziellen Hygienesprühkopf abgefüllt wurden. Diese können dann sechs Monate verwendet werden.

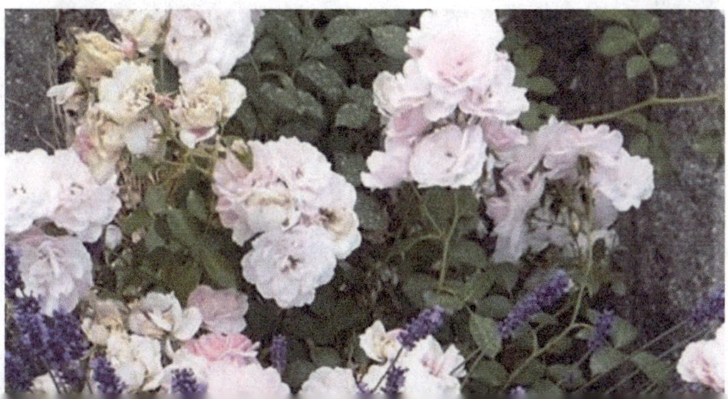

Die Destillation

Anhand meiner kleinen Kupferdestille möchte ich Ihnen beschreiben, wie die meisten etherischen Öle und alle Hydrolate gewonnen werden.
Diese Destille ist nach einem Plan von Leonardo da Vinci gebaut worden und eignet sich hervorragend für kleine Mengen Pflanzenmaterial. Statt eines langen Kühlers hat diese Destille eine Kondensationskuppel, die von oben mit Wasser gekühlt wird. Der Wasserdampf und das etherische Öl kondensieren im Inneren der gekühlten Kuppel und fließen in Tropfen in eine Rinne und durch das Kupferrohr in eine Flasche.

Da die Wege des Wasserdampfes und des kondensierten Wassers kurz sind, bleibt weniger etherisches Öl dort hängen, die Ausbeute ist höher.

In den untersten Topf wird das Wasser gefüllt.

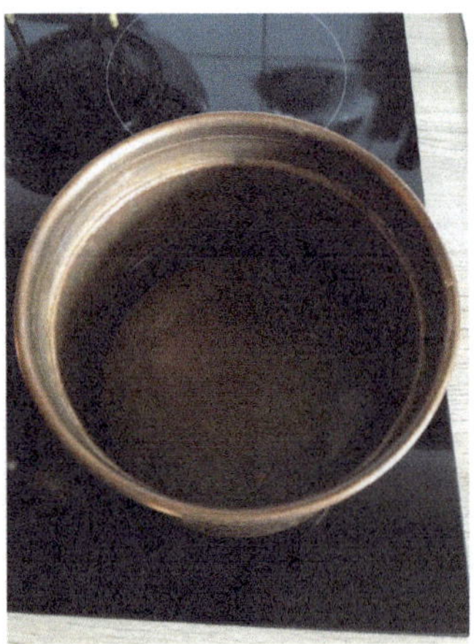

Der Aromakorb ist wichtig. Das Pflanzenmaterial darf nicht im Wasser liegen.

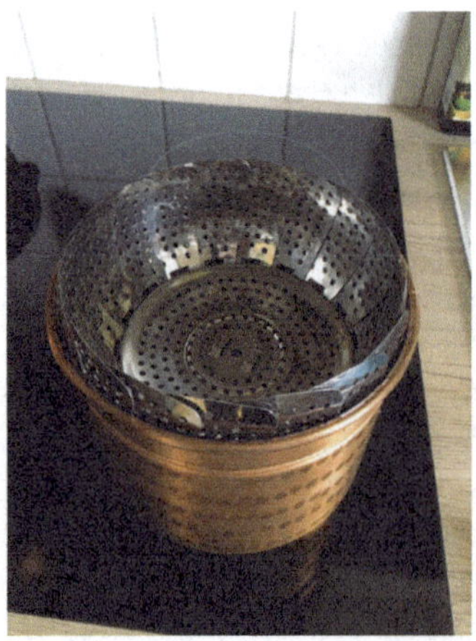

In den Aufsatz wird nun das Pflanzenmaterial eingefüllt.

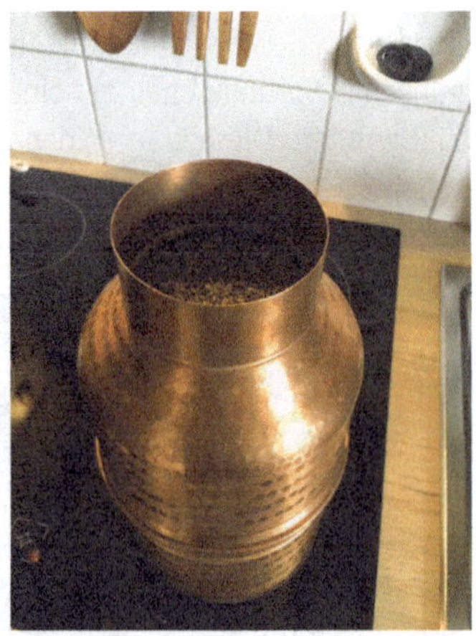

Die Kondensationskuppel von innen.

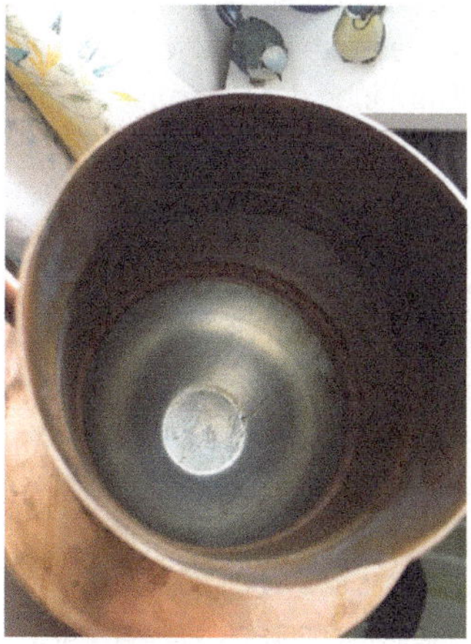

Der Kondensationsaufsatz mit der Kuppel von oben.

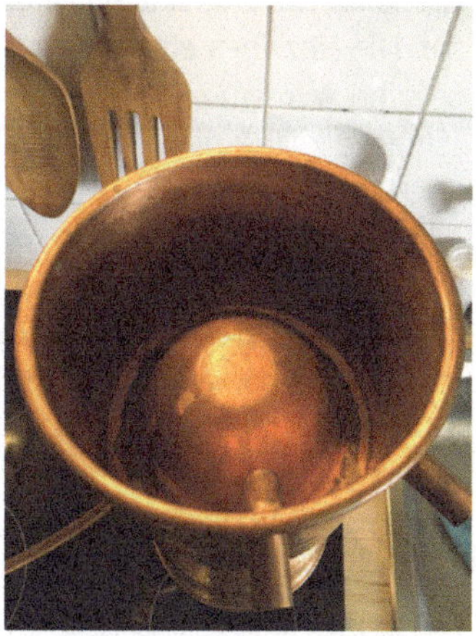

Komplette Destille auf Heizplatte.

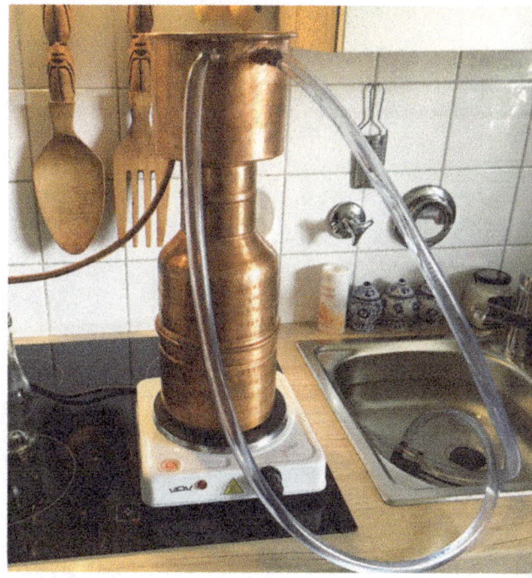

Die Kühlung der Kondensationskuppel erfolgt mit Wasser, das über eine Zimmerbrunnenpumpe ständig bewegt wird.

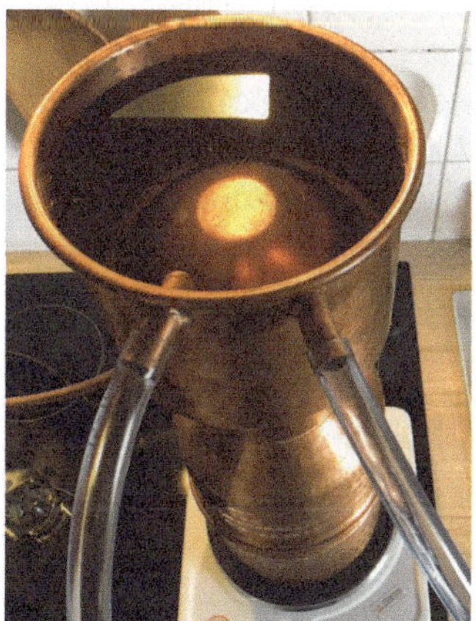

Das Hydrolat tröpfelt zügig in die Flasche. Das etherische Öl setzt sich in wesentlich geringeren Mengen oben ab.

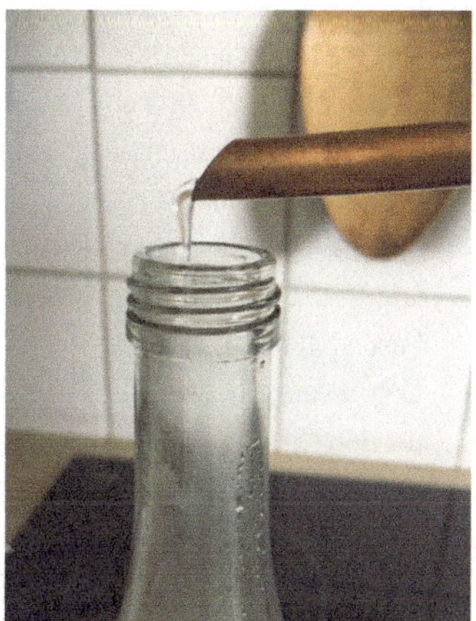

Bei der Destillation von ölreichem Pflanzenmaterial wie Lavendel fallen durchaus beachtliche Mengen an etherischem Öl an.

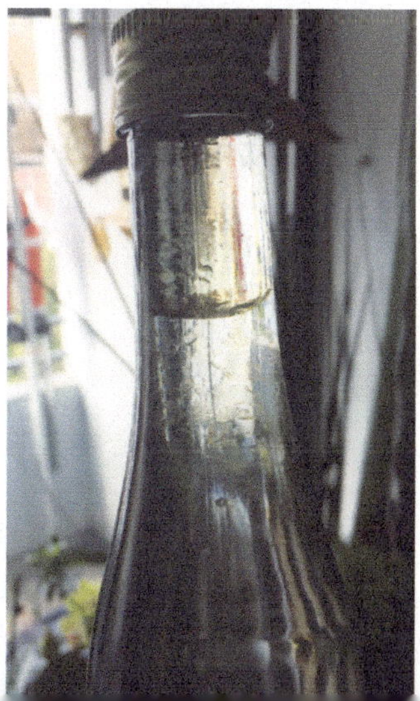

Haltbarkeit und Lagerung von etherischen und fetten Ölen sowie Hydrolaten

Als natürliche Produkte sind etherische Öle nur eine gewisse Zeit haltbar. Die einzelnen etherischen Öle können unterschiedlich lange aufbewahrt werden. Zudem spielen die Umstände der Lagerung eine wesentliche Rolle.

Bitte beachten Sie:

- Lassen Sie kein direktes Sonnenlicht an die Ölfläschchen. UV-Licht beschleunigt das Ranzigwerden, auch wenn die Flaschen zumeist aus Braunglas sind. Es stellt keinen hundertprozentigen Schutz dar.
- Es darf kein Wasser in die Flasche geraten. Wasser denaturiert im Laufe der Zeit das etherische Öl.
- Halten Sie die Flaschen mit etherischen Ölen immer gut verschlossen. Luftsauerstoff ist sehr reaktionsfreudig, und das sind etherische Öle auch. So reagieren beide miteinander, was man Oxidation nennt oder Ranzigwerden.
- Je länger oder öfter eine Flasche offen bleibt oder geöffnet wird, umso mehr Sauerstoff kann frei zirkulieren, umso schneller tritt der Verfall ein.
- Wenn das Öl nahezu verbraucht ist und die Flasche sich leert, nimmt der Anteil an Raumluft in der Flasche zu. Auch hierbei wird die Oxidation beschleunigt. Um das zu verhindern, sollte man nur kleine Gebinde einkaufen und diese in einem angemessenen Zeitraum verbrauchen. Wenn ein Ölfläschchen nahezu leer ist und man es doch nicht so häufig anwendet, so sollte man den restlichen Inhalt in eine kleinere Flasche umfüllen, um den Anteil der Luft so zu verringern.
- Vermeiden Sie die Einwirkung von Wärme. Wärme als Energie beschleunigt die bereits beschriebene chemische Reaktion, das Ranzigwerden. Bewahren Sie etherischen Öle also nicht auf Wärmequellen wie elektrischen Geräten oder in Heizungsnähe auf. Die Aufbewahrung im Kühlschrank, wie manchmal empfohlen, ist jedoch nicht notwendig. Auf dem kalten Glas kondensiert beim Öffnen im Flascheninneren Feuchtigkeit, die dem Öl auf lange Sicht schadet. Zudem lösen sich in kalten Flüssigkeiten Gase wie Sauerstoff nur noch besser.
- Originalverschlossene Öle bleiben wesentlich länger haltbar als geöffnete, da die Hersteller beim Abfüllen die restliche Raumluft im Flascheninneren durch ein schwereres Edelgas verdrängen, das nicht mit dem Öl reagiert.

Wenn Sie diese Regeln bei der Aufbewahrung beachten, können Sie bei der Haltbarkeit von etherischen Ölen folgende Richtlinien anwenden:

- Am schnellsten verderben Zitrusöle und Nadeldüfte. Diese können ca. ein Jahr verwendet werden, bis sie aufgebraucht sein sollten.
- Am zweitlängsten lassen sich Kräuter- und Blätteröle verwenden. Also Teebaum, Majoran, Pfefferminze, Thymian, etc. Sie halten sich eineinhalb bis zwei Jahre.
- Die Öle aus Hölzern und Harzen halten leicht drei bis vier Jahre.
- Blütendüfte wie Jasmin, Rose oder Tuberose halten sich vier bis zehn Jahre.
- Sandelholz hält sich sogar noch einige Jahre länger.

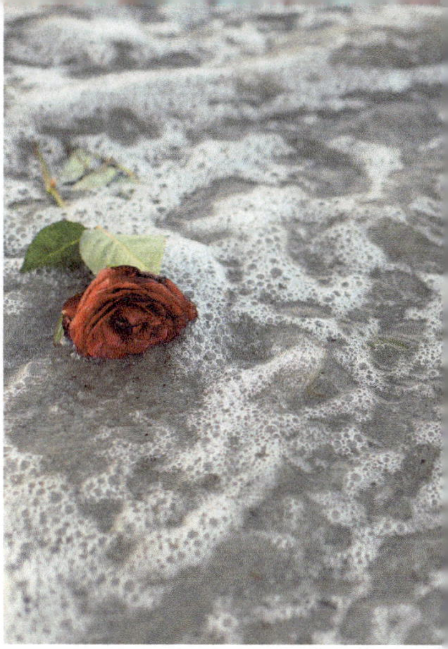

Bei fetten Ölen geschieht beim Verderb im Wesentlichen dasselbe wie bei etherischen Ölen. Luftsauerstoff reagiert mit dem Naturprodukt und lässt es ranzig werden.
Um dem entgegenzuwirken, gelten ebenfalls oben genannte Regeln. Die Haltbarkeit fetter Öle hängt von deren Zusammensetzung ab. Je mehr reaktionsfreudige, mehrfach ungesättigte Fettsäuren enthalten sind, umso schneller sollte man das Öl aufbrauchen. Meist sind das die besonders wertvollen und pflegenden Öle. Trotzdem lohnen sich auch hier kleine Gebinde und der Verzicht auf zu viel Sparsamkeit.

- Schnell verderbliche, fette Pflanzenöle sind Leinöl, Nachtkerzenöl, Wildrosenöl und Weizenkeimöl. Diese sollten nach sechs Monaten aufgebraucht sein.
- Olivenöl, Sonnenblumenöl, Rapsöl und Ähnliche können zehn bis zwölf Monate verwendet werden. Da sie auch in der Küche kleine Schätze sind, sind sie meist schneller aufgebraucht.

Für ranzig gewordene Öle, etherisch oder fett, gibt es jedoch keine Verwendung mehr. Sie sind durch die Oxidation stark hautreizend und potenziell allergieauslösend geworden.
Ihre positive Wirkung haben sie verloren.
Fette und etherische Öle riechen nach diesem Prozess beißend, scharf und übel. Daran erkennt man den Verfall. Vor allem fette Öle beginnen sehr übel zu riechen.

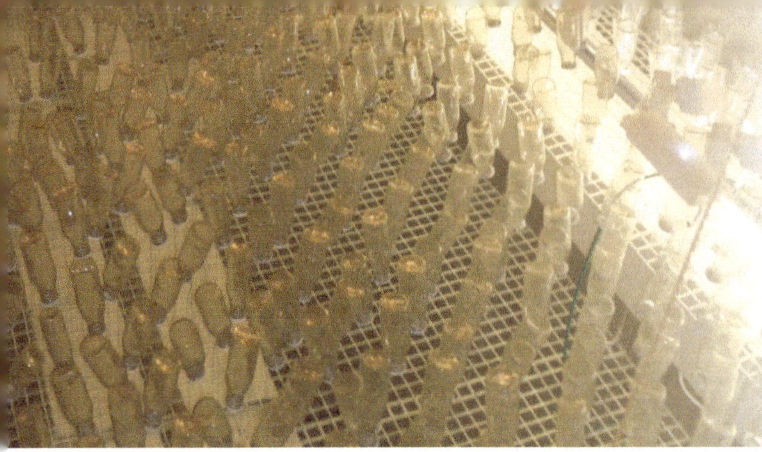

Verdorben sind diese Öle jedoch bereits, bevor sie richtig stinken. Daher sollte man den Anbruch auf der Flasche vermerken und nach Ablauf der empfohlenen Aufbewahrungsdauer das Öl verwerfen, auch wenn sich noch kein auffälliger Geruch entwickelt hat.

Bei den Pflanzenölen habe ich beschrieben, dass die Haut beim Einölen feucht sein soll. Wenn man nicht gerade vor der Anwendung von Öl geduscht oder gebadet hat, eignen sich Hydrolate hervorragend zur Befeuchtung der Haut. Schließlich bringen sie noch zusätzliche Wirkstoffe mit sich, die die Haut intensiv pflegen.

Über die Haltbarkeit von Hydrolaten lässt sich schwer eine verbindliche Aussage treffen. Je nachdem, wie konzentriert die etherischen Öle und andere Pflanzenwirkstoffe im Hydrolat vorliegen, ist die Haltbarkeit länger oder kürzer. In einer wässrigen Lösung können sich Keime vermehren, die Inhaltsstoffe von Hydrolaten verlangsamen diesen Prozess jedoch zum Teil.

Gerade bei der Anwendung im Bereich des Krankenhauses ist die mögliche Verkeimung von Hydrolaten ein Problem. Hierfür empfehlen sich ein Hygiene-Sprühaufsatz und die sterile Abfüllung in einer Apotheke. Dann kann auch im Krankenhaus ein Hydrolat sechs Monate sicher verwendet werden. In anderen Bereichen empfiehlt es sich, kleine Gebinde zu kaufen und diese binnen eines Jahres zu verwenden. Dabei ist auf Hygiene besonders zu achten.

Qualität der Rohstoffe

Qualität ist ein wichtiges Thema. Ein Grund liegt in der Tatsache, dass mittlerweile allerhand unter dem Namen „Aromatherapie" zu kaufen ist. Vom Pfirsichduft im Weichspüler bis zum Ylang-Ylang-Haarshampoo, alles gilt im Bereich des Marketing als Aromatherapie. Ziemlich sicher ist hierbei nicht mal ein Tropfen etherischen Öls beteiligt. Beim Kauf etherischer Öle muss die Deklaration auf der Falsche beachtet werden.

Als „naturidentisch" deklarierte Öle sind rein synthetisch. Es bedeutet, dass auf künstlichem Wege ein natürliches Produkt nachgebaut wurde. Ohne näher darauf eingehen zu wollen, kann gesagt werden, dass diese synthetischen Öle in der Aromapflege nicht zum Einsatz kommen dürfen.

Sogenannte Parfümöle sind ebenso rein synthetische Duftstoffe, die so exotische Gerüche nachbilden möchten wie „Großmutters Bratapfel" oder „Kirschblüte". Diese haben nichts mit reinen etherischen Ölen zu tun und kommen ebenso nicht zur Anwendung.

In der Aromapflege arbeiten wir mit 100 % naturreinen, pflanzlichen etherischen Ölen und meist mit fetten Pflanzenölen als Träger- und Pflegemedium.

Doch auch die Qualität der verfügbaren etherischen Öle schwankt stark von Firma zu Firma.

Es geht hierbei jedoch um nichts Geringeres als um die Sicherheit unserer Patienten. Qualitativ schlechte Öle ergeben in der Anwendung ein wesentlich höheres Risiko bezüglich allergischer und sensitiver Hautreaktionen.

Qualitativ schlechte Öle nützen uns auch kaum etwas, denn die gewünschte Reaktion bleibt mit großer Wahrscheinlichkeit aus.

Öle können auf falsche Weise gewonnen worden sein. Schlechte Qualität der Ausgangssubstanzen, zu hohe Temperaturen bei der Herstellung, Verunreinigungen durch Lösungsmittel oder Insektizide können eine Rolle spielen. Zudem werden vor allem preisintensivere Öle gerne mit synthetischen Bestandteilen oder billigeren Ölen verfälscht oder gestreckt. Die Palette der möglichen Fehlgriffe ist also groß, und in vielen Fällen reichen unsere Sinnesorgane nicht aus, um die Qualität des Öls zu bestimmen.

Ein seriöser Lieferant kennt seine Hersteller und kontrolliert die Qualität der eingehenden Öle mit Geräten, die uns nicht zur Verfügung stehen, wie dem Gaschromatographen. Qualität ist also Vertrauenssache und die erste Voraussetzung, um hochwertige Aromapflege zu praktizieren.

Das bedeutet allerdings auch, dass ein gewisses Preisniveau einfach nicht zu unterschreiten ist. Etherische und fette Öle bekommt man nicht als Schnäppchen.

Am besten, Sie beschränken sich auf seriöse Lieferanten, auch wenn manches No-Name-Produkt vom Weihnachtsmarkt, aus der Wühlkiste im Supermarkt oder das einmalige Angebot im Urlaubsland günstiger erscheint.

Für fette Pflanzenöle gilt neben renommierten Lieferanten aus dem Aromabereich der Bioladen als seriöseste Quelle. Schädlingsvernichtungsmittel sind schließlich unerwünscht, die Raffination von Ölen ist tunlichst zu vermeiden, da sie dem Öl alles Wertvolle entreißt und ein uniformes, lebloses Produkt von der Stange zurücklässt, dessen Farbe und Geschmack nach dem Raffinationsprozess künstlich zugegeben werden müssen. Das entspricht nicht den Grundsätzen gesunder, ganzheitlicher Pflege.

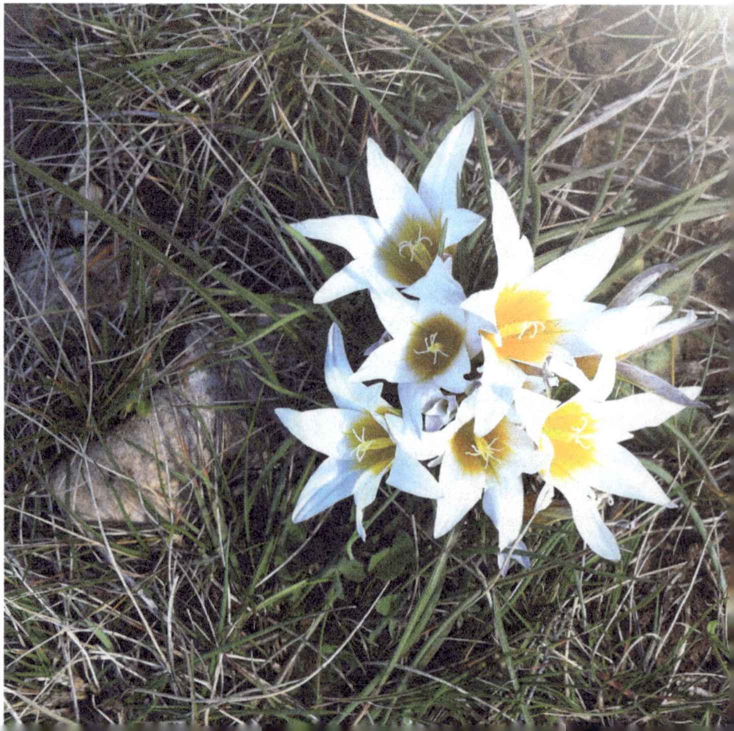

Allergien/Verträglichkeitstest

In unserer Zeit ist das Thema der Allergien allgegenwärtig. Teilweise ist der Allergieauslöser noch nicht einmal bekannt, aber ab April jucken die Augen, oder beim Essen wird der Mund pelzig.
Natürlich kann man auch auf etherische Öle allergisch reagieren.
Mir ist es wichtig, Folgendes zu betonen: Dass Allergien auf etherische und fette Öle möglich sind, spricht nicht gegen deren Anwendung.
Ich selbst erlebe bei Patienten Allergien auf etherische Öle ausgesprochen selten.
Eine Anamnese vor der Anwendung eines Öls oder einer Mischung ist unerlässlich. Sollte der Empfänger gegen einen Bestandteil der Mischung allergisch sein, kann die Mischung so nicht angewendet werden.
Zeigt sich eine allergische Reaktion nach der Anwendung eines Öls, muss diese gut dokumentiert und die Anwendung abgesetzt werden.
Um größtmögliche Sicherheit zu gewährleisten, führen wir in der Regel nach der Anamnese einen Verträglichkeitstest durch.

Verträglichkeitstest
Hierzu wird eine Ellenbeuge des Patienten mit einer geringen Menge des ausgewählten Öls benetzt und abgewartet.
Nach einer Kontrolle des Hautareals nach zehn Minuten und noch einmal nach einer halben Stunde kann die Mischung angewendet werden, sofern keine Reaktion zu sehen ist.
Eine Reaktion bestünde in einer deutlichen Rötung und/oder Juckreiz.

Anschließend muss das Ergebnis des Verträglichkeitstestes zu unserer eigenen Sicherheit und der Sicherheit des Patienten dokumentiert werden.
Auch systemische Reaktionen sind generell möglich. Diese mögen selten sein, können aber auftreten. Ob im einzelnen Fall einer systemischen, allergischen Reaktion mit Atemkomplikationen und Schlimmerem die Aromaprodukte auch stets bestimmungsgerecht angewendet wurden, ist jedoch nicht bekannt.
Natürlich kann jeder Mensch auch im Lauf der Zeit auf ein Öl allergisch werden, selbst wenn zu Beginn der Allergietest negativ war. Um allergisch zu werden, muss unser Immunsystem nämlich zunächst Kontakt zu dem Allergen gehabt haben.
Wenn so etwas geschieht, kann dieses Öl leider nicht mehr zur Anwendung kommen. Meist kann das auslösende Öl aber durch ein anderes ersetzt werden, das ein ähnliches Spektrum an Wirkungen hat.

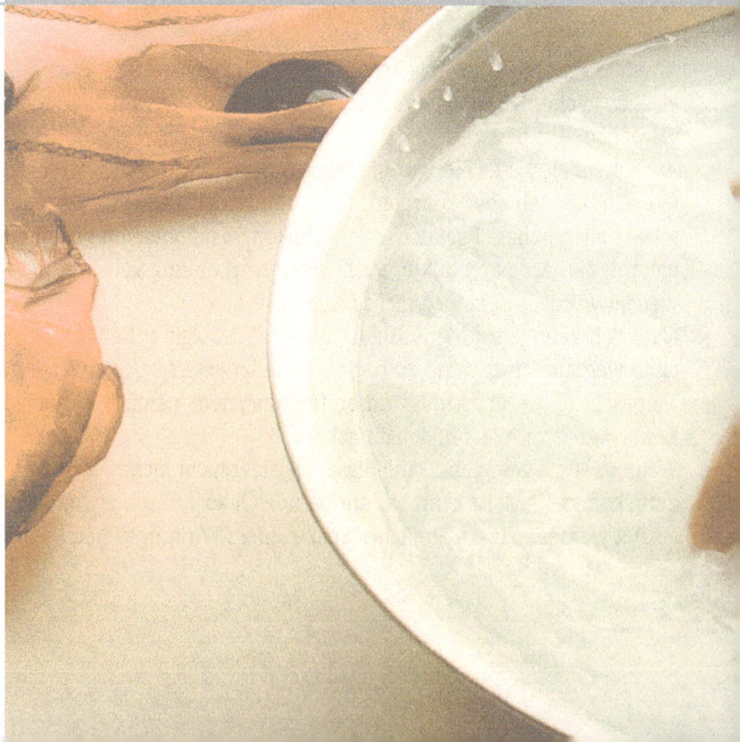

Kapitel 3

Anwendungen

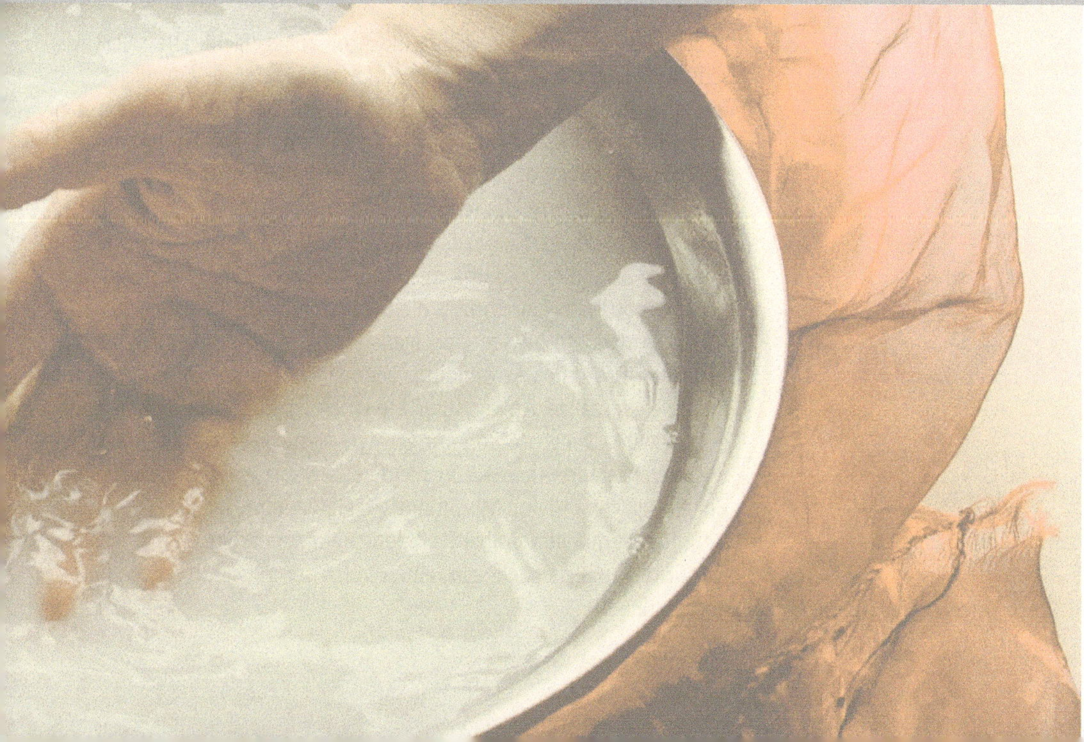

Fertige Mischungen und mischen lassen

Es macht großen Spaß, selbst Aromamischungen herzustellen. Zudem lernt man eine Menge dabei über die Natur einzelner etherischer Öle. Hierbei gilt es jedoch einiges zu beachten.

Die wichtigste Überlegung ist die um das Wohl des Patienten. Etherische Öle sind unterschiedlich gut auf der Haut einsetzbar. Einige etherische Öle haben eine potenziell hautreizende Wirkung, diese ist zudem im Wesentlichen abhängig von der Dosierung. Es können sich noch andere Kontraindikationen ergeben, wenn Öl und Person nicht zusammenpassen. Das kann durch die Erkrankung des Patienten geschehen, die ihn zu sensibel für eine bestimmte Wirkung des Öls macht.

Es gehört zu unserer Verantwortung für den Patienten, solche Dinge beim Planen von Maßnahmen zu beachten und gründlich zu recherchieren.

Solche Informationen über die Kontraindikationen holt man sich aus den Monographien (Wirkungsbeschreibungen) der einzelnen etherischen Öle.

Hierfür muss man stets ein gutes und ausführliches Fachbuch zur Hand haben.

Es gibt Einrichtungen, in denen die Aromapflegefachkräfte selbst Mischungen herstellen.

Ich selbst habe das auch schon kennengelernt. Der Vorteil ist, dass man sich spontan auf jede auftretende Situation einstellen kann. Man kann sehr individuell auf die Bedürfnisse der Patienten eingehen.

Rechtlich gesehen ist das jedoch sehr schwierig. Es ist aus rechtlicher Sicht nicht zulässig, Kosmetika auf Vorrat zu mischen. Das reglementiert die Kosmetikverordnung so streng, dass die Voraussetzungen hierfür in einer Pflegeeinrichtung nicht erfüllbar sind. Lediglich für eine Ad-hoc-Anwendung wäre das eigenständige Anmischen einer Rezeptur zulässig. Ad-hoc-Anwendung bedeutet, dass eine Aromarezeptur für eine einmalige Anwendung für einen einzigen Menschen angemischt wird. Dabei werden nur geringe Mengen hergestellt, denn der Rest darf nach der Anwendung nicht aufbewahrt werden. Auch bei der Erstellung von Ad-hoc-Mischungen bleibt zumindest die Verantwortung für eventuelle sensible Reaktionen auf Seiten der Einrichtung.

Es dürfte kaum möglich sein, einen Versicherungsschutz dafür zu bekommen.

Natürlich gilt auch hier: Wo kein Kläger, da kein Richter. Dennoch muss das nicht zu leugnende Risiko bedacht und bei der Planung der Aromapflege vor Ort mit allen Verantwortungsträgern transparent besprochen werden.
Wenn Sie Ihre Rezepturen durch eine Apotheke mischen lassen, erhöht sich wiederum die Sicherheit, nicht zuletzt auch für den Patienten oder Bewohner. Durch den Apotheker findet eine Plausibilitätsprüfung statt. Die Rezeptur wird also aus fachlicher Sicht überprüft, und eventuell gesundheitsgefährdende Dosierungen werden nach Rücksprache korrigiert.
Es ist sogar möglich, für eine Rezeptur die Kosmetikzulassung zu erwirken. Dann wird eine Rezeptur nach der Kosmetikverordnung geprüft und festgestellt, ob bestimmte chemische Inhaltsstoffe der etherischen Öle vorgegebene Grenzwerte überschreiten. Bekommt dann eine Rezeptur die Kosmetikzulassung, ist sie offiziell ein geprüftes Kosmetikum, und damit erhöht sich maßgeblich die Sicherheit für den Patienten. Auch in rechtlicher Hinsicht bedeutet das einen gewissen Schutz, schließlich wurde im Vorfeld für ein Höchstmaß an Sicherheit gesorgt.
Über eine Zulassung nach der Kosmetikverordnung informieren Sie sich bitte bei einem versierten Apotheker.

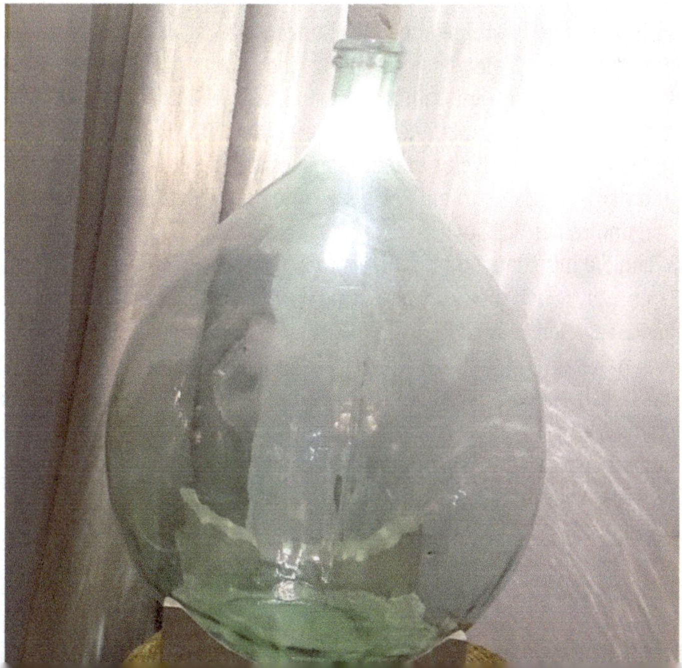

Es ist nicht zu empfehlen, in einer beliebigen Apotheke mischen zu lassen. Als Ausgangssubstanzen werden eventuell etherische Öle nach den Bestimmungen des Deutschen Arzneibuches aus dem Apothekengroßhandel verwendet. Diese entsprechen zwar inhaltlich der vorgegebenen Norm, werden diesen Normwerten jedoch im Bedarfsfall synthetisch und mit Verfahrensweisen angepasst, sind also häufig nicht mehr naturrein.
Zudem muss Ihnen der Apotheker normalerweise jeden Anbruch voll berechnen. Es gibt jedoch Apotheken, die sich schwerpunktmäßig auf komplementäre Verfahren spezialisiert haben und auch Aromapflegemischungen herstellen. Es sind dann die etherischen Öle in entsprechender Qualität vorrätig, und damit ist das Mischen über die Apotheke auch gut finanzierbar.
Schauen Sie also nach einer Apotheke, die mit qualitativ guten Ausgangssubstanzen arbeitet und regelmäßig Aromamischungen herstellt.
Fertige Mischungen zu verwenden, ist wohl der einfachste und schnellste Weg, mit der Arbeit starten zu können. Mittlerweile kann man aus verschiedenen fertigen Produkten auswählen. Meist handelt es sich um bewährte Rezepturen, sodass man von langer Erfahrung profitieren kann.
Weiter hinten in diesem Buch befinden sich viele Hinweise auf fertige Mischungen. Der Überschaubarkeit halber habe ich mich auf wenige Anbieter beschränkt.
Egal ob fertige Produkte oder Mischungen aus der Apotheke verwendet werden, es bietet sich ein zusätzlicher Vorteil für den Patienten. Wenn Sie in einer Einrichtung tätig sind, aus der Patienten auch wieder entlassen werden, können sich diese Ihre Mischungen für zu Hause nachkaufen. So bleibt die aromapflegerische Kontinuität erhalten, und der Patient erfährt eine gewisse Autonomie in seinem Wohlbefinden und seiner Selbstwirksamkeit.
Wenn Sie mit genügend Erfahrung irgendwann selbst Rezepturen kreieren, kann auch die Namensgebung eine große Rolle in der Anwendbarkeit spielen.
Wenn Sie eine Rezeptur mit einer Heilindikation, einem Hinweis auf ein Organsystem oder einer Heilwirkung benennen, handelt es sich offensichtlich um ein Arzneimittel mit erwarteter arzneilicher Wirkung. Beispielhafte Namen wären: Schmerzöl, Blaue-Flecken-Öl, Neurodermitismischung, … Damit sind diese Mischungen nicht mehr wei-

sungsungebunden durch die Pflege anwendbar, sondern bedürfen einer ärztlichen Verordnung.
Das hängt damit zusammen, dass in Deutschland nur der Arzt und der Heilpraktiker weisungsungebunden therapieren dürfen.
Und auch wenn eine Mischung mit therapeutisch relevanter Bezeichnung aus der Apotheke kommt, darf sie nur nach Arztanordnung angewendet werden.
Bleiben Sie also mit Ihrer Absicht immer im pflegerischen Bereich. Auch wenn Sie Krankheitssymptome lindern möchten, deklarieren Sie es verbal und in Schriftform (Aromaordner, Dokumentation, ...) als pflegerische Begleitung, gesundheitserhaltende Maßnahme, als Prävention oder wohltuende Maßnahme.
Ich möchte das gerne anhand des Falles eines Schmerzpatienten verdeutlichen. Nehmen wir an, es handelt sich um schmerzende Knochenmetastasen bei einer bösartigen Grunderkrankung. Der Patient reagiert gut auf eine Einreibung mit einer Mischung, die der Schmerzlinderung dient. Die Mischung nennt sich „Gipfelstürmer". Im Aromaordner ist diese Mischung beschrieben als „... hilfreich in der pflegerischen Begleitung von Schmerzpatienten, sie kann unterstützend und wohltuend als Einreibung bei Muskel-, Gelenk- und Knochenschmerzen in der täglichen Pflege eingesetzt werden." In der Dokumentation wird vermerkt: *„... Herr/ Frau XY berichtet, nach einer pflegerischen Einreibung mit der Mischung ‚Gipfelstürmer' seine Knochenschmerzen weniger stark wahrzunehmen."*

Sie können die Namen für Mischungen frei und phantasievoll wählen. Wichtig ist nur, dass man sich über die Anwendungsbestimmungen problemlos und jederzeit informieren kann.
Der Name kann sich aus den Inhaltsstoffen zusammensetzen oder ein Phantasiename sein.
Im häuslichen und privaten Bereich der Pflege Angehöriger sind die Beschränkungen geringer. Was zu Hause gemacht wird, ist nicht von so großer Bedeutung wie im klinischen Umfeld.

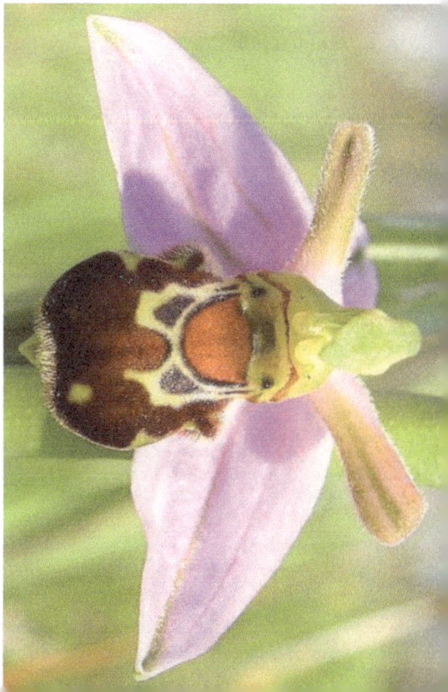

Öle selbst anmischen

Wer nun für sich selbst mischen möchte, dem seien hier ein paar Tipps gegeben.
Folgende Überlegungen sollten zuerst bedacht werden:

Wer selbst mischt, haftet für eventuell unerwünschte Reaktionen.
Das ist kein Problem, wenn man für sich selbst mischt und seine Liebsten damit verwöhnt.
Wenn die Aromapflege jedoch weitere Kreise ziehen sollte, erhöht sich auch die Wahrscheinlichkeit, sich für Reaktionen verantworten zu müssen.

Es empfiehlt sich gerade für Anfänger, nur nach Rezepten aus guten Fachbüchern zu mischen und einen guten Aromapflege-Kurs oder eine Ausbildung zu besuchen.
Jedes Öl ist auf der Haut unterschiedlich gut verträglich und entfaltet seinen Duft unterschiedlich stark in einer Mischung.

Mischt man zunächst nur nach Rezepten, lernt man sehr schnell aus der persönlichen Erfahrung und den Rezepturen über die Eigenschaften der einzelnen Öle.

Hat man einen Grundstock an etherischen und fetten Ölen vorrätig, so liegt es in der eigenen Verantwortung, deren Qualität und Haltbarkeit im Auge zu haben und diese auch regelmäßig zu überprüfen.
Hier ist Gewissenhaftigkeit gefragt. Alle Flaschen sollten mit dem Anbruchsdatum versehen sein und die theoretische Haltbarkeit immer wieder nach folgenden Kriterien überprüft werden:

- Welches Öl befindet sich in der Flasche?
- Füllstand (Luftsauerstoff in der Flasche!)
- Wie oft wird die Flasche geöffnet und benutzt?
- Sind offensichtliche Qualitätsdefizite zu bemerken?
- Optimale Lagerungsbedingungen?

Probieren Sie ganz viel aus. In dem Maße, wie Sie sich sicher fühlen, machen Sie Aromabäder, Fußbäder, Körperöle, Einreibungen und Raumbeduftung doch einmal für sich selbst.

Sie sammeln schnell wichtige Erfahrungen in der Anwendung der Aromapflege.

Für die praktische Mischarbeit kann man folgende Hilfsmittel zur Hand nehmen:

- **Bechergläser**
  Diese bestehen aus Spezialglas, sind sehr robust und hitzebeständig und haben einen Ausgießer. Dadurch lassen sie sich auch für das Wasserbad verwenden, um Fette und achse zu schmelzen. Zudem sind sie skaliert, was das Abmessen der fetten Öle erleichtert. Sie sind in hoher und niedriger Form erhältlich. Man bekommt sie in unterschiedlichen Größen (5 ml bis 2 Liter), die man am besten nach den anfallenden Mischmengen auswählt. Sie können bequem per Hand oder in der Spülmaschine gereinigt werden. Wer sie in keinem Geschäft findet, sucht einfach im Internet unter „Laborbedarf".

- **Glasrührstäbe**
  Diese bestehen aus demselben Material wie die Bechergläser. Sie eignen sich zum Umrühren der Mischungen und zum Ausbringen eines Tropfens der Mischung auf dem Handrücken, um den Duft zu testen. Sie sind ebenfalls sehr leicht zu reinigen und daher sehr hygienisch. Sie rollen leicht vom Tisch und zerbrechen dann am Boden, daher habe ich immer ein paar auf Vorrat zu Hause. Auch sie findet man im Laborbedarfshandel.

- **Messzylinder**
  Dieses praktische Hilfsmittel aus Spezialglas besteht aus einem Standfuß und einem hohen, schlanken Zylinder mit einer millimetergenauen Skalierung sowie einem praktischen Ausgießer. Man bekommt sie in verschiedenen Größen. Ich empfehle, zumindest einen für 10 ml zu haben, wenn man auch etherische Öle für die Duftlampe mischt. Durch die feine Skalierung spart man sich zermürbendes Tropfenzählen. So kann man schnell und millilitergenau seine Mischungen zusammenstellen. Sie lassen sich am besten in der Spülmaschine oder per Hand mit einer Flaschenbürste reinigen.

Praktisches Arbeitsmaterial erleichtert das Mischen von Ölen

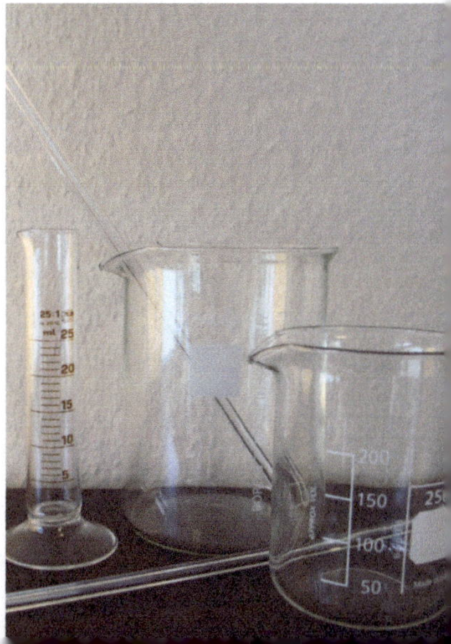

- **Braun- oder Blauglasflaschen**
  Diese sind natürlich wichtig, um die fertige Mischung verbrauchsgerecht abzufüllen.
  Braun- oder Blauglasflaschen halten das gefährliche UV-Licht ab, weshalb sie sich besser eignen als Flaschen aus klarem Glas. Man bekommt sie in unterschiedlichen Größen. Ich empfehle für reine etherische Mischungen für die Duftlampe 10-ml-Flaschen, für Körperöle und Einreibungen 50 ml. Einreibungen, die seltener zur Anwendung kommen oder preisaufwendige Öle enthalten, können in 20-ml-Flaschen aufbewahrt werden.
  In der Regel sind diese Flaschen mit einem Tropfer für wässrige oder alkoholische Lösungen im Deckel ausgestattet. Dieser eignet sich nicht für fette Öle, sie tropfen nicht heraus. Stattdessen sollte man beim Kauf einen Tropfer für ölige Lösungen verlangen. Wem das Öl dann immer noch zu langsam aus der Flasche kommt, der benutzt am besten Gießringe. Diese verjüngen das Lumen des Ausgusses etwas, sodass man das Öl in einem dünnen Strahl ausgießen kann. Diese Flaschen enthalten bei voller Befüllung einen Raumluftanteil von 10 %. Dieser ist wichtig für die bei der homöopathischen Potenzierung angewendete Verschüttelung. Die Flasche ist daher voll befüllt, wenn der Ölspiegel die Kante erreicht, von der ab sich die Flasche zur Öffnung hin verjüngt.

Man kann versuchen, die Flaschen nach der Benutzung zu reinigen und wiederzuverwenden. Hierzu benutzt man am besten eine geeignete Flaschenbürste.
Diese Arbeit ist jedoch sehr mühsam und kostet Zeit. In manchen Spülmaschinen werden die Flaschen nie ganz sauber. Eventuell ist Ihre Arbeitszeit zu teuer, um die Flaschen zu reinigen. Dann kommen sie nach der Benutzung einfach ins Altglas, und man benutzt neue.

Ein Startersortiment könnte also folgendermaßen aussehen:
- 1 Becherglas 100 ml
- 2 Glasrührstäbe
- 1 Messzylinder 10 ml
- 20 Braun- oder Blauglasflaschen à 50 ml, incl. Gießring oder Öltropfer
- 5 Braun- oder Blauglasflaschen à 10 ml mit Tropfer für etherische Öle
- 1 Küchenrolle zum Sauberwischen oder Unterlegen
- 1 gutes Fachbuch mit Rezepten
- entsprechend fette und etherische Öle

Dann benötigt man nur noch einen ruhigen und sauberen Arbeitsplatz und ein geeignetes Lager für die Utensilien und Öle.
Nun kann man mit dem Mischen beginnen.
Zuerst füllt man das fette Öl in das Becherglas und orientiert sich dabei an der Skala.
Nacheinander werden nun die einzelnen etherischen Öle hinzugetropft. Dabei achte man darauf, dass jede Firma unterschiedliche Tropfer verwendet. Einige Flaschen werden auf den Kopf gestellt, und das Öl tropft langsam heraus. Andere Lieferanten benutzen Tropfeinsätze, bei denen man sich langsam an den richtigen Neigungswinkel annähern muss, bis das Öl in der richtigen Geschwindigkeit heraustropft. Ist man zu stürmisch, fließt einem der Flascheninhalt entgegen. Einige etherische Öle werden nun zu Boden sinken, da sie schwerer sind als das fette Öl. Andere schwimmen obenauf. Nun ist es also sehr wichtig, mit dem Rührstab die Mischung gut durchzurühren. Dabei darf keine Luft untergerührt werden. Ist alles homogen vermengt, kann man das fertige Öl über den Ausgießer in die Flaschen abfüllen, den Tropfeinsatz aufstecken und mit einem Etikett versehen. Darauf steht der Name der Mischung und das Herstellungsdatum und der Verfall sowie der Name oder das Namenskürzel der mischenden Person.
Der Verfall wird theoretisch vom am wenigsten lang haltbaren Öl bestimmt. Da die Flaschen nun aber für den Gebrauch häufig geöffnet werden, kann aus Gründen der Vorsicht generell eine Haltbarkeit von sechs Monaten angegeben werden. In der Regel ist das Öl weit vorher schon aufgebraucht, wenn die Flaschengröße gut gewählt war.

Ein paar Faustregeln möchte ich Ihnen noch an die Hand geben. Wenn Sie eigene, individuelle Mischungen erstellen, prüfen Sie zuerst folgende Fragen:

- Wird es eine Mischung für eine kurzzeitige Anwendung, wie z. B. zur Linderung der Beschwerden bei einem passageren grippalen Infekt? Oder soll sie lange angewendet werden, wie zur Pflege der Haut?
- Betrifft die Mischung eher die Körperebene oder eher den Empfindungsbereich und unbewusste Reaktionen?
- Ist das zu pflegende Körperareal im Verhältnis klein, wie z. B. das Schultergelenk oder der Nacken? Oder wird das Öl großflächig benutzt wie bei der Pflege von Pergamenthaut?

Je nachdem wird der Anteil der etherischen Öle im oberen Bereich der vorgeschlagenen Dosierung für Einreibungen gewählt oder im unteren Bereich. Also von 0,25 % oder weniger bis zu 3 %, wobei auch die enthaltenen Öle und ihre Eigenschaften eine wesentliche Rolle spielen.
Die Haut ist ein großes Resorptionsorgan, und etherische Öle sind einer der Wirkstoffe der Pflanzen. Daher spielt die Größe des Areales der Haut eine Rolle.
Die Zeitdauer der Anwendung ist wichtig, da etherische Öle eine starke Stimulation für den Menschen sind. Es soll kein Stress für Körper, Geist oder Seele entstehen.
Ob eher Körper oder Psyche angeregt werden sollen, ist sehr wichtig für die Dosierung. Stark duftende Mischungen sprechen eher das Bewusstsein und den Körper an. Dieses beeinträchtigt den Erfolg der Anwendung, wenn die Psyche eigentlich im Mittelpunkt einer pflegerischen Anwendung stehen soll. Sehr fein Duftendes jedoch umgeht den Verstand und stimuliert viel eher das Unterbewusstsein und die Psyche. Das Empfindungswesen des Menschen ist grundsätzlich neugierig und will den feinen, vielleicht kaum wahrnehmbaren Duft erkunden und verfolgen. Die seelische Wirkung erfolgt wesentlich stärker, weil sie, vom Verstand fast unbemerkt, entstehen kann.
Das nachfolgende Diagramm verbildlicht noch einmal ohne Zahlen diese Kriterien.

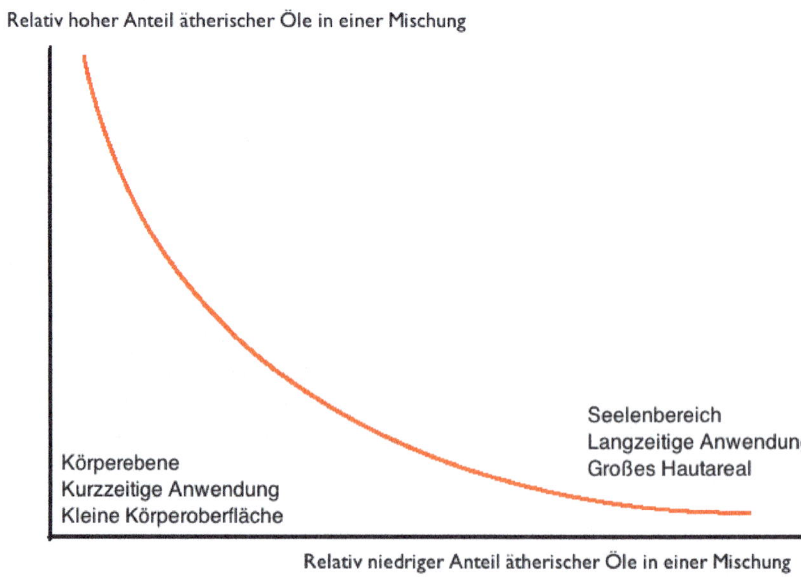

Die drei Wege der Anwendung etherischer Öle

Der Begriff „Aromapflege“ erzeugt bei Unerfahrenen zunächst häufig ein falsches Bild. Da „Aroma“ mit Duft in Verbindung gebracht wird, denkt mancher, es ginge nur um die Beduftung von Räumen.

Der Begriff der Aromapflege lässt sich am besten übersetzen mit „Pflegerische Arbeit mit aromatischen Substanzen“. Etherische Öle erzeugen ein wahrnehmbares Aroma in der Raumluft. Doch darum geht es nicht allein. Ihre spezifischen Eigenschaften als chemische Vielstoffgemische und ihre Anwendbarkeit für den gesamten Menschen machen sie so besonders.

Wie nun lässt sich damit arbeiten? Zunächst können wir drei wesentliche Wege der Arbeit mit etherischen Ölen beschreiben:

1 Nasale Anwendung
2 Dermale Anwendung
3 Interne Anwendung

Lassen Sie uns alle drei Wege der Reihe nach genauer betrachten.

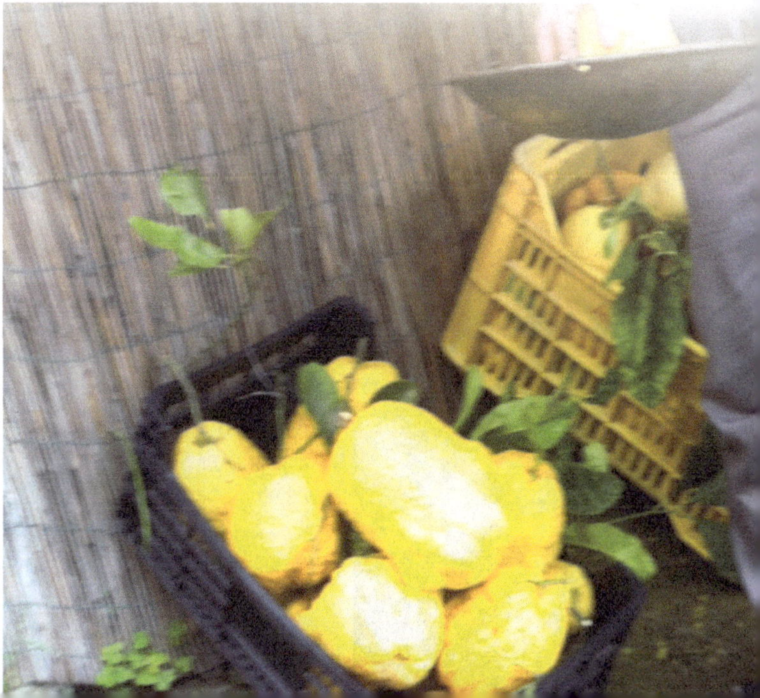

1. Nasale Anwendung

Der Titel verrät es fast schon, es geht um die Aufnahme etherischer Öle über die Nase. Eine Auswahl der unzähligen Möglichkeiten, etherische Öle dorthin zu bringen, findet sich im Kapitel der Raumbeduftung.

Vom Riechen an der geöffneten Flasche bis zur Ultraschallduftlampe, vom beträufelten Papiertaschentuch bis zum stilvollen Aromabrunnen. All diese Anwendungen bedienen den nasalen Weg der Aromapflege.

Die nasale Anwendung ist ein unkomplizierter und risikoarmer Weg. Sie eignet sich vor allem für Anwendungen, die den geistig-seelischen Bereich betreffen. Das Riechen ist sozusagen der schnellste Weg zum fühlenden und denkenden Menschen. Dabei wird das Tagesbewusstsein, unser Verstand, nur gestreift, die eigentliche Wirkung spielt sich im Unbewussten ab.

Aber auch alle gesundheitlichen Probleme von den Nasenflügeln bis zu den Lungenspitzen können über diesen Weg sehr gut gepflegt werden.

Das ungeborene Kind im Mutterleib riecht bereits über das Fruchtwasser die Umgebung der Mutter, ja sogar die Zeugung funktioniert über den Geruchssinn. Die Samenzellen folgen der Geruchsspur, die von der Eizelle ausgeht und zu neuem Leben führt. Wir verströmen über unsere Poren unsere genetische Einzigartigkeit in Form von Pheromonen. Ohne es zu ahnen, bewerten wir zwischenmenschliche Begegnungen anhand eines Geruchs, der uns noch nicht mal bewusst ist. Dann noch ein bisschen Mondschein und ein Glas Chianti …

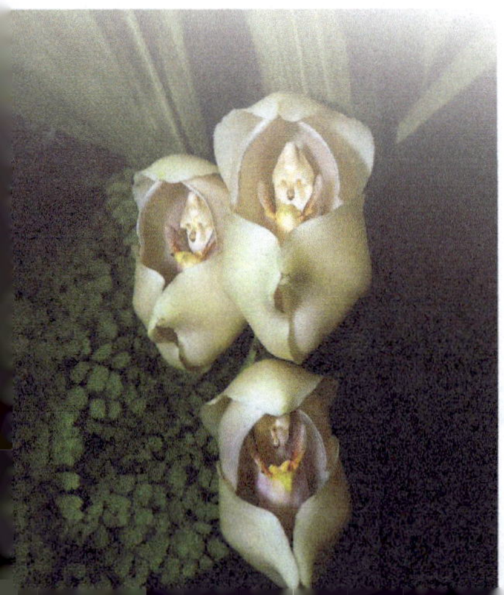

Riechen als intimer Sinn

Als Menschen verstehen wir uns als rationelle, visuelle Wesen. Was wir mit dem Verstand erfassen und mit den Augen sehen können, macht uns keine Angst mehr. Wir begreifen das Objekt über eine höfliche Distanz.

Haben Sie den Film „Das Parfum“ gesehen? Wäre der Mörder so beklemmend unheimlich, wenn z. B. das Sehen statt dem Riechen sein ausgeprägter Sinn gewesen wäre? Wenn er über weite Entfernungen wie ein Superadler alles hätte erspähen können?

Ist es nicht viel gruseliger, wenn er genussvoll seine Augen schließt und bewusst, geräuschvoll, fast lüstern die Luft in seine Nase einzieht und jedes einzelne Geruchsmolekül extrahiert und sich sein ganz eigenes, intimes Bild von seiner Welt macht? Was könnte er wohl von uns erriechen? Unseren Körperschweiß? Unsere Gefühle? Mit wem wir zusammen waren? Unsere Wünsche? Unseren Intimbereich?

Das Riechen ist in unserer Zeit ein etwas unanständiger Sinn geworden. Es betrifft unsere Sinnlichkeit, mutet manchmal animalisch an. Wir erzeugen dabei ein schnüffelndes Geräusch, beugen uns fordernd in die Richtung des Objektes und recken ihm unseren Riechzinken erobernd entgegen. Würde ein Psychologe die Nase bereits als Phallus bezeichnen? Bei keinem anderen Sinn fällt unsere Reaktion so emotional und intensiv aus. Wir genießen sinnliche Düfte und stöhnen evtl. lustvoll auf beim Durchwandern eines Rosengartens oder beim Betreten der Küche in der Vorweihnachtszeit.

Wir schreien angewidert auf, wenn wir eine Toilette betreten, die kurz zuvor von einem Menschen mit ernsten Verdauungsproblemen besucht wurde, schlagen die Hände vor die Nase und flüchten. Erst mal weg von hier, egal wohin. Den Gestank empfinden wir direkt in unserem Schädel. Er scheint rücksichtslos in uns eingedrungen zu sein, und wir haben wahrscheinlich später noch den Eindruck, ihn nicht loswerden zu können.

Manche Menschen umweht ein eigenartiger Körpergeruch, den wir auf den Tod nicht ausstehen können. Stinken sie? Nein, sie waschen sich, aber trotzdem passt uns der Geruch nicht. Die werden nie unsere Freunde werden. Wir können diese Menschen eben einfach nicht riechen!

Oder fahren Sie mal im Sommer in einer Großstadt mit der U-Bahn.Alle Menschen schwitzen, manche davon haben kein Deo zu Hause und heben, um sich festzuhalten, auch noch ihre Arme. Man versucht regelrecht, sich in sich selbst zu verkriechen, nicht mehr zu atmen, und zählt die Sekunden bis zur nächsten Haltestelle.

Bei einem ekligen Anblick wenden wir den Blick ab, denken an was Schönes, und das war's im Wesentlichen. Andererseits löst der Duft von Sonnenmilch eine Kaskade von beglückenden Gefühlen aus. Bilder und das Lebensgefühl eines schönen Sommers tauchen auf, selbst wenn es gerade draußen schneit.

Das limbische System

Im Gehirn befindet sich ein außerordentlich wichtiges Zentrum, das wir limbisches System oder Reptiliengehirn nennen. Es ist eines der ältesten Hirnareale und unter anderem für die Entstehung von Emotionen, Triebverhalten und Erinnerungen zuständig. Mittlerweile weiß

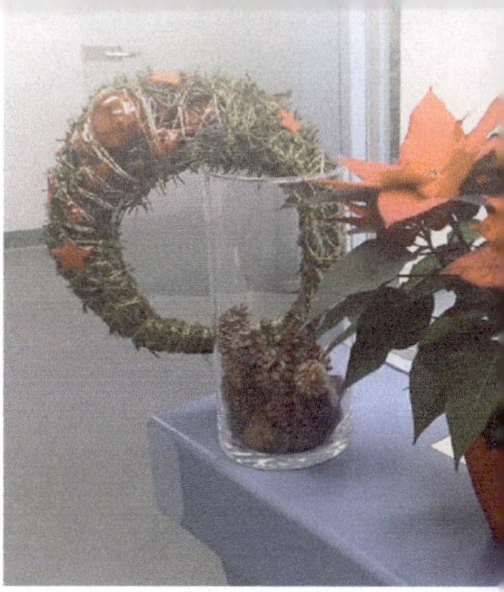

Haben Sie schon einmal etwas aus dem Urlaub mitgebracht, das duftet? Ein billiges Parfüm-Imitat? Kleidung, die noch nach den Räucherstäbchen im Laden duftet? Pflanzenmaterial, Kräuter, Tees, Gewürze oder Seifen? Selbst wenn dieser Urlaub in Ihrer Kindheit war, werden Gefühle und Erinnerungen wach. Eine Geruchserinnerung ist zeitlos.

man, dass an diesen Prozessen mehrere Hirnareale beteiligt sind. Trotzdem nimmt das limbische System dabei eine zentrale und wichtige Rolle ein.

Erinnerungen sind außerordentlich wichtig. Müsste man stets aufs Neue herausfinden, wie man die persönliche Begegnung mit einem Tiger bewerten muss, so wäre das Leben spannend, aber kurz. Damit die richtige Erinnerung aber auch ohne Zeitverzug die richtige Reaktion (Flucht) hervorbringt, zwingt uns eine starke Emotion (Angst) dazu. Wir müssen nicht nachdenken, sondern handeln instinktiv folgerichtig.

Geruchsmoleküle gelangen mit der Atemluft in unsere Nasennebenhöhlen und dort auf die Riechschleimhaut im Dach der Nebenhöhlen. Dort in der Schleimhaut liegen die Riechzellen, die mit ihren Sinneshärchen die Moleküle erkennen. Der resultierende Nervenimpuls wird ins zentrale Nervensystem weitergeleitet und landet zunächst im limbischen System. Dort wird dieser als Geruch identifiziert und löst in diversen Arealen eine Reaktion aus. Natürlich erkennen wir auch bewusst den Duft z. B. frisch gebackenen Brotes, aber die meisten uns umgebenden Gerüche werden unbewusst verarbeitet, mit Erinnerungen abgeglichen, Reaktionen dabei erzeugt, die Stimmung beeinflusst. Das limbische System spielt hierbei eine wesentliche Rolle.

Etherische Öle setzen u. a. eine Reihe verschiedener Neurotransmitter frei, die uns entspannen, Schmerzen lindern, unsere Stimmung heben, Aktivität fördern usw. Sie wecken Erinnerungen, egal, wie weit diese zurückliegen. Über Assoziationsbrücken verbinden wir Düfte mit typischen Grundgefühlen oder Situationen. So fällt es Menschen sehr leicht, sich beim Duft von Lavendel die unendlichen Weiten der Provence unter blauem Himmel mit lilafarbenen Feldern vorzustellen, die sich von Horizont zu Horizont erstrecken. Der Duft der Orange löst Assoziationen zu exotischen, tropischen Ländern, Kamelkarawanen, Sonnenschein und Palmenstränden aus.

Selbst die entferntesten Erinnerungen werden durch Düfte wieder gegenwärtig.

Die etherische Dimension palliativer Aromapflege

Halten wir uns noch einmal vor Augen, dass das Leben bereits mit Geruch beginnt, wir stets emotional beeinflusst werden durch die Düfte und Gerüche, die uns umgeben, und dass das limbische System anhand von Gerüchen unsere Gefühlswelt, unsere Aktionen und Reakti-

onen, Erinnerungen und die Interpretation unserer Lebenssituation maßgeblich beeinflusst.
Dann stellen Sie sich vor, wie ein Krebspatient für den vierten Chemozyklus ins Krankenhaus fährt und das Foyer betritt. Alles, was ihm nun entgegenweht, löst sämtliche Erinnerungen an die vergangenen Krankenhausaufenthalte aus.

- Die Zeit der Diagnostik, als er tagelang nicht wusste, wie es um ihn steht.
- Der Moment, als die Ärzte ihm sagten, er habe Krebs.
- Der Beginn der Behandlung und alle Ängste, die damit verbunden waren.
- Jedes unsensible Wort, das er hörte, die Nebenwirkungen der Chemo oder der Bestrahlung.
- Die einsamen, permanent gestörten und angsterfüllten Nächte.
- Der Infusomat, der Tag wie Nacht bei jeder Erschütterung zu piepsen begann.
- Angehörige, die ihm ein kleines Stoffpüppchen im Krankenhauskiosk gekauft hatten, das in seinen Armen ein Schokoladentäfelchen hielt, auf dem „Gute Besserung" stand, zwei Tage, nachdem er erfahren hatte, dass der Tumor gestreut hat und er unheilbar krank ist.

Er nimmt also alle Gerüche in sich auf, und es dauert nicht einmal eine ganze Sekunde, bis all das Vergangene in ihm wach wird und er nahtlos dort weiter zu leiden beginnt, wo er beim Verlassen des Krankenhauses vor vier Wochen aufgehört hat.
Sein Mut sinkt, sein Herz klopft, es wird ihm übel. Er bittet um einen Rollstuhl, da ihm plötzlich die Kraft fehlt, weiter zu gehen …
Was meinen Sie, wie er am Abend dieses Tages auf den Duft von süßer Orange und Rose reagieren wird?

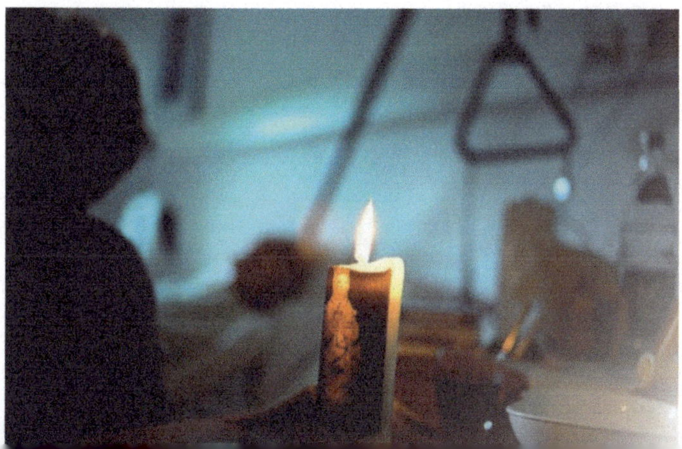

2. Dermale Anwendung etherischer Öle

Die Haut ist flächenmäßig unser größtes Organ. Zudem ist es ein Sinnesorgan. Vom leisen Windhauch bis zur schwedischen Massage stimuliert jede dermale Wahrnehmung die Berührungsrezeptoren in unserer Haut. Was wir dabei jeweils empfinden, ist unser ganz privates Gefühl.

Dann ist die Haut auch noch ein Resorptionsorgan. Bestimmte Stoffe penetrieren die Hautbarriere und gelangen durch sie in die Lymphbahnen und Blutgefäße.

Da unsere Haut sowohl unsere Abgrenzung zur Umwelt als auch ein Kontaktorgan für diese ist, braucht sie viel Pflege. Ob Dickhäuter oder nicht – die Haut ist vielem ausgesetzt und mag gepflegt werden.

Hierbei tritt die Aromapflege in besonderer Weise hervor. Zum einen werden Ausgangssubstanzen benutzt, die der Haut in jeder Hinsicht guttun, und zudem werden sie auf eine sinnlich stimulierende Art, der Einreibung, angewendet.

Dabei ist die dermale Anwendung sehr facettenreich. Schließlich reicht sie von der Ganzkörpereinreibung bei der Hautpflege über betörende Aromabäder bis zur feinen Einreibung der Blasengegend bei einer Zystitis.

Bei der dermalen Arbeit mit der Aromapflege gilt es einige wenige Punkte zu beachten.

- Um die Hautbarriere gut durchdringen zu können, muss die Haut feucht sein. Dabei werden emulgierende Substanzen in der Haut, das Lecithin, aktiviert, die die Öle in die Haut transportieren. Hierzu kann man die Haut nach dem Waschen, Baden oder Duschen einfach feucht lassen.
  Oder man befeuchtet die Haut mit einem Hydrolat, was eine besonders pflegende Variante ist, da dann auch noch die Wirkstoffe des Hydrolates in die Haut gelangen. Vor lokalen Einreibungen auf trockener Haut kann man sich die Hände nass machen. Wenn man kein Hydrolat zur Hand hat, gibt man das Öl zum Anwärmen in die Handflächen und vollzieht dann die Einreibung.
- Fette Öle ziehen besonders gut in warme, gut durchblutete und behaarte Haut ein. Die Behaarung können wir nicht beeinflussen, aber vor einer Einreibung sollte die Haut nicht auskühlen. Das sanfte Kneten der Haut fördert die Durchblutung maßgeblich.
- Etherische Öle ziehen besonders gut unter Wärmeeinfluss in die Haut ein.

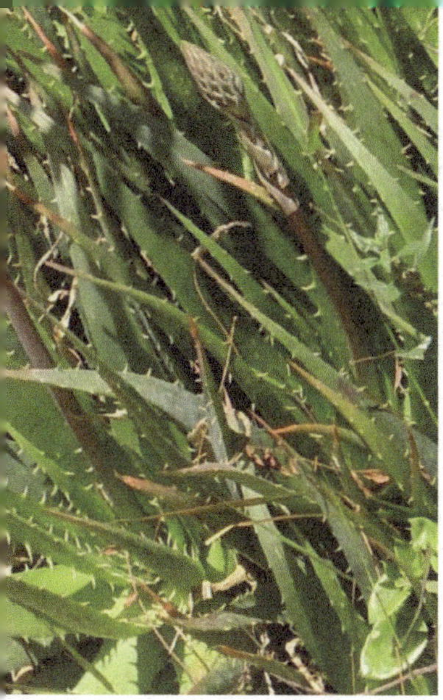

Laut Prof. Wabner erreichen wir pro 10 °C mehr an Temperatur eine Steigerung der Aufnahme in die Haut um 50 %. Diesen Effekt nutzen wir bei Badeanwendungen, aber auch bei Aromaauflagen oder -kompressen, wo durchaus mit äußerer Wärmezufuhr gearbeitet werden kann, z. B. mit einem wohltemperierten Wärmekissen auf einer Aromakompresse. Ein doppelt gefaltetes Handtuch zwischen Kompresse und Wärmekissen soll eine zu starke Wärmeeinwirkung verhindern.

- Vor erstmaliger Anwendung eines Öls oder einer Mischung muss der Verträglichkeitstest durchgeführt und dokumentiert werden (siehe dort).
- Beim Erstellen einer Ad-hoc-Mischung, die auf die Haut aufgetragen werden soll, ist es besonders wichtig, sich zuvor über die einzelnen etherischen Öle zu informieren. Einige können in der falschen Dosis Hautreizungen hervorrufen.

Die sensuelle Dimension palliativer Aromapflege

Wenn man alles richtig macht, wird jede dermale Anwendung ein Hochgenuss für den Patienten werden.

Wir vergessen oft, wie gut es uns in sinnlicher Hinsicht geht. Auch wenn wir uns kaum Wohlfühlmassagen oder Wellnesswochenenden gönnen, beginnt doch unser Tag schon damit, dass wir uns genüsslich noch ein paar Mal im Bett herumdrehen, wenn der Wecker klingelt. Wir wickeln uns in unsere Decke, genießen das Kitzeln des Spanntuches auf der Haut.

Nach dem Aufstehen reiben wir unser Gesicht genüsslich, fahren wir uns kräftig mit den Händen durch das Haar und kratzen uns ausgiebig die Kopfhaut. Und dann das herrliche Gefühl, wenn das warme Wasser der Dusche über unsere Haut perlt. Dann genießen wir den Duft unseres neuen Duschgels, das wir uns vor ein paar Tagen beim Einkaufen gegönnt haben.

Schließlich rubbeln wir uns mit einem frischen Frotteehandtuch ab, massieren noch ein wenig Bodylotion auf die Haut und schlüpfen in unsere Kleidung. Dann kommt Schatzi um die Ecke und wir holen uns noch ein paar Streicheleinheiten ab. Bevor wir das Haus verlassen, räkeln wir uns noch genüsslich auf dem Sofa und schlürfen einen heißen Kaffee.

So könnte ich auch noch den weiteren Tagesablauf aus sensueller Sicht beschreiben, aber ich denke, Sie können sich vorstellen, was ich meine.

Den ganzen Tag reagieren wir auf unsere körperlichen Bedürfnisse, ohne es uns bewusst zu machen. Wir kratzen uns, räkeln uns, wippen mit den Beinen, schaukeln in Stühlen, umarmen uns gegenseitig, streicheln uns durchs Haar, usw.

Jetzt stellen Sie sich mal vor, eine Frau Mitte 50 erkrankt an Krebs. Die Familie ist schockiert. Sie schonen sie, umsorgen sie. Die Therapie strapaziert die Frau, und sie verliert immer mehr an Kraft und Motivation. Der Tumor wächst weiter, sie verliert an Körpergewicht. Ihr Mann ist kaum mehr zärtlich zu ihr, weil er Angst hat, ihr wehzutun, und weil er es kaum erträgt, ihren ausgezehrten Körper anzufassen.

Alle sind nett und vermeiden es, über Dinge zu sprechen, die mit Krankheit oder Sterben zu tun haben. Irgendwann geht es zu Hause nicht mehr. Der voranschreitende, metastasierende Tumor und die Therapie haben ihr alle Kraftreserven genommen. Weil sie die Treppen in den ersten Stock nicht mehr bewältigt, bekommt sie ein Pflegebett im Wohnzimmer. Sie schläft nun allein. Sie ist kachektisch, hat Schmerzen, muss gepflegt werden. Als die Versorgung zu Hause unmöglich wird, muss sie in eine Pflegeeinrichtung. Sie kann sich zuletzt im Hospiz kaum mehr selbst bewegen.

Natürlich wird sie besucht. Die Leute bringen ihr Blumen und Grußkarten mit „Gute Besserung“ drauf. Niemand wagt es, offen mit ihr zu sprechen oder sie anzufassen.

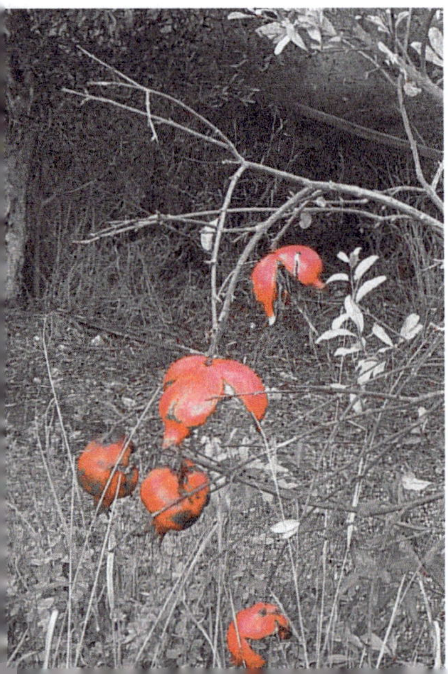

Sie wird von Pflegenden alle drei Stunden auf die andere Körperseite gelagert. Sie weiß, dass sie sterben wird. Seit der Diagnosestellung sind 13 Monate vergangen.

Am Abend kommt eine Krankenschwester, die die Idee hat, ihren schmerzenden Rücken mit einem durchblutungsfördernden und schmerzstillenden Öl einzureiben. Sie lagert sie auf die Seite und beginnt, mit angewärmtem Öl den knochigen Rücken einzureiben. Sie streicht sensibel, aber angstfrei über die hervortretenden Wirbel und Rippen. Sie bringt sanften Rhythmus in ihre warmen Hände und streicht und streicht und streicht über den Rücken. Das Öl ist schon eingezogen, und doch macht sie noch ein wenig weiter.

Eine Sache von 15 Minuten. Können Sie sich einfühlen, was die Patientin hierbei empfinden wird?

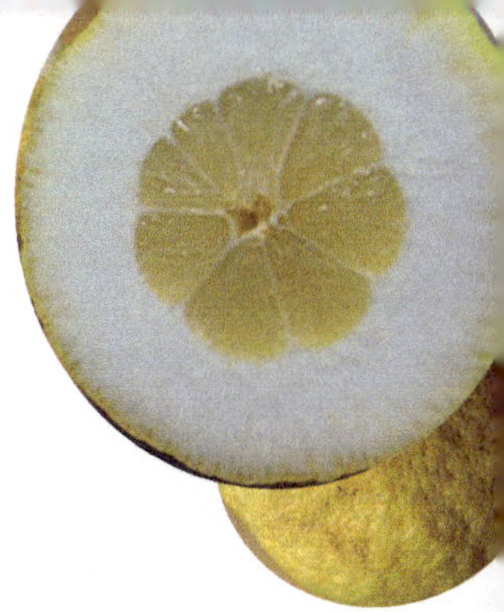

3. Interne Anwendung etherischer Öle

Etherische Öle schlucken? Tun wir alle regelmäßig. Viele Lebensmittel, wie z. B. Cola, sind mit etherischen Ölen aromatisiert. Zahnpasta ohnehin, wir schmecken ja die Pfefferminze oder wahlweise das Teebaumöl deutlich heraus.
So schlimm kann es also nicht sein. Tatsächlich ist es gut möglich, etherische Öle oral einzunehmen.
In Deutschland jedoch ist es außerordentlich unüblich, im klinischen Bereich etherische Öle zu schlucken. Das liegt zum einen daran, dass etherische Öle zum Teil ziemlich scharf oder beißend schmecken. Etwa so, als würde man in eine Seife beißen oder schlimmer. Einige wenige schmecken aber in Verbindung mit einem Stück Würfelzucker sogar ganz lecker, z. B. Bitterorange.
Der andere, wesentlichere Grund ist, dass wir beim enteralen Verabreichen von Ölen definitiv den Bereich der Aromapflege verlassen haben. Wir sind mitten in der Aromatherapie, und die steht uns Pflegenden nicht zu. Es gibt überhaupt keine rechtfertigende Begründung, in pflegerischer Absicht etherische Öle oral zu verabreichen.
Zudem haben wir aus oben genannten Gründen kaum Erfahrungswerte über diese Anwendungsweise innerhalb der Aromapflege. Daher wird sie auch in Fortbildungen kaum erwähnt. Somit halte ich das damit einhergehende Risiko, was die möglichen Reaktionen angeht, für unverhältnismäßig hoch und rate von der professionellen Anwendung etherischer Öle auf oralem Wege ab.
Sollte ein Patient allergisch auf ein Öl reagieren, so haben wir nach der oralen Aufnahme ein systemisches Problem mit schwerwiegenderen Folgen als beispielsweise bei einer dermalen Anwendung, die mit Abwaschen des Öls und Auftragen eines antihistaminischen Gels nach Arztanordnung häufig schnell behoben sein werden.
Und trotzdem möchte ich dem hier ein wenig Raum geben.
Es gibt bestimmte Vorteile, die die orale Aufnahme durchaus nützlich machen.

- Das etherische Öl flutet als Wirkstoff in höherer Konzentration im Körper an, als es bei der dermalen Anwendung möglich wäre.
- Oral aufgenommene etherische Öle wirken natürlich auch lokal sehr gut. Also im Bereich des Verdauungstraktes, Rachens und Mundes. Bei Magenbeschwerden ist das sehr wohltuend, und es ist interessant zu sehen, wie schnell Blähungen auf diese Weise behoben sind.

Sollten Sie selbst einmal diesen Anwendungsweg ausprobieren wollen, so sollten Sie Folgendes beachten:

- Vor einer jeden oralen Aufnahme muss gründlich über die Verträglichkeit eines Öls in geeigneter Fachliteratur recherchiert werden!
  Allergien spielen hier eine sehr große Rolle, ein Verträglichkeitstest ist unerlässlich.
- Es gibt keine verbindliche orale Dosierung. Häufig werden 1 bis 3 Tropfen empfohlen. Fangen Sie mit einem Tropfen an. Je reicher Ihr Erfahrungsschatz wird, umso eher können Sie nach einer Weile auf 2 oder 3 Tropfen steigern.
- Vor einer erneuten Einnahme müssen mindestens 2 bis 3 Stunden vergehen.
- Etherische Öle sind keine Dauertherapie. Nach Besserung der Beschwerden setzen Sie das Öl ab. Wenn keine Besserung eintritt, ist es wohl ein Fall für den Arzt oder Heilpraktiker. Die Besserung sollte, je nach Symptom, binnen einiger Stunden oder weniger Tage eintreten.

- Etherische Öle werden von den Verdauungssäften im Magen angegriffen und teilweise zerstört. Um diesen Verdauungseffekt zu minimieren, gibt es zwei Möglichkeiten:
  - Nehmen Sie das etherische Öl in den Mund (z. B. vom Löffel oder vom Handrücken ablecken) und spülen Sie es ca. 10 Minuten im Mund umher. Dabei setzen die Speicheldrüsen Speichel frei, welcher Lecithin, also einen natürlichen Emulgator, enthält. Es verbinden sich etherisches Öl und Speichel, und nach dem Schlucken wird die Verdauung desselben deutlich vermindert.
  - Geben Sie das etherische Öl auf einen Esslöffel und füllen Sie diesen mit einem fetten Speiseöl auf. Es kann Sonnenblumenoder Olivenöl sein. Das nehmen Sie in den Mund und schwenken es zum gründlichen Vermischen ein paar Mal im Mund umher.
    Dann können Sie es runterschlucken. Die Verdauungssäfte packen sich zuerst das fette Öl, und das etherische Öl gelangt weitgehend unbeschadet in den Dünndarm, wo es aufgenommen werden kann.

Beide Methoden habe ich von Prof. Wabner erfahren. Ich habe beide unzählige Male ausprobiert und kann dazu nur sagen, dass sie für mich ein großer Segen in der Erkältungszeit sind. Aber beide schmecken sehr eigen! So gehört nicht nur Erfahrung und ein gut durchdachtes

Vorgehen dazu, sondern auch ein stabiler Magen und starke Nerven. Manchmal ist eben die bittere Arznei die beste.
Es gibt auf dem Markt die beliebten Arzneimittel Gelomyrtol, welches aus Myrten- und Eukalyptusöl besteht, und Lasea, welches reines Lavendelöl beinhaltet. Allzu ungewöhnlich ist die interne Aufnahme etherischer Öle also nicht.
Zumindest können Sie die Qualität der Öle selber wählen. Bedenken Sie jedoch bitte stets, dass Sie im Rahmen der Aromapflege keine etherischen Öle oral verabreichen dürfen. Diese Tipps beziehen sich lediglich auf Ihre aromatische Hausapotheke.
Bei allen drei Wegen der Anwendung etherischer Öle kommt es mehr oder minder stark ausgeprägt zu einer systemischen Wirkung.
Bei der nasalen Anwendung werden die Moleküle des Öls über die Schleimhäute und die Lunge auch ins Blut aufgenommen.

Bei der dermalen Anwendung wird der Duft über die Körperwärme in die Luft getragen und wirkt somit auch nasal. Über die Haut gelangt etherisches Öl in signifikanten Mengen in Lymphe und Blut und wirkt somit im gesamten Körper.
Bei der oralen Anwendung haben wir sowieso einen systemischen Effekt und über ein Bäuerchen sogar eine gewisse Duftfreisetzung.

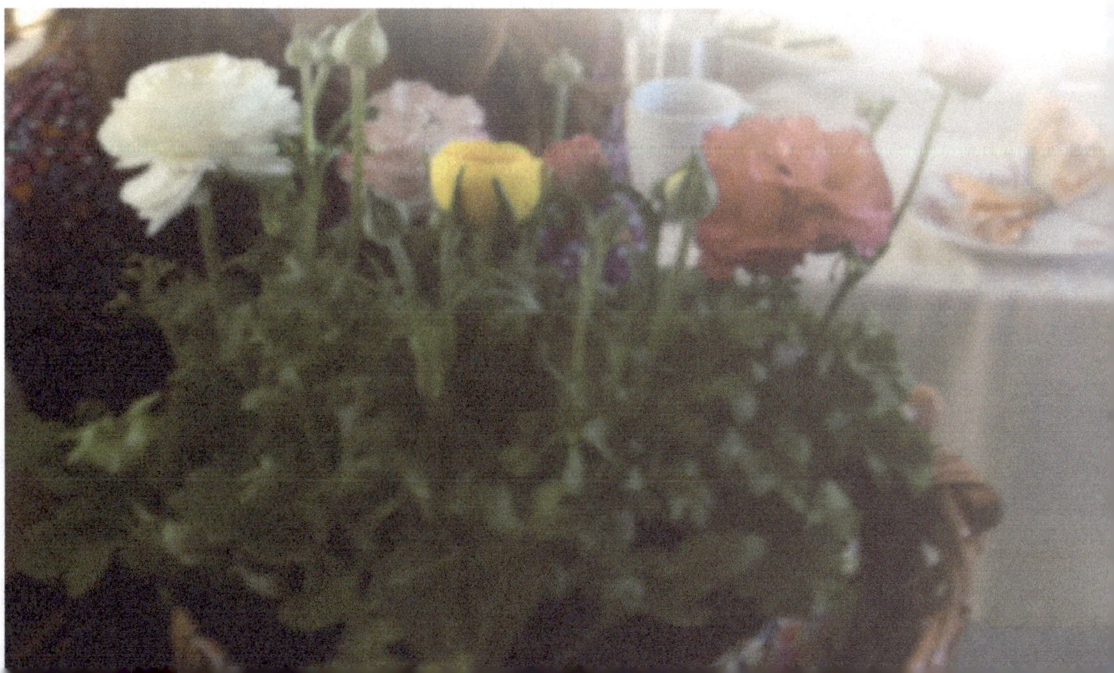

Die Anwendung in der Praxis

Etherische Öle werden überwiegend auf folgende Arten in der Praxis angewendet: Raumbeduftung, Waschungen, Bäder, Aromakompressen und Einreibungen.

1. Raumbeduftung

An der Beduftung von Räumlichkeiten scheiden sich häufig die Geister. Die einen lieben es, wenn es in einem Zimmer nach Orange oder Lavendel duftet. Andere bekommen sehr schnell davon Kopfschmerzen oder empfinden den vorherrschenden Duft zumindest als penetrant.
Ist der Duft eines etherischen Öls erst einmal in der Raumluft, geht er alle etwas an. Er erzeugt auch immer eine Reaktion. Da unsere Psyche und unser Unterbewusstsein auf Düfte sehr kooperativ reagieren, kann es bei manchen Personen zu ungewollten emotionalen Reaktionen kommen.
Zudem haben wir es in der palliativen Pflege häufig mit Menschen zu tun, die aufgrund ihrer Erkrankung und evtl. auch wegen der Therapie auf Gerüche aller Art besonders sensibel reagieren.
Um uns nicht zu enttäuschen, sprechen Patienten manchmal ihre Abneigung nicht an. Sie sehen ja, welches Leuchten in unsere Augen tritt, wenn wir unsere Duftlampe anwerfen.

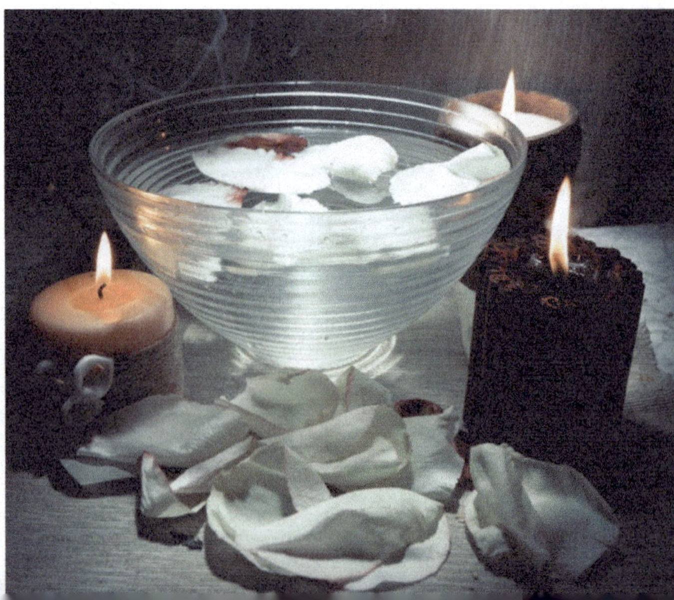

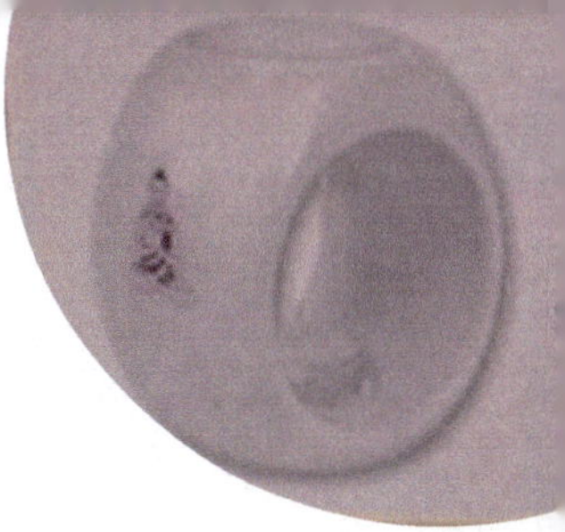

Kritische Kollegen reagieren schon mal ungehemmter und beschweren sich leicht entrüstet über die Raumbeduftung.
Das Resultat von überschwänglicher Beduftung ist, dass wir unter Umständen die Mitarbeit von Patient und Kollegen verspielen. Wir bauen uns sozusagen die Schublade, in die wir gesteckt werden, bereitwillig selber aus und kleben außen noch das Schild „Aromatussi" auf. Aromatussi ist übrigens der Spitzname für die Mitglieder in meiner Aromagruppe.
Vor euphorischer Raumbeduftung aus Leidenschaft möchte ich also hiermit warnen. Ich selbst bin jedoch ein großer Freund von guter Wohnraumaromatisierung und möchte einige Möglichkeiten, Räume zu beduften, aufzählen.

Beduftung mit Geräten:

Der Aromamarkt gibt mittlerweile sehr viele interessante Geräte zur Beduftung von Räumen her, und ihre Anzahl scheint weiter zu steigen.

Duftlampen mit Teelicht:

Diese sind wohl die bekanntesten Modelle. Ein Teelicht erwärmt Wasser in einer Schale, auf dem einige Tropfen etherischen Öls schwimmen. Zusammen mit dem Wasserdampf steigt der Duft auf und verteilt sich im Raum.
Man muss hierfür nicht lange suchen. Bereits in den Wühlkisten im Kassenvorbereich diverser Baumärkte gibt es diese zu kaufen.
Jedoch möchte ich hiervon abraten. In Pflegeeinrichtungen ist die Anwendung von offenem Feuer in der Regel verboten, und auch der gesunde Menschenverstand lässt davon Abstand nehmen.
Zudem ist die Distanz zwischen Kerze und Wasser bei vielen, vor allem günstigeren Modellen, willkürlich gewählt. Wie sehr sich das Wasser erwärmt, lässt sich vorher nicht sagen.
Da etherische Öle allesamt wärmeempfindlich sind, kann die Qualität des Öls binnen kurzer Zeit sehr nachteilig beeinflusst werden. Außerdem verdunstet das Wasser stetig. Die aufsteigende heiße Luft erhitzt den trockenen Rand der Schale weit höher als das Wasser, und die Oberflächenspannung treibt die Öltropfen an den Rand. Dort kommt es endgültig zur unkontrollierten Veränderung des Öls durch zu viel Hitze. Das Resultat wird von uns eingeatmet. Diese Duftlampen lassen sich höchstens noch als Sitzbadewanne für Meerschweinchen verwenden.

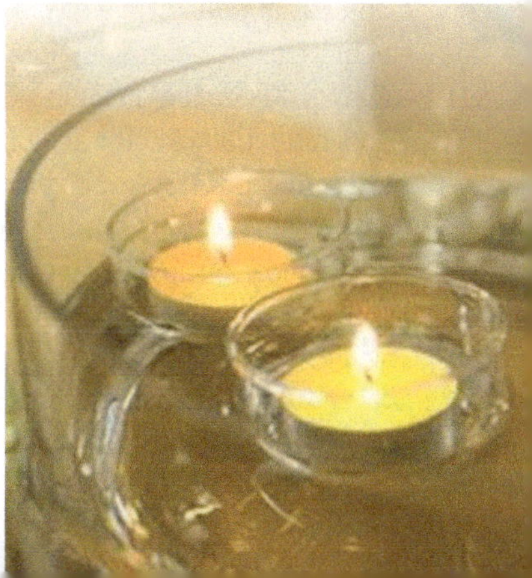

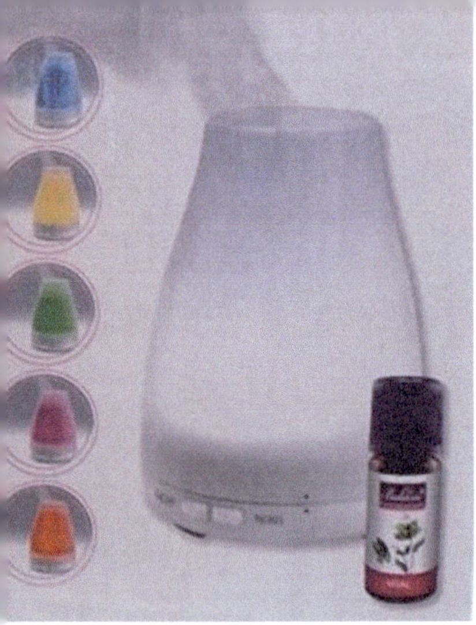

Mittlerweile gibt es Duftlampen nach diesem System, bei denen der Abstand zwischen Teelicht und Schale so abgestimmt ist, dass sich nicht zu viel Hitze entwickeln kann. Diese bekommt man bei renommierten Lieferanten etherischer Öle.

Trotzdem handelt es sich um offenes Feuer, und die Flamme des Teelichtes variiert auch. Ich rate von allen kerzenbetriebenen Beduftungssystemen ab.

Die Rückstände in der Schale bestehen aus Kalk und harzigen Ölbestandteilen. Diese sind schwer zu entfernen. Zur Reinigung muss oft mit Alkohol und kalklösenden Reinigern, oder aber speziellen Duftlampen-Reinigungslösungen gearbeitet werden. Unter normalen Umständen bilden etherische Öle keine solchen hartnäckigen Rückstände. Diese sind Zeichen der Überhitzung der Öle.

Eine gute Lösung wird diese Art der Anwendung in der professionellen Aromapflege wohl nie werden.

Duftlampen mit einer Glühbirne als Wärmequelle bieten zumindest aufgrund einer konstanten Temperatur eine sichere Anwendbarkeit in Pflegeeinrichtungen.

Je sanfter die Wärme, umso besser ist es für die Natur des etherischen Öls. Lassen Sie sich beraten und probieren Sie aus.

Thermoduftsteine:

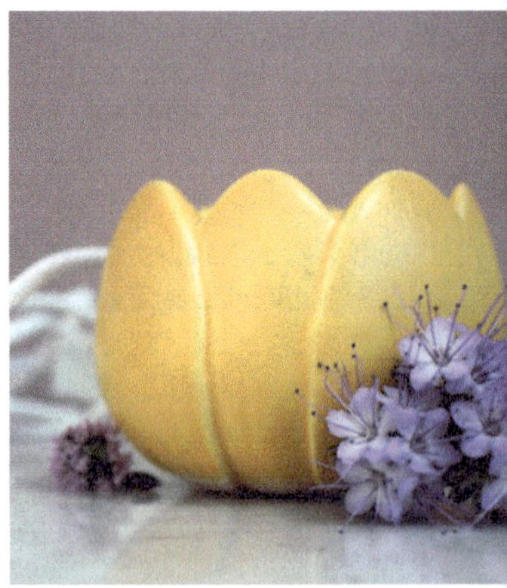

Diese gibt es in sehr unterschiedlichen Formen. Es handelt sich um keramische Objekte mit einer Mulde zum Befüllen mit etherischen Ölen an der Oberseite. Innen befindet sich ein elektrisches Heizelement, das in Kunstharz eingegossen ist. Der Stecker ist meist mit einem Kippschalter ausgestattet. Diese Duftlampen erwärmen sich auf etwa 40 Grad. Man kann sie ohne Wasser betreiben, da die Temperaturentwicklung nach oben limitiert ist. Ich empfehle jedoch gerne, trotzdem Wasser zu verwenden. Es reguliert durch Verdunstung die Temperatur noch ein wenig nach unten und verhindert somit eine zu abrupte und heftige Duftentwicklung. Das geht aber nur, wenn die zu befüllende Mulde groß genug für einen Schluck Wasser ist. Ist dies gegeben, so kann man im Bedarfsfall auch

Massageöl in dieser Duftlampe vor der Anwendung erwärmen. Das fühlt sich für den Massageempfänger sehr angenehm an.
Die Reinigung erfolgt am einfachsten mit Hände- oder Sprühdesinfektionsmittel, welches die öligen und harzigen Rückstände auflöst.
Durch die sichere Verarbeitung ist diese Art der Duftlampe für den Dauergebrauch in einer Pflegeeinrichtung gut geeignet.

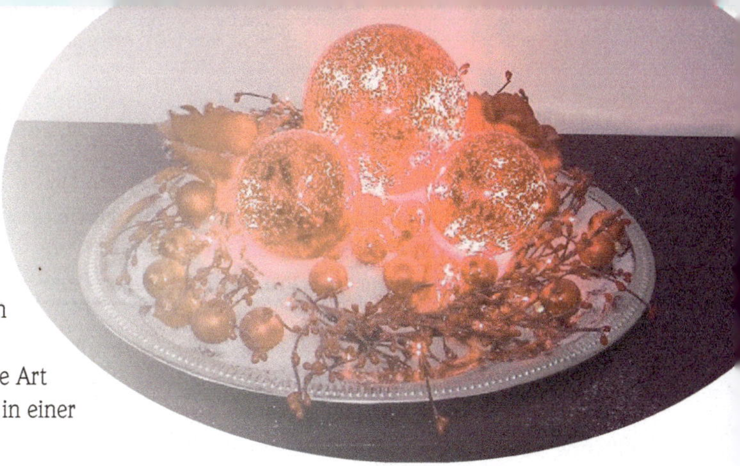

- **Ultraschallduftlampen:**

Es handelt sich hierbei um Beduftungsobjekte, die mit einem Ultraschallmodul Wasser und etherisches Öl verdampfen. Hierbei wird keine Wärme benötigt und auch nicht erzeugt. Das ist natürlich sehr gut für den Erhalt der Qualität der etherischen Öle.
Bis vor einiger Zeit waren diese Modelle recht teuer. Inzwischen gibt es diese schon günstig zu erwerben, zum Teil auch mit hübschen LED-Lichteffekten.
Das Innere des Gerätes wird mit Wasser und etherischem Öl befüllt. Nach Aktivierung steigt eine kleine Dampfsäule auf. Die Duftfreisetzung erfolgt unmittelbar nach Einschalten des Gerätes. Da es zu keiner Verdunstung kommt, ergeben sich kaum Rückstände in der Duftlampe. Sie kann einfach mit ein wenig Spülmittel ausgewischt werden. Diese Geräte sind sehr sicher und schalten sich automatisch ab, sobald das Wasser verdampft ist.
Lediglich ein leises Brummgeräusch ist bei Betrieb dieser Modelle zu hören. Meist auch nur, wenn es ganz ruhig im Raum ist. Aber sehr empfindliche Ohren können sich gestört fühlen.
Nach den strengen Hygienerichtlinien an den Kliniken dürfen diese Duftlampen wegen des stehenden Wassers und seiner Vernebelung in der Regel nicht auf Akut- und Intensivstationen betrieben werden. Zu Hause, in Altenheimen, in Hospizen oder auf Palliativstationen jedoch ist dies kein Problem.
Diese Duftlampen halte ich für die am besten geeigneten.

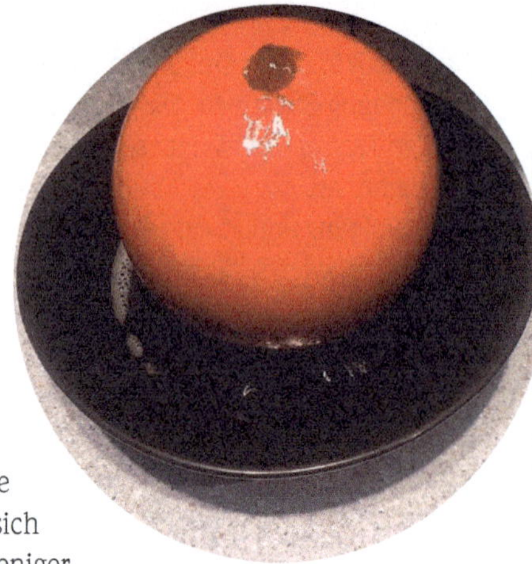

Duftbrunnen:

Wir alle kennen die kleinen Zimmerbrunnen, die es seit einiger Zeit problemlos zu kaufen gibt. Der Unterschied zu einem Duftbrunnen liegt in der Pumpe. Bei einem Duftbrunnen ist diese aus einem Material, das von etherischen Ölen nicht zerstört wird. Etherische Öle können manche Kunststoffe angreifen. Beim Duftbrunnen kein Problem.
Befüllt werden diese mit destilliertem Wasser (entmineralisiertes Bügelwasser zum Beispiel). Dann tropft man das etherische Öl einfach ins Wasser und lässt die kleine Oase sprudeln. Die Duftentwicklung hierbei ist sehr interessant. Sie geschieht ohne Wärmezufuhr und somit eher dezent. Da sich der Duft mit der sich bewegenden Raumluft im Zimmer verteilt, ist er mal mehr, mal weniger, mal gar nicht und dann wieder doch ein wenig wahrzunehmen.
Das wirkt auf den Besucher eines Raumes wesentlich interessanter als eine starke Dauerbeduftung. Auch ist die Duftquelle ein wahrer Blickfang und belebt jeden Raum. Das verdunstende Wasser wirkt sich gut auf das Raumklima aus.
Nur muss so ein Duftbrunnen gut gepflegt werden. Er geht zuverlässig kaputt, wenn sich niemand um ihn kümmert. Trotz entmineralisiertem Wasser muss die Pumpe etwa einmal pro Woche gereinigt werden und

eine Weile in Entkalkerlösung laufen dürfen, bevor der von öligen Rückständen gereinigte Brunnen wieder zusammengebaut wird. Bei der Auswahl der etherischen Öle ist darauf zu achten, dass keine harzigen, dickflüssigen Öle zum Einsatz kommen, diese verkleben die Pumpe. Dann jedoch hält die Pumpe lange, und der Brunnen macht allen viel Freude. Der Aufwand lohnt sich aus meiner Sicht, denn so ist ein Duftbrunnen oft ein beliebter Mittelpunkt in einer Pflegeeinrichtung.

Geräte mit Luftstrom:

Im Handel bekommt man auch Geräte, die manchmal ein wenig aussehen wie Tischmülleimer. In diesen Geräten befindet sich ein Duftvlies, das mit etherischem Öl beträufelt wird. Diese Geräte erzeugen über einen Motor einen Luftstrom, der das etherische Öl in die Luft wirbelt und im Raum verteilt. Diese Maschinen arbeiten sehr leise, aber nicht gänzlich geräuschlos. Es ist eine geeignete Methode, die noch dazu ohne Wärme auskommt, was für die Öle nur gut ist.
Nachteilig empfinde ich, dass man maßgefertigte Duftvliese benötigt, die man nur für einen einzigen Duft verwenden kann, da man sie nicht mehr sauber bekommt. Der permanente Luftstrom lässt die Öltropfen auf dem Duftträger zudem schnell ranzig werden. Also muss man ein neues Vlies alle paar Tage und für jeden neuen Duft verwenden. Diese Duftvliese allerdings sind relativ teuer und müssen regelmäßig nachgekauft werden. Eine Seminarteilnehmerin berichtete mir, dass sie stattdessen zugeschnittene Tupfer oder Kompressen verwendet, eine günstige Alternative.
Zudem habe ich einmal so ein Aromagerät benutzt, das beim Betrieb einen unangenehmen staubsaugerartigen Geruch verbreitet hat. Diese Geräte müssen also regelmäßig gereinigt werden.

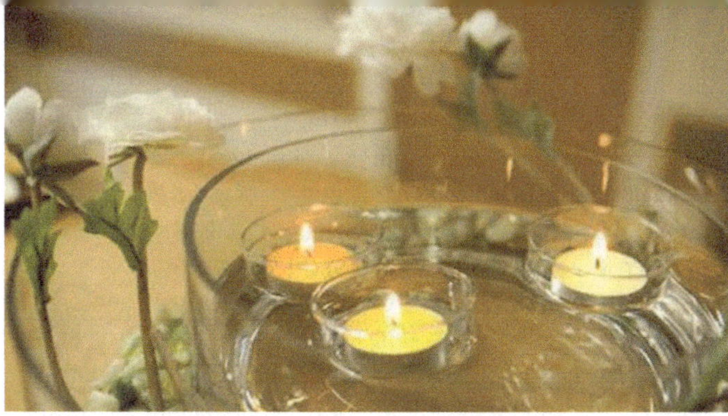

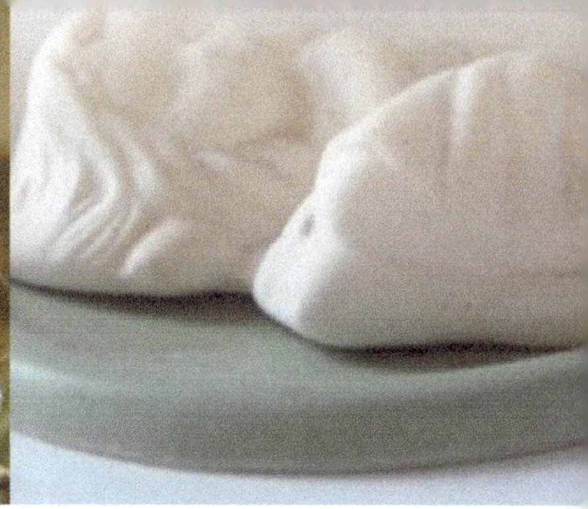

Heilwolle lässt sich aufgrund ihrer Eigenschaften vielseitig verwenden.

Beduftung ohne elektrische Geräte

Wasserschale:

Gerade im Winter ist diese Methode beliebt. Das Heizen trocknet die Raumluft unangenehm aus, da ist ein Luftbefeuchter willkommen. Hierzu kann eine beliebige Wasserschale auf die Heizung gestellt werden. Das Wasser muss nicht sehr tief sein, sollte aber eine große Oberfläche haben. Die aufsteigende Heizungsluft erwärmt das Wasser, was zur Verdunstung führt.

Hier hinein kann man nun ein paar Tropfen etherischen Öls geben. Es wird zusammen mit dem verdunstenden Wasserdampf langsam in die Raumluft übergehen und für eine gemäßigte Beduftung sorgen.

Die Stärke des wahrnehmbaren Duftes und seine Ausbreitung im Raum hängen stark mit der Intensität der Wärmequelle und der Wassermenge zusammen.

Duftstoffträger/Duftstein/Papiertaschentuch/Kompresse:

Im Handel sind allerlei Vliestücher und grobporige Kartonkarten zu finden, aber auch hübsche und interessante Objekte aus unglasierter Keramik. Diese können in Form von Delfinen, Engeln, Seerosenblüten und Weiterem mehr erstanden werden.

Auf diese Objekte lässt sich eine beliebige Menge etherischen Öls auftropfen. Der Duftstoffträger saugt das Öl in sich ein und lässt es nach und nach verdunsten.

Hier kommt keinerlei Wärme zum Einsatz (es sei denn, man legt den Duftstoffträger auf eine Wärmequelle), was dazu führt, dass der Duft sich nur allmählich entfaltet und zum Teil nur in der näheren Umge-

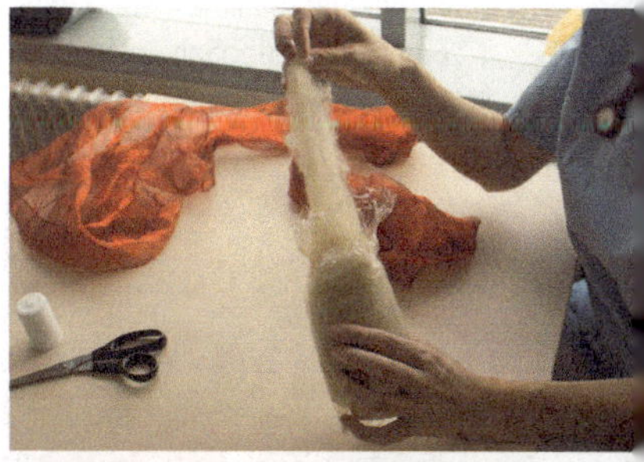

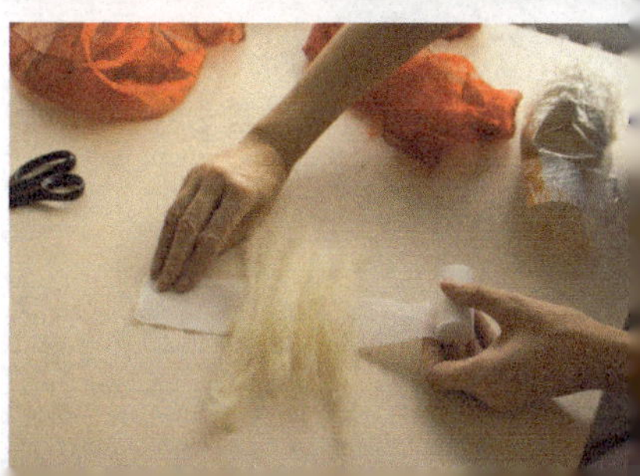

Parallel ausgelegte Wollfasern auf einer Fixierbinde

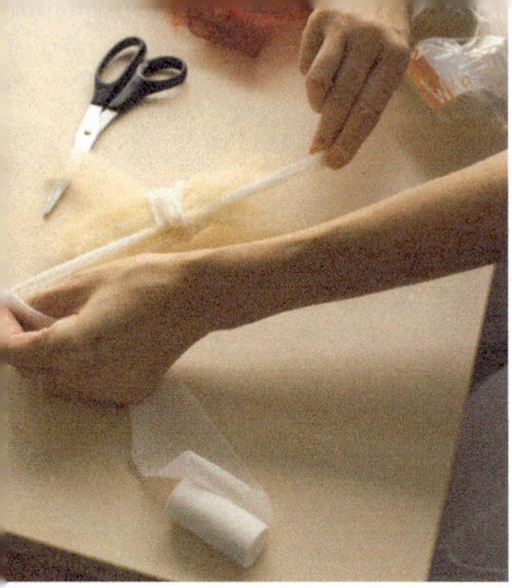

Frei nach eigener Kreativität werden die Schmetterlingsflügel zurechtgeformt- und gezwirbelt.

bung wahrnehmbar ist. Hiermit eignet sich dieses Produkt besonders gut für die rücksichtsvolle Beduftung am Krankenbett, im Büro oder in der Schule. Einige Händler bieten Duftsteine sogar in einer passenden Dose an, sodass die Duftfreisetzung noch kontrollierter erfolgen kann. Das etherische Öl lässt sich jedoch nicht mehr vollständig aus dem Beduftungsobjekt entfernen; es bleiben immer aromatische Rückstände zurück. Dadurch kann es problematisch sein, einen anderen Duft zu verwenden; der alte Duft „mischt" immer mit. Bei keramischen Duftsteinen ist es möglich, diese etwa eine Stunde im Backofen auf höchster Stufe „auszuglühen". Dabei verflüchtigen sich alle Düfte aus dem Stein. Dunkle, harzige Rückstände allerdings werden meist zurückbleiben und als Flecken oder Ränder zu sehen sein. Dann allerdings kann mit einem neuen Duft gearbeitet werden. Duftvliese oder -kartons halten diese Prozedur nicht aus.

Wer weniger Geld ausgeben möchte und flexibler mit Duftstoffträgern arbeiten will, dem seien Einmalprodukte empfohlen. In Einrichtungen kann man unsterile Einmalkompressen verwenden. Diese sind grob gewoben und daher gut luftdurchlässig, was die Duftentfaltung fördert.

Wenn diese nicht vorhanden sind, so nimmt man einfach Papiertaschentücher oder Haushaltspapiertücher. Diese sind sehr saugfähig und geben den Duft langsam an die Umgebung ab. Wenn man ein solches Papierobjekt auslegen möchte, sollte man aber auf jeden Fall etwas unterlegen, was empfindliche Oberflächen vor den etherischen Ölen schützt. Zum Beispiel eine Untertasse oder einen kleinen Teller.

So ein Papiertuch kann auch über die Heizung gelegt werden. Die Wärme verbreitet jedoch den Duft wesentlich schneller.

Nun schneidet man die Fixierbinde so zurecht, dass der Schmetterling am langen Ende „flattern" kann.

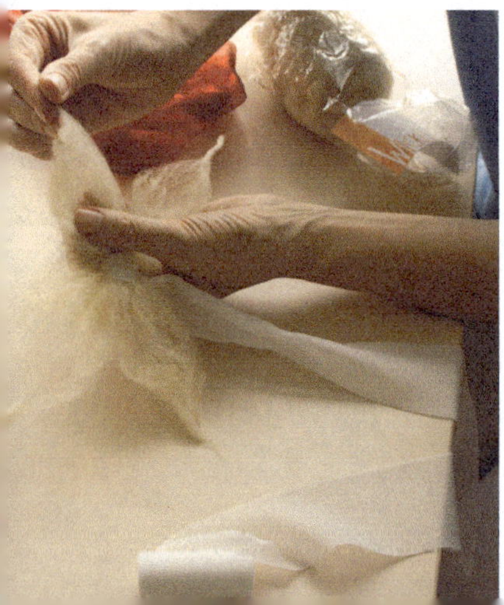

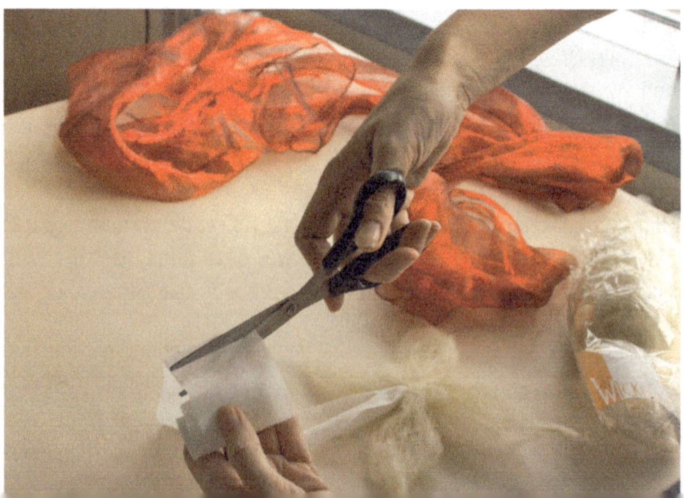

Aromaschmetterling:

Wer seine Patienten einmal überraschen oder aufbauen will, der kann auch einen Aromaschmetterling basteln.
Hierzu benötigt man lediglich Heilwolle und eine Fixierbinde.
Man zupft die Heilwolle in ca. 15 cm lange Streifen, die man parallel zueinander auslegt. In der Mitte wird dem Wollbüschel dann mit dem Anfang der Fixierbinde eine Taille gebunden. Zu beiden Seiten des Knotens ragen nun die Wollfasern heraus. Diese lassen sich in zweigliedrige Schmetterlingsflügel formen und zwirbeln. Das kurze Ende der Fixierbinde wird abgeschnitten. Mit der langen Seite der Fixierbinde kann der Schmetterling nun in beliebiger Länge am Patientenaufrichter befestigt werden. Nun kann man etherisches Öl auf die Körpermitte aus Fixiermull tropfen. Etwa 5 bis 7 Tropfen genügen.

Raumsprays:

Die Anwendung von Raumsprays ist sehr reizvoll. Diese Sprays bestehen meist aus Alkohol, Wasser und etherischen Ölen. Der Alkoholgehalt ist in der Regel recht hoch, da sich etherische Öle erst ab 70 % in Alkohol lösen. Bei geringeren Konzentrationen empfiehlt es sich, vor dem Sprühen die Flasche kräftig zu schütteln. Durchschnittlich enthalten Raumsprays etwa 3 % bis 5 % etherische Öle.
Die Duftentfaltung bei Raumsprays sieht folgendermaßen aus. Nachdem wenige Sprühstöße abgegeben wurden, ist der Duft lokal sehr intensiv wahrzunehmen. Nach und nach verteilt er sich in wenigen Minuten mit der sich bewegenden Luft im ganzen Raum. Die ersten Minuten also nehmen alle Anwesenden den gewünschten Duft sehr

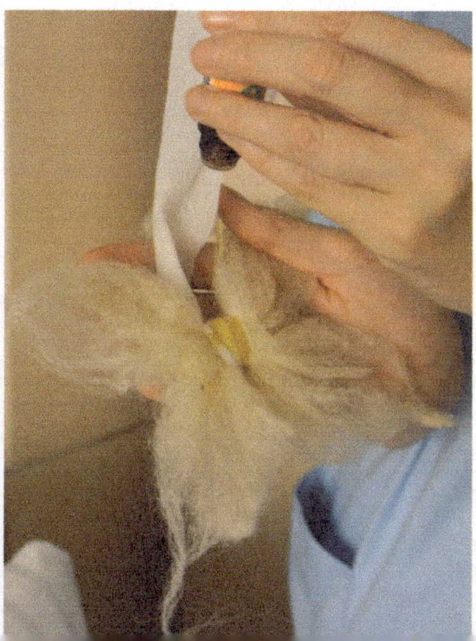

Die Körpermitte des Duftobjektes lässt sich nun nach Belieben anpassen.

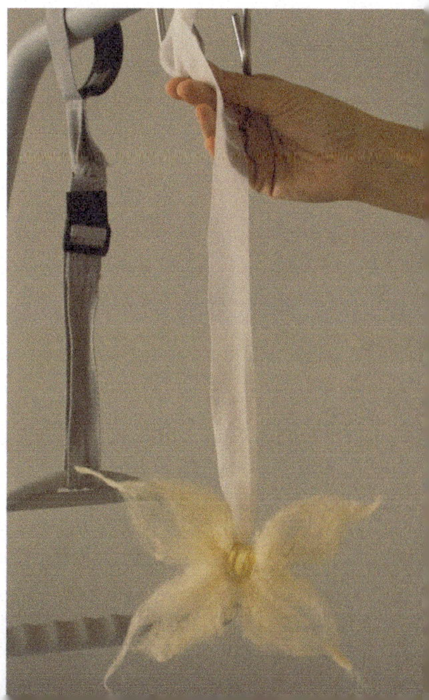

Schnell hat man einem hospitalisierten Patienten eine große Freude gemacht. So mancher Aromaschmetterling wurde mit ins Grab gegeben.

bewusst und intensiv wahr. Das kann durchaus als belebender und angenehmer Reiz empfunden werden.
Kurze Zeit später ist der Duft gut verteilt und nur noch dezent zu riechen. Die Anwesenden blenden ihn bereits unbewusst aus. Jemand, der den Raum in der kommenden Stunde betritt, wird zunächst einen subtilen, angenehmen Duft bemerken, diesen aber bereits nach wenigen Minuten nicht mehr bewusst wahrnehmen. Die Wirkung der Duftsprays hält nicht so lange an wie die einer Duftlampe, da das etherische Öl nur einmalig freigesetzt wird. Dafür entfaltet sich der Duft auf interessantere Weise.

Andere Wege:

Natürlich kann man stets seine Kreativität einsetzen, um noch andere Wege der Beduftung zu finden.
Es können Potpourris eingesetzt werden. Nur sind die im Handel erhältlichen Potpourris bereits beduftet. Und das in der Regel mit synthetischen Düften. Ich rate von deren Verwendung ab.
Es ist jedoch ein Leichtes, selbst Potpourris herzustellen. Man benötigt lediglich eine gewisse Menge Pflanzenmaterial, das saugfähig ist und eine interessante Optik aufweist. In Kräuterläden oder auch über Apotheken können getrocknete Rosen- und Lavendelblüten erstanden werden. Auch Ringelblumenblüten in guter Qualität haben ein reizendes Aussehen. Dazu noch Zedernholzspäne, Vetiverwurzeln oder andere Trockenkräuter, und es lässt sich damit bereits eine hübsche Schale befüllen.
Wer Anschluss an die Natur hat, gewöhnt sich einfach an, bei Spaziergängen oder im eigenen Garten immer ein paar wilde oder kultivierte Blüten, Rinden, Blätter oder Wurzeln mitzunehmen. Diese können an einem kühlen, dunklen Ort schonend getrocknet werden. Die Beduftung kann unterschiedlich erfolgen. Entweder man drapiert das Pflanzenmaterial in einer Schale und gibt einige Tropfen etherischen Öls dazu, das ist die schnelle Methode.

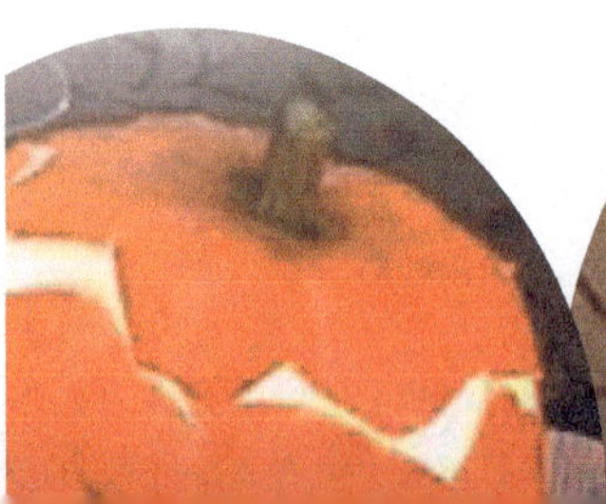

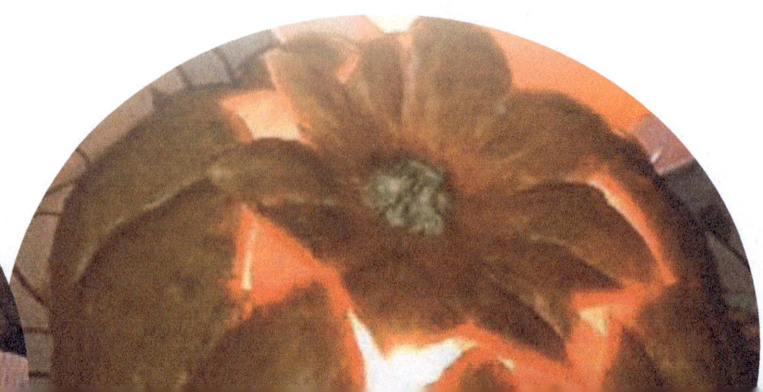

Oder man gibt das Material mit dem etherischen Öl in ein luftdicht verschließbares Gefäß und belässt es an einem dunklen Ort für 4 Wochen. Danach ist das Pflanzenmaterial mit dem Duft gut durchzogen. In beiden Fällen wird nach Bedarf etherisches Öl auf das Potpourri geträufelt, wenn der Duft nachlässt.

Auf Palliativstationen und in Hospizen werden häufig Rosen- und andere Blüten kurz vor dem Verwelken abgeschnitten und getrocknet. Diese werden dann im Todesfall im Zimmer drapiert, um eine angenehme Atmosphäre zu erzeugen. Auch diese Blüten können mit etherischen Ölen in einer Box aufbewahrt werden, sodass sie einen dezenten Duft freisetzen, wenn sie ausgelegt werden. Speziell für Rosenblüten empfehle ich Palmarosaöl und Rosengeranienöl. Diese duften stark rosenartig und eignen sich daher besonders.

In Pflegeeinrichtungen werden häufig Türen und Flure dekoriert. Wenn diese Dekoobjekte mit einem austauschbaren, saugfähigen Duftträger ausgestattet werden können, können bequem ganze Flure äußerst dezent, aber effektiv beduftet werden.

Um ein Beispiel zu nennen: In einem Altenheim bastelten die Bewohner zu jeder Jahreszeit eine entsprechende Türdekoration. Eine Winterlandschaft mit Wattebäuschen als Schneeflocken, Osterhasen, die auf einem Büschel Osterstroh sitzen, Bilder, die mit Gewürzsträußchen beklebt waren. Der Nachtdienst nahm auf seinen letzten Rundgang eine Flasche mit einer Mischung verschiedener etherischer Öle mit und beträufelte den saugfähigen Teil der Türdekoration. So war den ganzen Tag über ein kaum zu bemerkender Duft in den Fluren. Nur gelegentlich meinte man, einen Hauch von Zitrone oder Grapefruit wahrgenommen zu haben. Das wertete das Klima in den dunklen Fluren sehr auf und ließ den Geruch älterer Menschen und alter Möbel im Hintergrund verschwinden.

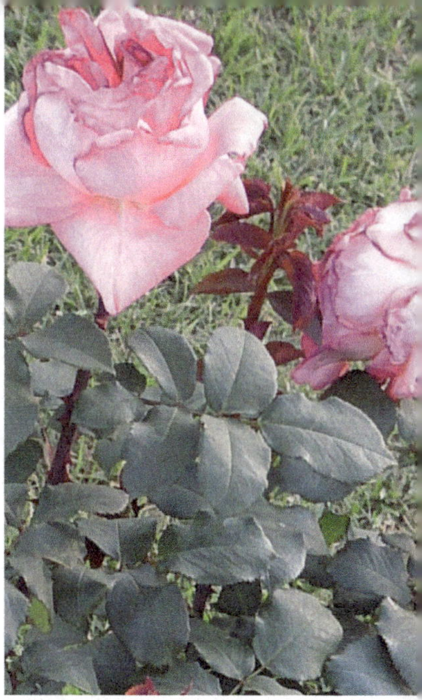

Die gute Beduftung:

Wie setzt man nun also das Instrument der Raumbeduftung gekonnt ein?

Letztendlich findet jede Einrichtung ihren Königsweg. Das allerdings ist immer Teamarbeit. Wie erwähnt geht der Duft im Raum jeden an. Also sollte sich auch jedes Teammitglied hierzu eine Meinung bilden, die auf Erfahrungen beruht, und diese Meinung in der Runde mitteilen.

Die Vorgehensweise zur Beduftung von Räumen sollte schriftlich fixiert werden, Teil des Aromakonzeptes werden und verbindlich sein.

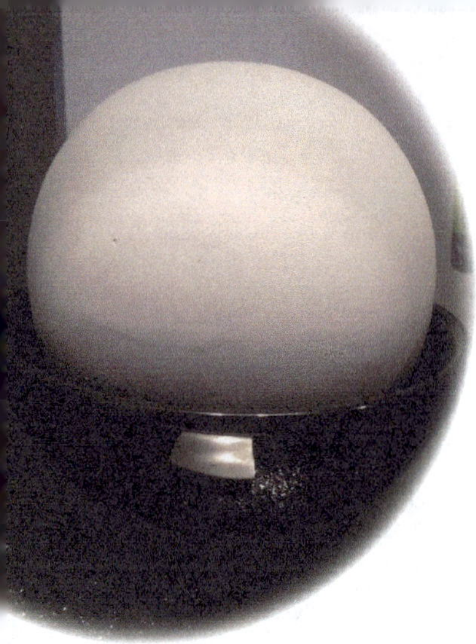

Übereifer kann die Akzeptanz der Aromapflege im Team stören. Deshalb sollte wirklich diplomatisch vorgegangen werden. Am besten implementiert man die Raumbeduftung erst, nachdem das Team erste Erfahrungen mit Aromamischungen am Patienten gemacht hat. Durch positive Erfahrungen erhöht sich die Toleranz gegenüber dem Duft.
Ablehnende Stimmen müssen gehört und ernst genommen werden. Auch wenn es den leidenschaftlichen Anwender ärgert, entzieht es sich oft der eigenen Vorstellungskraft, wie sehr eine empfindliche Nase unter einem zu starken Duft leiden kann.
Wenn man sich jedoch als Team von unten an das richtige Maß der Düfte herantastet, wird niemand böse sein, und der Duft ist ein Zugewinn für alle.

- **Die Dosierung:**

Jedes Duftmedium benötigt eine andere Dosierung des etherischen Öls, da die Freisetzung des Duftes stets eine andere Dynamik hat.
Sogar die einzelnen etherischen Öle entfalten sich unterschiedlich stark, je nachdem, wie flüchtig sie sind, und ihrem Duftprofil entsprechend. Erfahrungsgemäß nimmt man leichte, zitrusartige Düfte und Nadeldüfte am deutlichsten und schnellsten wahr, während schwere, holzige oder süße Düfte sich eher träge entfalten.
Auch die Größe des Raumes, die Raumtemperatur und die Dynamik der Raumluft spielen eine wesentliche Rolle.
Um eigene Versuche kommt man also gar nicht herum. Trotzdem möchte ich nun einige Vorschläge für die Raumbeduftung anführen, welche als grobe Richtlinie betrachtet werden können.

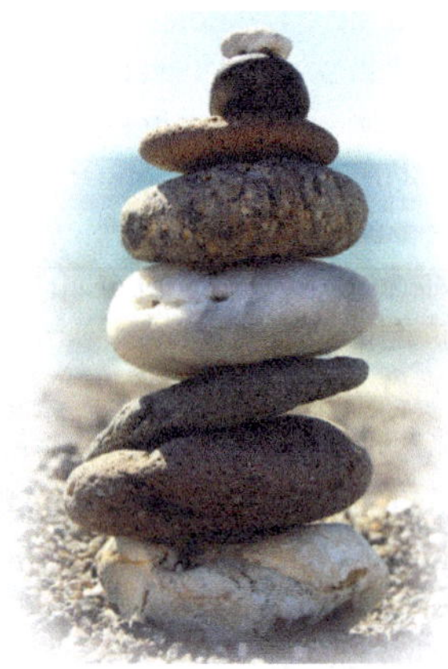

Elektrische Duftlampe, Vernebler, Kerzenduftlampe, Thermoduftsteine:
- Kleine Räume – 2 bis 4 Tropfen
- Mittlere Räume – 3 bis 5 Tropfen
- Große Räume – lieber 2 Duftquellen verwenden, je 3 bis 5 Tropfen (ist dezenter als eine Duftquelle mit einer hohen Dosis etherischen Öls)

Wasserschale auf der Heizung – 3 bis 6 Tropfen

Duftbrunnen:
Da keine Wärme zugeführt wird, können 10 bis 15 Tropfen verwendet werden. Raumgröße und Art des Öls beachten

Kalte Beduftung:
Ausgelegte Tücher/Duftstoffträger/Duftsteine – 5 bis 15 Tropfen

Potpourris:
Auf eine große Tasse Potpourri,
je nach Öl – 10 bis 15 Tropfen

Flurbeduftung:
Regelmäßig angebrachter Duftträger – je 1 bis 3 Tropfen, je nach Abstand

Raumsprays:
Je nach Konzentration der etherischen Öle und Raumgröße – 1 bis 3 Sprühstöße

Die Beduftungsdauer:
Je nach Wahl des Beduftungsweges hält der Raumduft 30 Minuten oder den ganzen Tag. Den Duft einer Duftlampe nimmt man etwa ein bis vier Stunden wahr.
Eine ausgelegte Kompresse duftet weniger intensiv, aber dafür bis zu sechs Stunden. Auch die Auswahl des Öls und die Dosierung spielen natürlich eine Rolle.
Da der Duft eine Stimulation des Unterbewussten, der Emotionen, von geistigen Aktivitäten und auch vegetativen Funktionen darstellt, sollte man es nicht zu gut meinen.
Eine zu langfristige oder zu häufige Beduftung führt zu unbewusstem oder auch bewusstem Stress. Dieser zeigt sich in Form von Gereiztheit, geistiger Ermüdung, körperlicher Unruhe, Kopfschmerzen, Übelkeit und ähnlichen Symptomen.
Eine verbindliche Regel für die Häufigkeit einer Beduftung kann kaum aufgestellt werden. Es sollte jedoch genügen, eine Duftlampe einmal täglich, je nach Öl und Situation maximal zweimal täglich mit etherischem Öl zu befüllen.
Ein Raumspray kann zweimal oder auch dreimal täglich eingesetzt werden.
Eine kalte Beduftung wird maximal einmal täglich aufgefrischt und hält den ganzen Tag.
Auch ein Duftbrunnen wird in der Regel nur einmal täglich beduftet.

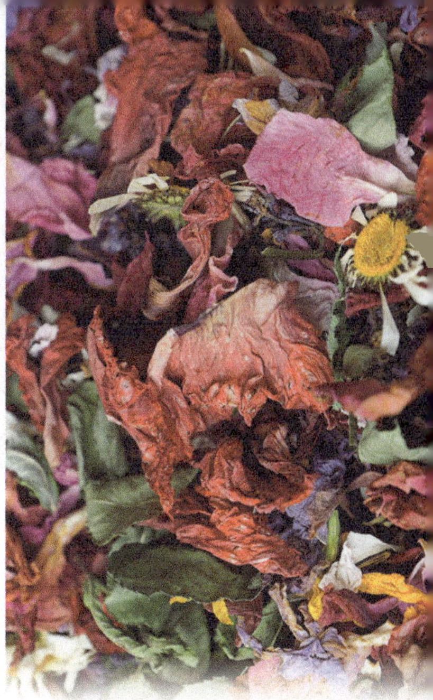

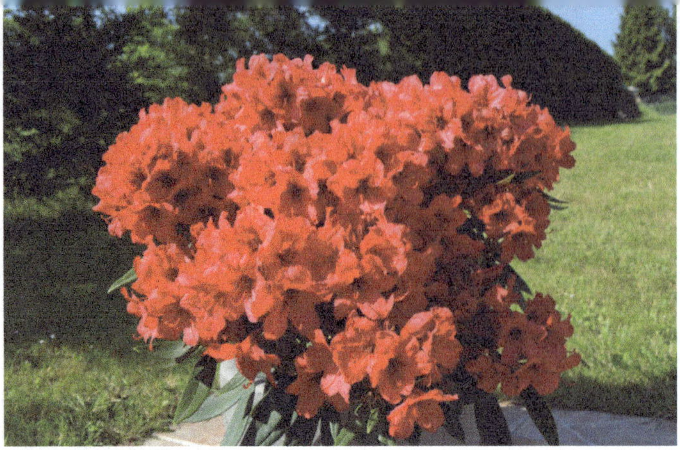

Wenn wir mit dem Beduften von Räumen die Atmosphäre verbessern wollen, sollten wir Folgendes verstehen. Unsere Psyche denkt wie ein Kind. Sie denkt in Bildern und Gefühlen. Unsere Psyche ist neugierig. Wenn wir also mit beiden Händen voller toller Düfte der Psyche hinterherrennen und sie überschütten möchten, so wird sie erschrecken und davonlaufen. Egal wie gut gemeint unsere Absichten sind.
Wenn wir aber eine raffinierte, feine Duftspur zum Wohlbefinden legen, wird die Psyche interessiert zu schnuppern beginnen und sich gerne auf das sinnliche Erlebnis einlassen.

Man braucht nicht viel, um eine individuelle Aromawaschung durchzuführen.

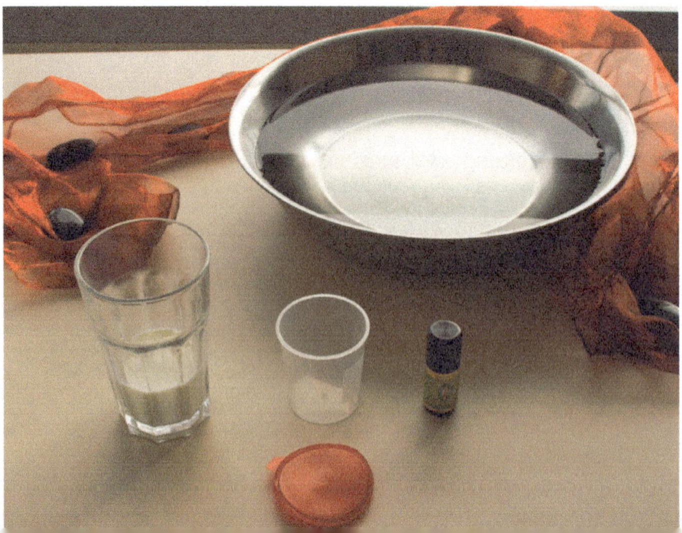

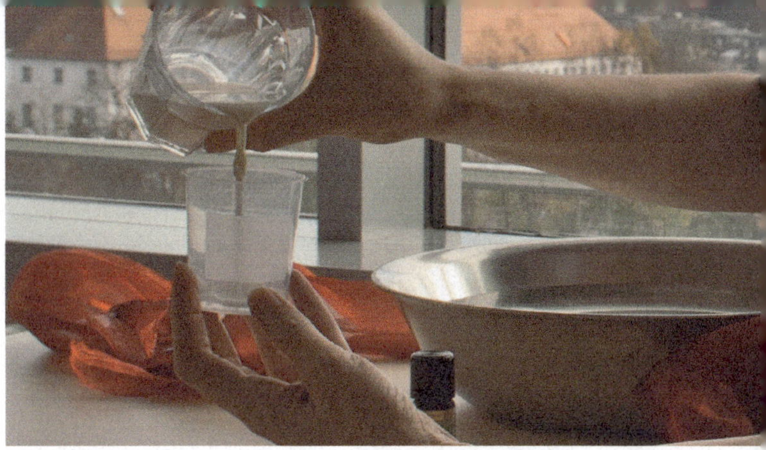

2. Waschungen und Bäder

Etherische Öle lassen sich hervorragend bei der Körperpflege einsetzen.
Dort entfalten sie eine Vielzahl ihrer positiven Wirkungen.
Zum einen wirkt der frei werdende Duft unmittelbar auf die Befindlichkeit des Patienten, und allein für die Psyche können die schönsten Mischungen kreiert werden.
Natürlich pflegen die etherischen Öle auch die Haut. Juckreiz, Hautprobleme, Lymphstau oder andere Probleme können mit in das Konzept einer Waschung eingebaut werden. Aber auch Schmerzpatienten sollten in den Genuss einer angemessenen Waschung kommen und somit das Gefühl erfahren, dass sie ihrem Symptom nicht ausgeliefert sind, sondern es eine Vielzahl von Möglichkeiten zur Linderung gibt.
Die Dosierung der etherischen Öle richtet sich nach folgenden Kriterien:

- Die Menge des Waschwassers
- Der Hautverträglichkeit des etherischen Öls
- Geruchsintensität des etherischen Öls (Erfahrungssache!)
- Befindlichkeit und Sensibilität des Patienten
- Angezielte Wirkung

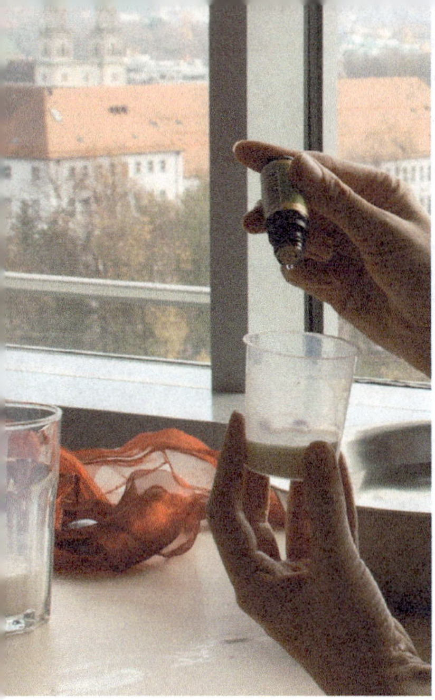

Grob empfehlen kann ich drei Tropfen etherischen Öls auf eine volle Waschschüssel. Diese Dosierung stellt eine Art Mittelmaß dar.
Bei Lavendel sind auch vier Tropfen noch sehr angenehm, während Rosengeranie bereits bei ein bis zwei Tropfen einen sehr starken Duft verbreitet oder Wacholderbeerenöl bei der Waschung wegen seiner starken Wirkung auf die Haut eher umsichtig mit ein bis zwei Tropfen angepeilt werden sollte.

Neben der Recherche werden Sie bald aus Erfahrung Ihre Dosierungen wählen und tolle Pflegeerlebnisse für Ihre Patienten schaffen.

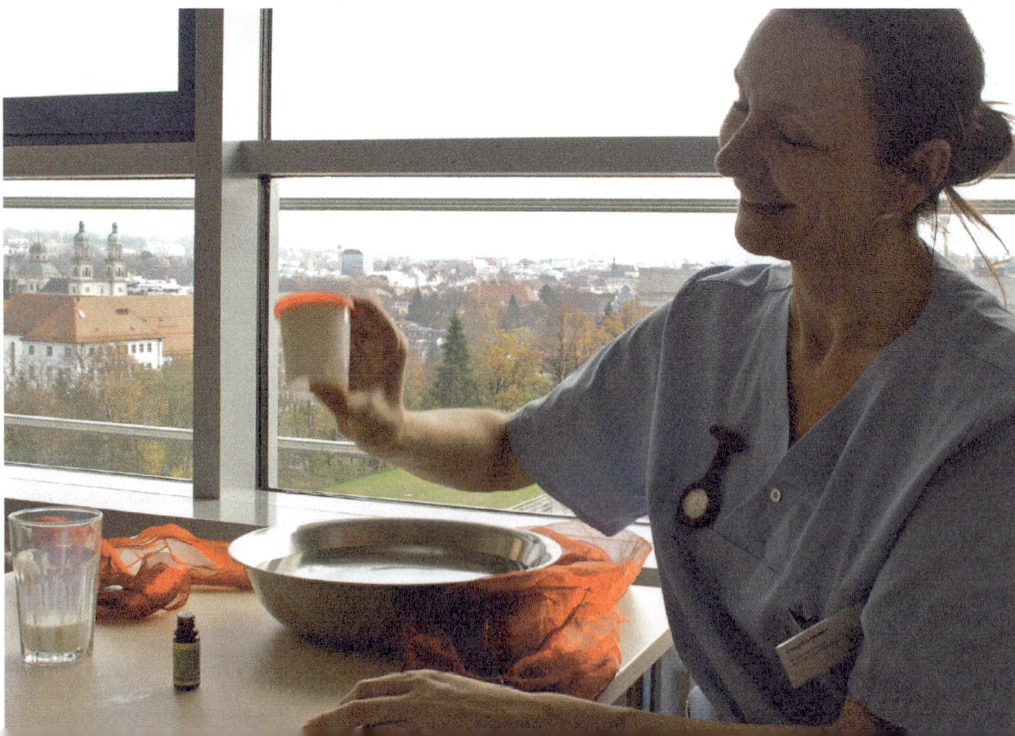

Emulgieren etherischer Öle:

Möchte man das Wasch- oder Badewasser mit Ölen versetzen, so muss man bedenken, dass etherische Öle nicht wasserlöslich sind und sich daher auf dem Wasser als Öltropfen absetzen. Würde man nun einfach mit der Waschung beginnen, würde man die reinen Öltropfen mit dem Waschlappen aufnehmen und pur auf die Haut reiben, was zu Reizungen führen kann.

Um das zu vermeiden, muss man einen Emulgator einsetzen. Emulgatoren sind Substanzen, die Wasser und Öl miteinander verbinden.

Es gibt eine Vielzahl von synthetischen Emulgatoren zu kaufen. Mit ihnen kann man perfekt emulgierende Badeöle herstellen.

Zeitweise habe ich in der Pflege auch mit synthetischen Emulgatoren gearbeitet und habe sehr ansprechende Badeöle gemacht.

In der Praxis verwenden wir meistens natürliche Emulgatoren aus der Küche. Honig und Milch enthalten Lecithine. Das ist eine Gruppe von Stoffen, die Öl und Wasser in Verbindung bringen. Auch in unserer Haut und im Speichel sind Lecithine enthalten, sowie im Eidotter, weswegen wir damit auch Mayonnaise herstellen können.

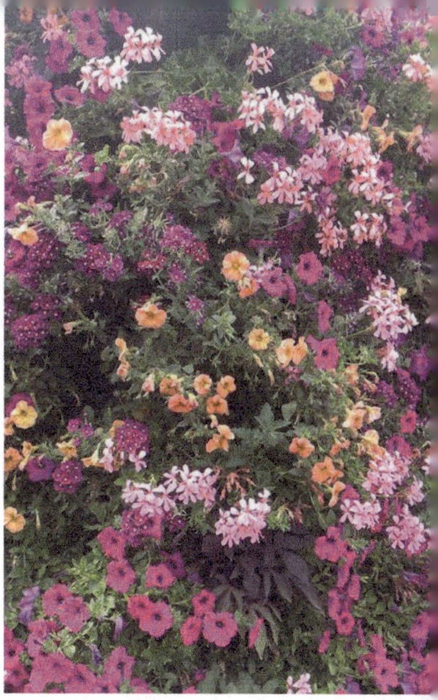

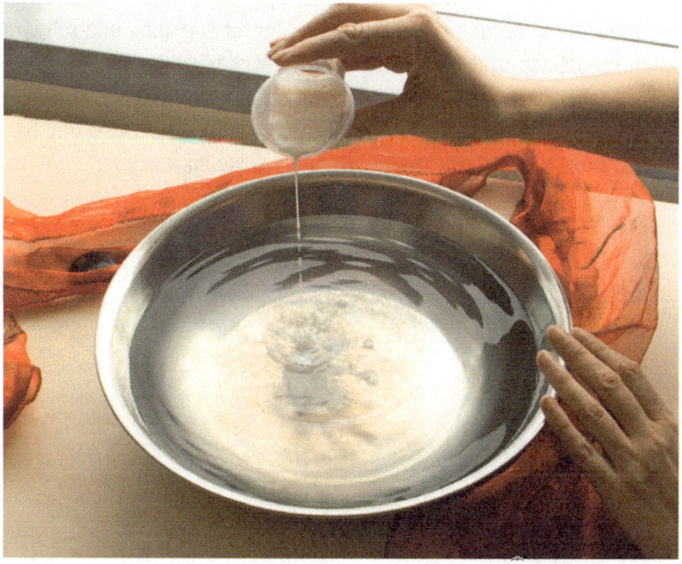

Milch ist ein gut verfügbarer und einfach anzuwendender Emulgator. Es lassen sich sehr individuelle Mischungen etherischer Öle zugeben.

Das Schütteln verbindet die Öle mit der Milch.

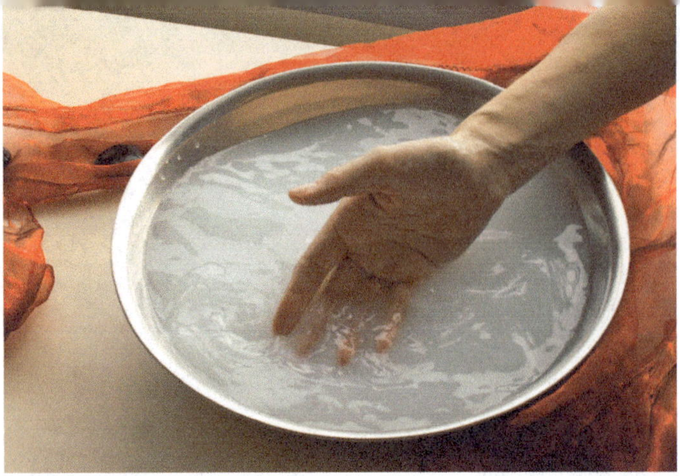

Honig:

Mit Honig zu arbeiten, ist möglich, jedoch recht anstrengend. Das dünnflüssige etherische Öl flüchtet immer, wenn wir es mit dem zähen Honig vermengen wollen, wir schieben es quasi vor uns her. Das Gerühre macht es recht anstrengend, aber nicht unmöglich.

Sahne:

Sahne wird häufiger empfohlen, jedoch enthält Sahne kaum mehr Lecithine, sonst hätte sie sich schließlich nicht von der Milch abgesondert. Mit Sahne können etherische Öle lediglich fein im Wasser verteilt werden. Sie lösen und verteilen sich in der fetten Sahne und schwimmen schließlich in feinen Tröpfchen im Wasser, sind jedoch nicht im eigentlichen Sinn emulgiert. Das berühmte Döschen Kaffeesahne allerdings reicht kaum aus, man würde einige wenige Esslöffel echter Sahne benötigen, um hierbei befriedigende Erfolge zu haben.

Milch:

Milch ist ein entsprechend flüssiges Medium, das Fett und Lecithine enthält.

Um hiermit nun schöne Waschungen durchzuführen, benötigen wir für eine Schüssel voll Wasser eine Menge von etwa 20 bis 30 ml Milch. Des Weiteren brauchen wir ein verschließbares Gefäß, z.B. ein leeres, sauberes Marmeladenglas oder einen stabilen frischen Urinbecher mit gut abdichtendem Deckel.

Nun geben wir die Milch in das Gefäß und tropfen das etherischen Öl hinein. Es können spielerisch ein bis drei etherische Öle in diesem Becher miteinander gemischt werden, wenn man die Gesamtdosis im Blick hat. Nun wird das Gefäß mit dem Deckel gut verschlossen und der Inhalt für eine Minute kräftig verschüttelt. Nur durch das gründliche Schütteln verbinden sich Lecithine und Öle miteinander.

Nun kann diese Mischung in das Wasser gegeben werden, und das Vergnügen kann losgehen.

Die textile Methode (Handtuchmethode):

Von dieser Methode hat mir Prof. Wabner erzählt. Er kennt sie aus England, wo sie wohl regelmäßig angewendet wird. Hierzulande ist sie mir noch nicht begegnet. Dabei ist sie in der Palliativpflege eine meiner liebsten.

Hierbei benötigt man keinen Emulgator, sondern ein geeignetes Stück textiles Gewebe. Ein Waschlappen ist dabei allerdings zu klein. Man nimmt am besten ein Gästehandtuch oder eine Baumwollwindel.
Es wird zunächst die Waschschüssel mit Wasser befüllt und das etherische Öl hineingeträufelt.
Dann nimmt man das Gästehandtuch bzw. die Baumwollwindel und taucht es bzw. sie hinein. Anschließend wird es/sie herausgenommen und gründlich ausgewrungen. Dann nochmals eintauchen und wieder auswringen und nochmal … Das macht man insgesamt ca. zehn Mal.
Dabei wird das etherische Öl fein in den textilen Fasern verteilt. Wenn dann damit gewaschen wird, gelangt nicht mehr Öl auf einmal auf die Haut als beim Arbeiten mit einem Emulgator.

Dieses häufige Eintauchen und Auswringen macht man nur zu Beginn des Waschens. Danach ist das gesamte Öl im Tuch verteilt. Des Weiteren taucht man das Tuch nur ein und wringt es bis zum gewünschten Nässegrad aus.
Diese Methode sticht wegen ihrer Einfachheit heraus. Man kann ohne viel Aufwand sofort beginnen und erfreut sich dabei höchster Flexibilität. Es kann sogar ein Esslöffel fetten Öls zugegeben werden, dann wird die Haut gleich beim Waschen rückgefettet.

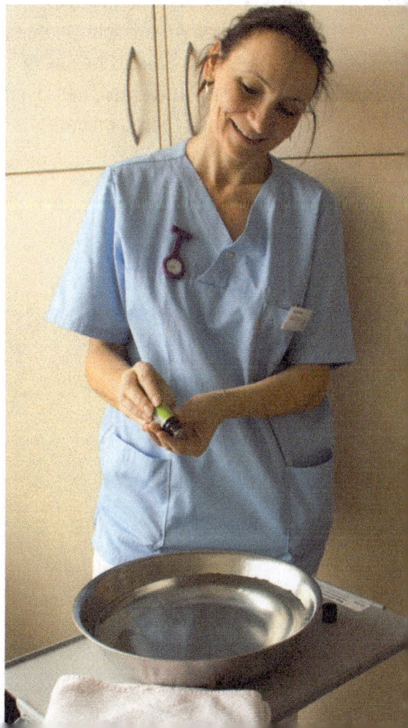

Ohne viel Zubehör werden etherische Öle ins Wasser gegeben.

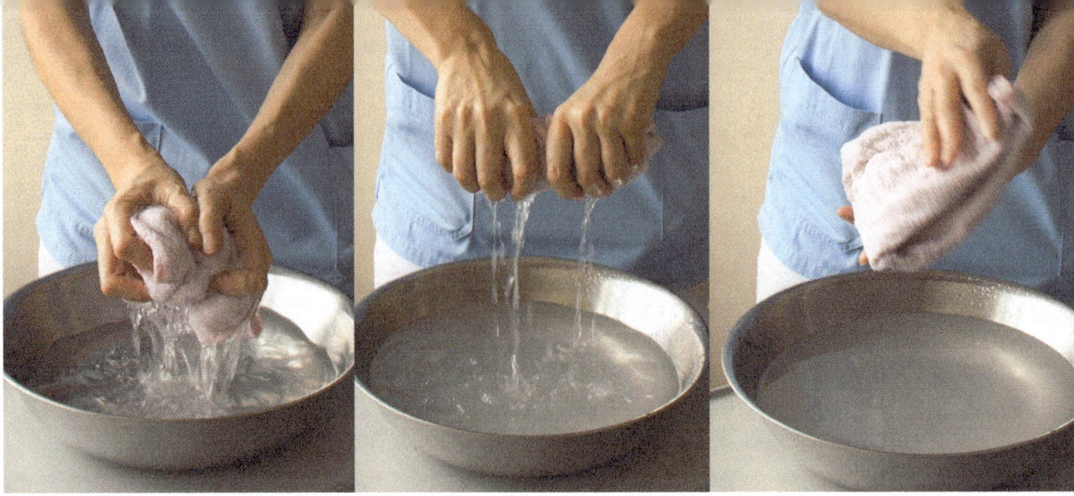

Da das Öl sich in einer ausreichenden Menge von textilen Fasern verdünnen soll, ist ein Gästehandtuch oder eine Baumwollwindel nötig.
Das wiederholte Eintauchen und Auswringen verteilt das Öl homogen in den textilen Fasern. Während der Waschung müssen die bisherigen Arbeitsschritte beim Eintauchen des Handtuches nicht mehr wiederholt werden, das Öl ist bereits in den Fasern fein verteilt.

- **Mulsifan:**

Bei Mulsifan handelt es sich um einen synthetisch hergestellten Emulgator aus natürlichen Rohstoffen. Er ist sehr gut hautverträglich und lässt sich sehr einfach einsetzen. Mulsifan kann kalt verarbeitet werden, und wundervolle Dusch- und Badeöle sind im Handumdrehen hergestellt.
Mulsifan wird dem Badeöl in einem Anteil von 10 % zugegeben. Der Anteil der etherischen Öle kann 3 bis 5 % betragen. Es kommt auch immer darauf an, wie viel Badeöl man insgesamt für eine Badewanne oder eine Waschschüssel verwenden will.
Ein einfaches Rezept könnte also wie folgt aussehen:

Fettes Basisöl	85 ml
etherisches Öl oder Mischung daraus	3–5 ml
Mulsifan	10 ml

Alles zusammen in einem Becherglas gründlich verrühren und in Flaschen abfüllen. Fertig ist das Badeöl.
Wenn man nur 2 bis 3 % etherisches Öl hinzugibt, lässt sich diese Mischung auch als Duschöl verwenden. Mulsifan erzeugt einen leichten, cremigen Schaum, der ein wenig an Duschgel erinnert.

In der palliativen Pflege müssen wir uns stets sehr auf die individuelle Eigenart unserer Patienten einstellen.
Das liegt zum einen daran, dass Krankheit, kräftezehrende Therapie und das Sterben an sich dem Menschen viele seiner Ressourcen nehmen.

Seine Abwehrstrategien, Toleranzgrenzen, die sprichwörtliche dicke Haut und die Möglichkeit, sich unerwünschten Situationen zu entziehen, sind deutlich eingeschränkt oder gar nicht mehr vorhanden.
Andererseits lebt der Mensch unter Umständen in einer Pflegeeinrichtung wie einem Hospiz, Heim oder verbringt den Rest seines Lebens auf einer Palliativstation.
Selten zeigen wir uns im sozialen Leben wie wir wirklich sind und was wir empfinden. Wir wollen meist höflich sein, gesellschaftlich erwünschte Verhaltensweisen an den Tag legen, mit niemandem unangenehm kollidieren. Nur intimen Freunden zeigen wir uns auch schwach, verletzbar, genervt, eben echt.
Wenn wir jedoch nicht regelmäßig in unsere Intimzone zurückkehren können, um unsere Reserven zu erneuern, haben wir Menschen bald keine Energie mehr, diese Fassade aufrechtzuerhalten. Dadurch fallen die Masken.
Vor allem bei diesen fragilen sterbenden Menschen werden wir schnell an die Grenzen unserer gewohnten Vorgehensweisen kommen.
Da lehnt vielleicht jemand in aller Deutlichkeit die Körperpflege ab, weil er sich zu schwach dazu fühlt. Wenn wir auch abblitzen, können wir das für den heutigen Tag doch meist akzeptieren. Was aber, wenn das nun zwei Wochen lang so geht?
Ich habe für mich selbst beschlossen, das gerne zuzulassen. Ich nutze viel lieber die Zeit, die dadurch frei wird für Dinge, die der Patient wirklich gerne tun möchte. Es gibt allerdings zwei Kriterien, bei denen ich zum Fels in der Brandung werde:

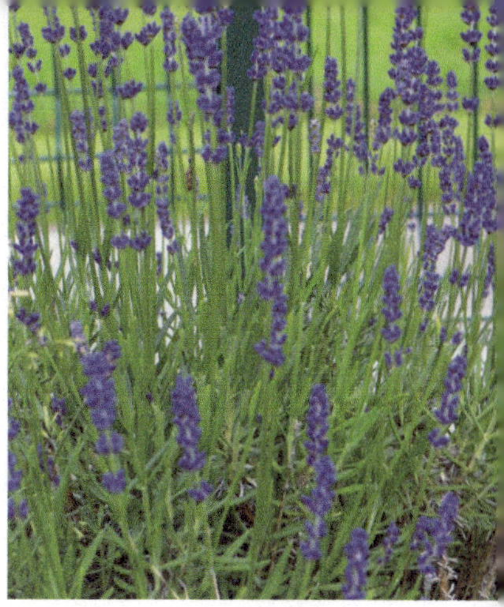

- Es besteht Gefahr für Leib und Leben. Das gilt, wenn der Patient sich in eigenen Exkrementen aufzulösen droht oder die ausbleibende Körperpflege die Unversehrtheit der Haut angreift.
- Es stinkt bereits unter der Tür durch.

Dann mache ich dem Patienten in der von mir gewohnten Höflichkeit deutlich, dass eine einmalige Waschung auf ihn zukommt, und er darf sich für einen Termin innerhalb der kommenden 24 Stunden entscheiden. Ich vereinbare ein Vorgehen, das auch der Patient mittragen kann. So beschreibe ich, was ich tun werde und wie viel Zeit ich dafür benötigen werde. Ich biete Kompromisse an, wenn der Patient sich bei meinen Vorschlägen überfordert fühlt. Dadurch erhöhe ich die Compliance für die Zukunft.
Hierfür möchte ich ein Fallbeispiel aus meiner eigenen beruflichen Vergangenheit aufführen.
Im Hospiz hatten wir eine Zeit lang einen sehr introvertierten und erschöpften Bewohner mit einer metastasierenden Tumorerkrankung. Er lehnte jede Pflege ab, da er zu schwach und deutlich auch zu depressiv war. Wir konnten andere Wege finden, ihm Zuwendung zukommen zu lassen.

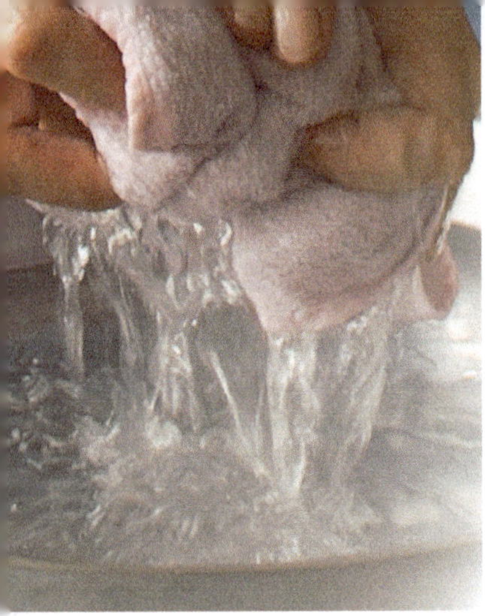

Als es eines Tages auf dem Flur vor seiner Tür übel zu riechen begann, wurde mir klar, dass es Zeit für eine pflegerische Intervention war.
Ich sagte ihm deutlich, dass ich ihn waschen und sein Bett neu beziehen würde. Er lehnte heftig ab.
So fragte ich ihn, ob er mir zehn Minuten seines Lebens schenken würde, in denen ich meine Pläne umsetzen könnte. Er lachte verbittert und meinte, zehn Minuten wären kein Problem, aber er glaube mir nicht, dass ich mein Vorhaben in zehn Minuten umsetzen könne, da er im Krankenhaus böse Erfahrungen mit überambitionierten Pflegenden gemacht habe.
Ich nahm die Herausforderung an, und die Wette galt, auch er konnte sich darauf einlassen.
Ich sprach mich am folgenden Morgen mit einer Kollegin ab.

Zudem bezog ich im Vorfeld eine neue Bettdecke und ein Kopfkissen. Damit, mit meiner Kollegin, einer Waschschüssel, einem Marmeladenglas, Lavendelöl, Olivenöl, einem guten Schuss Milch und zwei Handtüchern ging ich ins Zimmer.
Vor seinen Augen füllte ich Wasser in die Schüssel und goss die Milch ins Marmeladenglas. Dazu gab ich 5 Tropfen Lavendelöl und einen kräftigen Esslöffel Olivenöl. Interessiert beobachtete mich der Bewohner, als ich das verschlossene Glas kräftig schüttelte. Ich goss den Inhalt in die Waschschüssel, fuhr das Bett mit dem Bewohner in die Höhe und bat ihn, nun auf die Uhr zu sehen.
Dann tauchte ich das Handtuch in das duftende, warme Wasser und wusch ihn schnell und kräftig von oben nach unten ab. Meine Kollegin trocknete ihn umgehend nach. Dann drehten wir ihn auf die Seite, wuschen und trockneten die Rückseite auf dieselbe Weise, zogen ein neues Laken ein, der Bewohner landete wieder auf dem Rücken, wurde mit neuer Bettdecke und Kissen ausgestattet, und als das Bett wieder heruntergefahren war, waren gerade einmal sechs Minuten vergangen.

Selbst ich war erstaunt und amüsiert, aber der Bewohner war regelrecht gerührt. Er war tatsächlich innerhalb sechs Minuten gewaschen, geölt (daher das Olivenöl), getrocknet und bettenerneuert worden. Dabei war die Show schneller vorbei, als wir alle dachten. Es duftete nun im Zimmer herzerwärmend gut, und das Restguthaben von vier Minuten brauchte ich bei der nächsten Waschung auf, die jedoch weitaus weniger problematisch war.

Die Zugabe von einem Esslöffel Olivenöl habe ich öfter praktiziert, wenn der Patient kaum mehr belastbar ist, aber einer Hautpflege bedarf.

Dieses Vorgehen ist schonend und wirkungsvoll. Selbst nach dem Abtrocknen bleibt noch genug Öl auf der Haut.

Ich habe deshalb mit einem Handtuch gewaschen, damit ich eine möglichst große Fläche zur Verfügung habe, ich somit schneller bin, und zudem erinnert es dadurch eher an eine Wellnessanwendung als an unser pflegerisches Pflichtprogramm.

Manchmal kommt es vor, dass ein Patient sich unter allen Umständen wehrt und nicht einmal bereit ist, mit mir zu kommunizieren.

Dann höre auch ich auf zu sprechen und verlagere mich auf mein Tun. Ich bereite dann wortlos beim Patienten eine faszinierende Aromawaschung mit erlesenem Duft vor, tauche ein Handtuch oder eine Baumwollwindel (damit arbeite ich sehr gerne) in das Wasser, wringe es aus, falte es schön, lege es dem Patienten in die Hand, und dann gehe ich aus dem Zimmer. Der letzte Punkt ist ganz wichtig.

Wir Pflegenden können mit unserer beruflichen Akkuratesse manchmal ganz schön nerven. Andererseits ist es dann positiv überraschend, wenn ein Pflegender etwas Schönes vorbereitet, zur Verfügung stellt und dann einfach den Raum verlässt. Dieses unerwartete, wortlose Verhalten (dabei immer geheimnisvoll und unbeeindruckt lächeln) überrascht so sehr, dass bislang jeder Patient etwas mit dem Lappen angefangen hat.

In der Regel beginnt der Patient, sich das Gesicht und die Hände zu waschen. Manchmal waschen sich die Leute komplett, was mich dann umso mehr erstaunt.

Brechen Sie in der palliativen Pflege bitte immer wieder aus der Regel aus und erfreuen Sie sich an der Kür!

Es ist dringend zu empfehlen, in der palliativen Pflege auch einen Fächer vorrätig zu haben. Viele Patienten lieben es sehr, wenn sie nach einer Waschung nicht abgetrocknet, sondern trockengefächelt werden. Das Gefühl der kühlen, streichelnden Luft empfinden diese als sehr angenehm. Es sind diese feinen, sensuellen Wahrnehmungen, die der schwerkranke Mensch oft am meisten genießen kann.

Wenn man bei Fieber eine fiebersenkende Waschung mit drei Tropfen Pfefferminze macht, so ist diese besonders effektiv, wenn die Haut mit dem Fächer getrocknet wird.

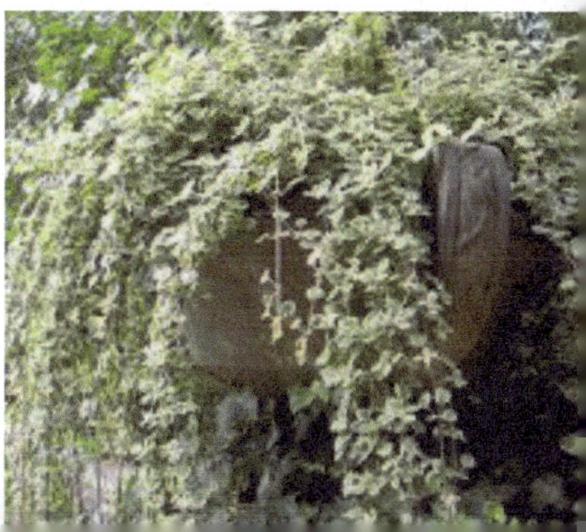

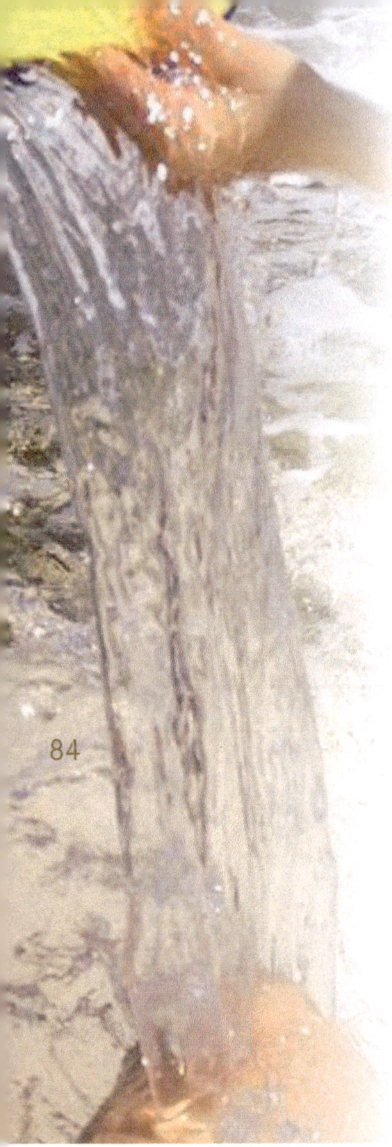

Bäder

Arm- und Fußbäder:

Arm- und Fußbäder können auf ähnliche Weise gemacht werden. Nur die Handtuchmethode fällt weg.

Unterschätzen Sie niemals Arm- und Fußbäder. Wenn der Patient heute mal gar nichts möchte, können Sie ihm nämlich eines davon anbieten und das Wohlbefinden maßgeblich beeinflussen.

Die etherischen Öle werden wie bei der Waschschüssel dosiert, also im Mittel drei Tropfen.

Bei Arm- und Fußbädern kann man zudem die Wassertemperatur gezielt einsetzen.

In einem heißen Sommer ist ein kühles Fußbad ein wahrer Genuss und hilft, trotz aller Erschöpfung, durchzuhalten.

In den kälteren Jahreszeiten, wenn die kachektischen Patienten frieren und keine eigene Körperwärme mehr aufbauen können, ist ein warmes Fußbad nicht nur unendlich angenehm, sondern manchmal auch der einzige Weg, einschlafen zu können.

Es lohnt sich also die Anschaffung einer Fußbadewanne, in der die Beine mindestens bis zur Mitte der Unterschenkel verschwinden können.

Armbäder werden seltener gemacht, aber sind mindestens genauso angenehm. Da das Wasser hierbei näher am Gesicht ist, ist das Dufterlebnis intensiver. Zudem sind die Hände sensibler als die Füße, und das sensorische Empfinden ist stärker. Die Erwärmung bzw. Abkühlung des gesamten Körpers ist zwar beim Fußbad intensiver, aber auch hier nicht zu unterschätzen.

Man benötigt eine Wanne, die flacher als eine Fußbadewanne ist, und in der beide Unterarme bis über die Ellenbogen eingetaucht werden können.

Beide Badeanwendungen können häufig auch im Liegen durchgeführt werden.

Es ist schließlich nicht selbstverständlich, dass ein Patient an die Bettkante mobilisierbar ist. Man braucht dazu eine geeignete Ausrüstung und ein wenig Kreativität.

Die Dauer von Arm- und Fußbädern richtet sich im Wesentlichen nach dem Empfinden des Patienten. Es sollte beachtet werden, dass diese

Anwendungen unter Umständen stark kreislaufwirksam sind. In den meisten Fällen werden sie für zehn bis fünfzehn Minuten durchgeführt.

Vollbäder:

Vollbäder sind nicht nur sehr angenehm, die Patienten fühlen sich anschließend auch wieder richtig sauber, durchwärmt und vollkommen entspannt.

Hierbei tun etherische Öle ihr Übriges, um das Erlebnis noch exklusiver zu machen.

Trotzdem muss immer im Auge behalten werden, dass viele Palliativpatienten insgesamt sehr fragil sind und allein wegen drohender Kreislaufkomplikationen oder Angst vor dem modernen Wannenlifter nicht baden werden.

Und dennoch, diejenigen, die es gerne tun, werden Ihre Bemühungen um ihr Wohl sehr zu schätzen wissen.

Für ein Vollbad werden allgemein 15 bis 20 Tropfen empfohlen. Bei der Dosierung gelten dieselben Überlegungen, die bei der Waschung genannt wurden.

Um das etherische Öl homogen im Wasser zu verteilen, verwende ich am liebsten Milch. Für ein Vollbad verwende ich aber 50 ml statt 20 ml, da die Menge des Öls auch größer ist.

Auch hier kann ein Esslöffel fetten Pflanzenöls hinzugegeben werden, das der Haut im warmen Wasser sehr guttut.

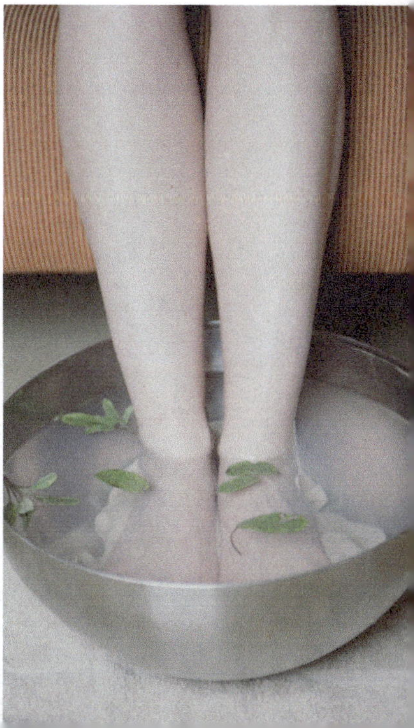

Bei Aromabädern verwende ich nur ungern Seifen oder Duschgels. Das warme Wasser und das zugegebene Öl reinigen die Haut genügend. Anschließend sollen die Öle pflegend auf der Haut verbleiben. Seifen und Duschgels vermindern diesen Effekt. Ich richte mich jedoch auch hierbei nach dem Wunsch des Patienten.
Was das Baden angeht, empfehle ich Ihnen, im Internet und in Naturkosmetikbüchern zu recherchieren. Sie finden sicherlich einige spannende und entspannende Rezepte, um Badepralinen, Badebrausekugeln und Ähnliches selber herzustellen.
Es sind besondere Aromaerlebnisse, die Sie ganz leicht selbst herstellen und die Ihnen und Ihren Freunden wunderbare Badeerlebnisse bescheren können.

3 Körperöle

Vielleicht sind auch Sie schon einmal in den Genuss eines erlesenen Körperöls gekommen. Haben Sie den Duft genossen? Und wie war es, den ganzen Körper einzumassieren? Danach fühlt man sich doch völlig entspannt und fit, eben wie durchmassiert.
Ihren Patienten wird es genauso gehen.
Die Vorteile bei der Anwendung reiner fetter, pflanzlicher Öle in unraffinierter Qualität habe ich im Teil der Pflanzenöle schon beschrieben.
Immer wieder erwähne ich gerne, dass es wichtig ist, auf feuchter Haut das Öl einzureiben, da es nur dann ganz in die Haut einzieht und das einzigartige Hautgefühl erzeugt.
Bei sogenannten *Körperölen* geht man davon aus, dass sie geeignet sind, täglich den ganzen Körper einzuölen und zu pflegen.

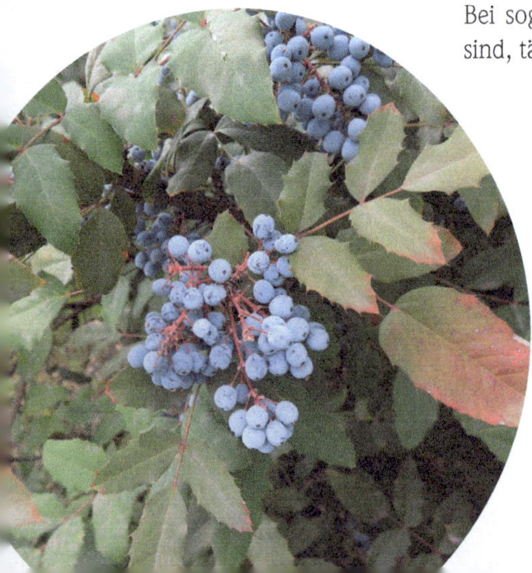

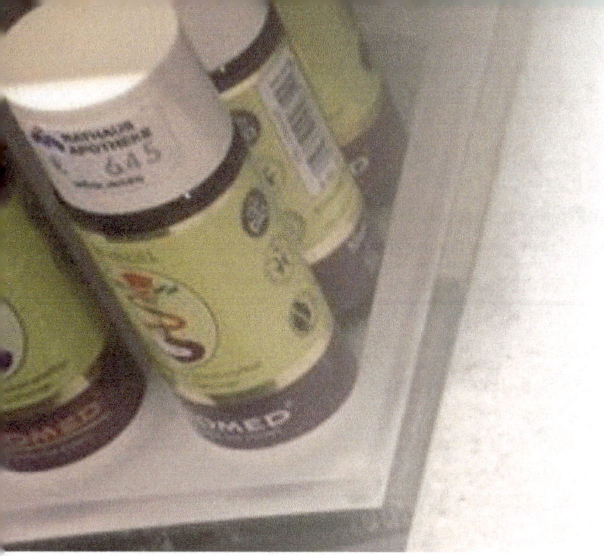

Da der ganze Körper eingeölt wird, bringt das eine große Resorptionsfläche mit sich. Zudem wird das Öl regelmäßig und über lange Zeit angewendet, was einen weiten zeitlichen Rahmen bedeutet.
Daher bleibt der Anteil der etherischen Öle im Verhältnis gering. Ein durchschnittliches Körperöl enthält ca. 0,5 % bis 2 % etherische Öle. Manche Mischungen enthalten auch 3 %.
Es kommt auch immer auf die Duftintensität der einzelnen Öle an. So wären 2 % Ylang Ylang in einem Körperöl, auf den gesamten Körper aufgetragen wegen des starken Duftes, kaum zu ertragen.
Auf den ganzen Körper aufgetragen, pflegen die fetten und etherischen Öle die Haut nicht nur hervorragend, durch die Körperwärme entfaltet sich zudem ein bezaubernder Duft, der die Körperpflege zu einem besonders sinnlichen Erlebnis macht.
Körperöle können täglich angewendet werden. Hautstellen, die besonders zu Trockenheit neigen, können auch mehrmals täglich eingerieben werden.
Zum Befeuchten der Haut können auch Hydrolate angewendet werden. Diese bringen für sich genommen schon pflegende Wirkstoffe mit sich und unterstützen auch noch die Aufnahme des fetten Öls in die Haut.

4 Einreibungen

Der Begriff der Einreibung umfasst eine Vielzahl von pflegerischen Anwendungen auf der Haut. Auch hier kommen Mischungen von fetten und etherischen Ölen zum Einsatz.

Oftmals haben Einreibungen den Charakter einer Massage. Da Pflegende jedoch keine ausgebildeten Masseure sind, nennt sich diese Anwendung Einreibungen. Zudem wird nicht dasselbe Ziel angestrebt wie bei einer professionellen Massage.

Einreibungen werden auf einem lokal begrenzten Hautareal durchgeführt. Mögliche Anlässe hierfür sind:

- Schmerzen (chronisch und akut)
- Steigerung des Wohlbefindens
- Juckreiz
- Prophylaxen (Pneumonie, Kontrakturen, Obstipation, Thrombosen, …)
- Schlafförderung

u. v. m.

Da das körperliche Gebiet der Einreibung begrenzt und die Anwendung in der Regel auch zeitlich limitiert ist, werden hier oftmals, aber nicht zwingend, höhere Dosen an etherischen Ölen angewendet.

Von 0,5 % bis mehr als 3 % reicht der Anteil der etherischen Öle bei der Großzahl der Mischungen für Einreibungen.

Auch bei Einreibungen sollte die Haut feucht sein.

Wenn gerade ein geeignetes Hydrolat zur Hand ist, das die Wirkung der Einreibung noch unterstützt, so ist das natürlich prima.

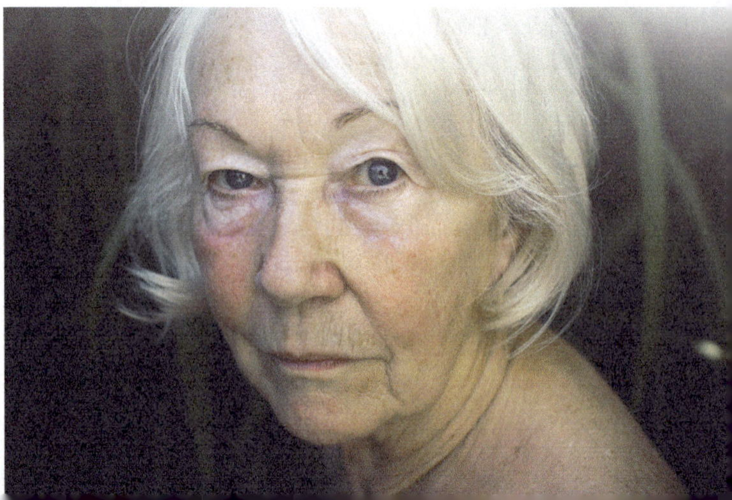

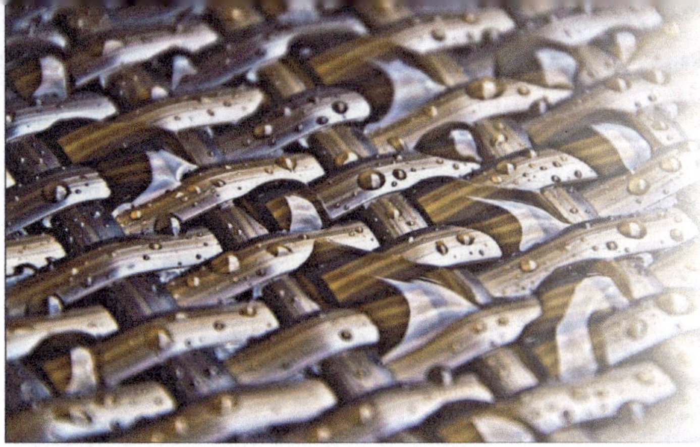

Wenn es schnell gehen soll, macht man sich die Hände unter dem Wasserhahn nass, gibt etwas von dem Öl in die Hände, wärmt sie kurz an und geht dann mit den Händen auf die Haut.

Natürlich kann das einzureibende Hautareal auch mit einem Waschlappen angefeuchtet werden.

Die meisten unserer Patienten sind allein schon körperlich und krankheitsbedingt in einer außergewöhnlichen Situation. Ihr Körperempfinden ist durch die vielfältigen Krankheitssymptome, Schmerzen und oft auch durch belastende Therapien stark beeinträchtigt.

Hinzu kommen oft die soziale, sinnliche und emotionale Isolation durch ein verunsichertes und überbehütendes Umfeld, Aufenthalt in Pflegeeinrichtungen, selbsterwählten inneren Rückzug, stigmatisierende Krankheitserscheinungen und dergleichen mehr.

Alles zusammen ergibt oft ein starkes und doch unausgesprochenes Bedürfnis nach emotionaler Nähe und körperlicher Berührung.

Meist unterscheidet sich das Empfinden palliativer Patienten von unbeeinträchtigten Menschen.

So werden typischerweise keine intensiven Berührungen bevorzugt, sondern sanfte, rhythmische Berührungen oder leichtes Streichen.

Häufig mögen Menschen mit Aszites eine ölige Einreibung ihres Bauches in ganz sanften, streichenden Berührungen. Mit nur leicht aufgelegten Handflächen und gespreizten Fingern werden Kreise, Achten und Schlangenlinien über den Bauch gezeichnet. Die Wahl des Öls spielt nicht die wesentliche Rolle, meist jedoch werden angenehm duftende Schmerzöle bevorzugt.

Monographien

Ich möchte Ihnen nun einige etherische Öle genauer vorstellen. Als ich die Auswahl traf, hatte ich vor allem ihren Bezug zur palliativen Pflege im Blick. Natürlich kann jedes etherische Öl in der palliativen Pflege angewendet werden. Einige jedoch stechen besonders heraus, da sie eine besondere Wirksamkeit oder eine vielfältige Anwendbarkeit in der palliativen Pflege aufweisen.
Daher erhebt diese kleine Auswahl keinerlei Anspruch auf Vollständigkeit. Ich empfehle Ihnen, das ganze Spektrum der Aromapflege in guten Fachbüchern zu recherchieren und Ihr Wissen um diese Substanzen weiter zu vertiefen.

Ausgewählte Substanzen:

- Neroli
- Rose
- Lavendel
- Bergamotte
- Narde
- Angelikawurzel
- Weihrauch

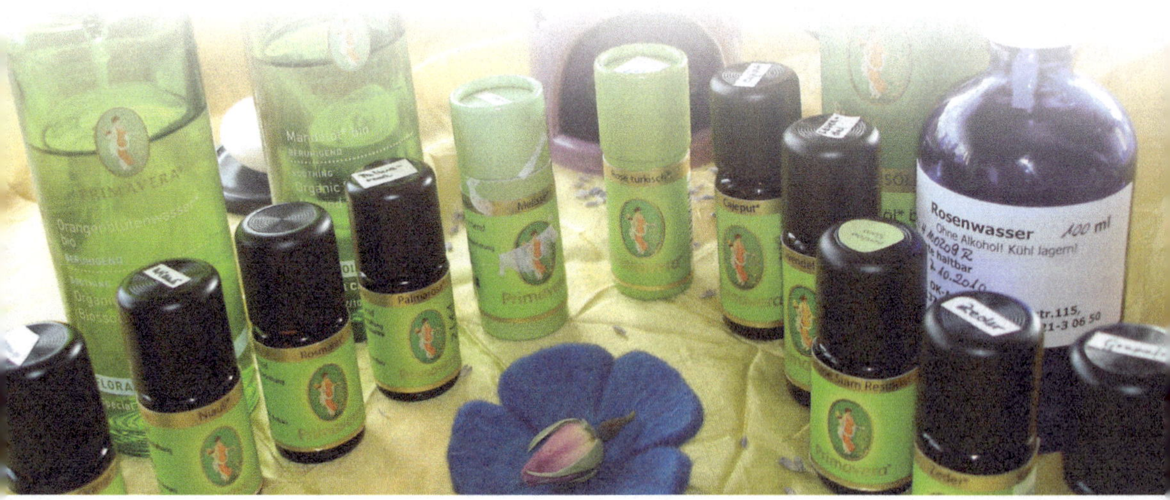

Ausgewählte Substanzen:

Neroli

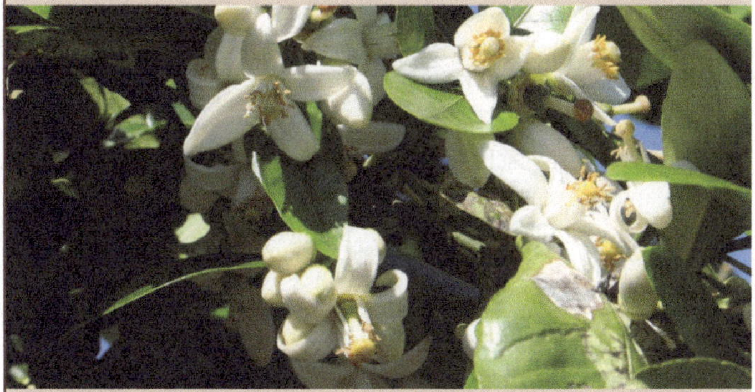

- *Botanischer Name:*
  Citrus aurantium ssp. amara
- *Familie:*
  Rautengewächse
- *Herkunft:*
  China, Italien, Sizilien, Marokko, Frankreich, Spanien, Portugal, Vietnam
- *Gewinnung:*
  Wasserdampfdestillation

Wirkungen:

körperlich

- adstringierend
- hautpflegend
- entzündungshemmend
- herzkräftigend
- antiarrhythmisch
- antimikrobiell
- verdauungsfördernd
- gefäßtonisierend
- lebertonisierend

seelisch

- antidepressiv
- angstlösend
- entspannend
- aufrichtend
- stärkend
- beruhigend
- schlafanstoßend
- schlafanstoßend
- gallewirksam

Indikationen:

- Schockzustände
- Panik
- Angst, Todesangst
- Schwaches Selbstbewusstsein
- Schlaflosigkeit
- Lymphstau
- Besenreißer
- Leberinsuffizienz
- Übelkeit
- Koliken
- Depression
- Nervosität
- Palpitationen

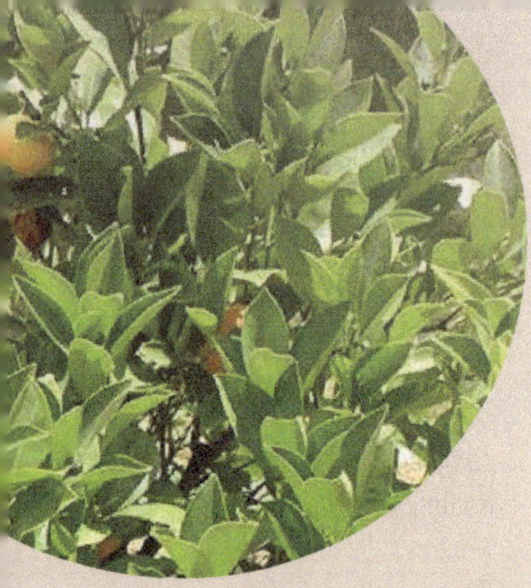

Den Duft der Blüten der Zitruspflanzen kann man sich mittlerweile leicht ins eigene Haus holen. Kleine Mandarinen- oder Zitronenbäumchen gibt es im Topf zu kaufen. Der Duft ihrer Blüten kommt dem Neroli recht nahe. Dennoch ist er einzigartig und bezaubernd. Gar nicht so sehr nach Zitrusölen, sondern eher nach Kölnischwasser duftend, weckt er Erinnerungen an Großmütter und Kindheit. Gewonnen wird Neroli aus der Blüte der Bitterorange.

Neroli schleicht sich schnell ins Herz. Zuerst mag man den Duft nur, irgendwann möchte man ihn gerne regelmäßig um sich haben. Schnell fühlt man ein Bedürfnis nach Neroli, wenn es einem schlecht geht und man Trost braucht. Ich habe oft auch im privaten Umfeld beobachten können, wie Freunde intuitiv nach dem Neroliöl gegriffen haben und schließlich gedankenversunken mit der Nase an dem kleinen Fläschchen „hängen blieben". Einige Zeit später erinnerten sie sich genau an das Neroliöl, und ich wurde oft schon gefragt, wo man das erhalten könne.
Von Professor Wabner weiß ich, dass selbst Napoleon diesen Duft liebte und immer in einem Fläschchen bei sich trug. Wahrscheinlich genoss er die seelische Wirkung des Öls und natürlich auch den bezaubernden, feinen Duft. Selbst das Original von Kölnischwasser enthält Neroli als wesentliche Zutat. Daher die Ähnlichkeit beider.
Für mich ist Neroli nicht mehr aus meiner Arbeit wegzudenken. Gerade in der geriatrischen und palliativen Pflege brauche ich es sehr regelmäßig. Sehr viele meiner Mischungen, die sich an die Psyche wenden, enthalten Neroliöl. Es ist in meinen Augen eines der stärksten seelisch wirksamen Öle. Dabei kann man es gut mit der Rose vergleichen, mit der ich es auch gerne mische.
Zunächst sehen wir uns seine Wirksamkeit auf den Körper an.

- Neroli hat einen sehr pflegenden Einfluss auf die Haut:
- ist desodorierend,
- antimikrobiell und
- regenerierend.

Gerade trockene Altershaut und zu Juckreiz neigende Haut reagieren hervorragend darauf. Venen und kleine Blutgefäße, die zu Bindegewebsschwäche neigen (Besenreißer), lassen sich mit Neroli zum Positiven beeinflussen.

- Neroli ist stark angstlösend.

Es zeigt eine gute Wirkung auf die Herzfunktion, die teils wohl auch auf der seelischen Wirkung beruht. Funktionelle Herzbeschwerden verlangen häufig nach einem Tröpfchen Neroli. Vor allem wenn Angstzustände sich körperlich über Palpitationen (Herzklopfen, Herzstolpern) ausdrücken, ist das ein Signal für Neroli.

Kommen wir damit zum seelischen Bereich der Wirkungen von Neroli. Im besonderen Maße setze ich es in der direkten Sterbebegleitung ein. Es ist stark angstlösend. Es setzt der Angst den Mut entgegen, die Zuversicht, eine Aufgabe zu bewältigen, eine Hürde zu nehmen, stark genug zu sein. Es entwickelt, bildlich gesprochen, ein mutiges Löwenherz. Die Angst verblasst und schrumpft angesichts der neu hinzugewonnenen Stärke.

So lässt sich selbst dem Tod begegnen. In dieser Konfrontation stärkt Neroli den panischen, verängstigten Menschen. Dieser hört dann häufig auf, vor Angst zu zittern, sich an allem festzuhalten, um Hilfe zu rufen, davonlaufen zu wollen. Er wird ruhig, gelassen, entspannt sich. Diese beruhigende Wirkung wird von Susanne Fischer-Rizzi als pflanzlicher Tranquilizer beschrieben. Sie verweist auf eine Ähnlichkeit mit den „Rescue-Tropfen“ aus der Bachblütentherapie. Da muss ich ihr zustimmen. Neroli ist psychisch außerordentlich wirksam und hat eine besonders starke Wirkung im akuten Bereich. Bei Schockzuständen, akuten Blutungen, Panik und Unruhe hat es sich unzählige Male bewährt.

Zu einem Seminar kam einmal eine Teilnehmerin verspätet. Sie war Zeugin eines Autounfalls geworden. Sie war leichenblass, geistig kaum anwesend und zitterte. Sie stand unter einem leichten emotionalen Schock. Ich gab ihr eine Kompresse mit einem Tropfen Neroli zum Riechen. Es dauerte keine zwei Minuten, und ihre Symptome begannen zu verschwinden. Sie konnte das Seminar aufmerksam und gelassen verfolgen.

Neroli hat auch eine wunderbare Wirkung auf den schlaflosen Menschen. Ob Agitiertheit bei Dementen oder Angst vor dem Unbekannten bei Sterbenden. Besonders alte Menschen reagieren in unglaublicher Geschwindigkeit auf diese Wirkung von Neroli.

Außerordentlich ist der antidepressive und innerlich aufrichtende Effekt von Neroli. Neroli fördert ein gesundes Selbstbewusstsein und eine starke innere Struktur, die den Herausforderungen des Lebens ganz anders entgegentreten lässt. Neben Rose und Bergamotte ist es für mich das wichtigste Öl bei Depressionen. Ich konnte Menschen schon über die Jahre beobachten, wenn sie angefangen hatten, ihr Leben mit Neroli zu würzen. Zum Teil kam es zu bewundernswerten Veränderungen. Ich bemerkte eine innere Aufrichtung und ein stärkeres Selbstbewusstsein. Die Persönlichkeit dieser Menschen kam viel deutlicher sichtbar nach außen. Vor allem Menschen mit trauma-

Neroli ist eines der höchstwirksamen schlaffördernden Öle.

wirkt antidepressiv

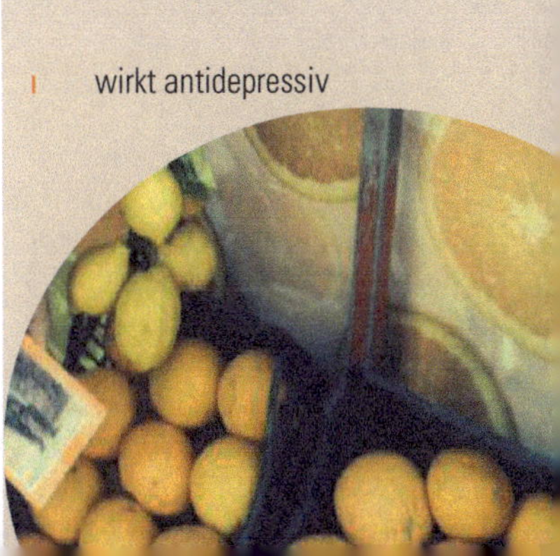

tischen Erlebnissen in der Vergangenheit oder Kindheit fühlen sich intuitiv zu Neroli hingezogen. Gelegentlich wird Neroli besser angenommen als der Duft der Rose.

In der Sterbesituation verwende ich am liebsten eine Mischung aus Neroli und Rose. Die Mischung aus neuem Mut, innerer Kraft und Angstlösung lässt alle Hindernisse dahinschmelzen. Menschen, die einfach nicht sterben können und aus großer Angst heraus es schaffen, noch einen Atemzug und noch einen Herzschlag länger am Leben zu bleiben, quälen sich oft lange Tage und Wochen. Oft wollen sie nicht liegen, aus Angst einzuschlafen. Sie sitzen irgendwo oder liegen auf dem Boden herum, werden panisch, wenn man sie ins Bett legen möchte. Sie kommunizieren kaum noch, da sie alle Kraft aufwenden, um noch einmal einen Atemzug zu tun, noch einmal das Herz schlagen zu lassen. Hilfe lassen sie kaum zu, da sie Angst haben, die Kontrolle zu verlieren.

Hier habe ich stets eine sanfte Einreibung mit einer Mischung aus Neroli und Rose in Jojobaöl durchgeführt. Die Mischung war so dosiert, dass die etherischen Öle als sanfter Duft gerade so wahrnehmbar waren. Dieser feine Duft lenkte das Fühlende im Menschen von seiner Angst ab, und die Leute begannen zunehmend, sich zu entspannen. Ich habe es viele Male erlebt, dass die Patienten binnen zehn Minuten nach so einer Einreibung friedlich verstarben. Im Liegen, mit geschlossenen Augen.

beste Mischung: aus Neroli und Rose in Jojobaöl

Jedes Mal, wenn ich Angehörige in so eine Einreibung integrierte, war es für alle ein besonderes Erlebnis. Auch hier greift wieder mein systemischer Ansatz in der Aromapflege: Jeder, der an dem Prozess beteiligt ist, empfängt denselben Duft und reagiert auf ihn. Der Duft „synchronisiert“ die Menschen in einem Raum. Er lässt Angehörige das Sterben eines geliebten Menschen buchstäblich mit den Händen begreifen.

Neroli ist hier eines der wichtigsten Öle und in der palliativen Pflege zusammen mit Lavendel und Rose unverzichtbar.

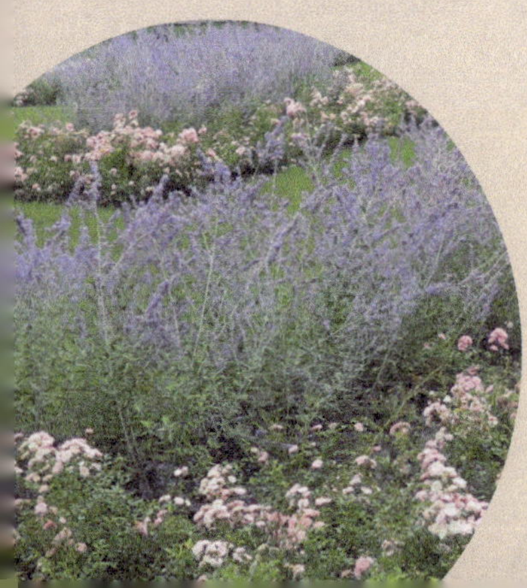

Rose

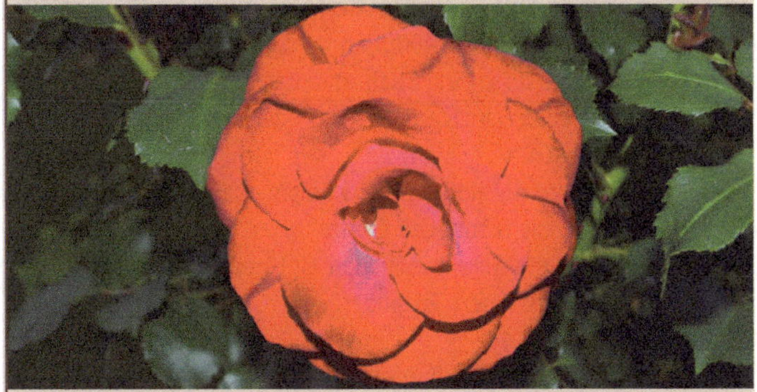

- *Botanischer Name:* Rosa damascena, Rosa centifolia
- *Familie:* Rosengewächse
- *Herkunft:* Bulgarien, Türkei, Persien, Syrien, Russland, Frankreich, Marokko
- *Gewinnung:* Wasserdampfdestillation, Extraktion

Wirkungen:

körperlich

- wundheilungsfördern
- entzündungshemmend
- tonisierend
- krampflösend, entspannend
- zellschützend/-regenerierend
- antiviral
- antibakteriell
- gallefördernd

seelisch

- angstlösend
- antidepressiv
- seelisch entspannend
- fördert Zuversicht
- psychisch stabilisierend

Indikationen:

- Altershaut, Pergamenthaut
- Bestrahlte Haut
- Depressionen
- Sterbeprozess
- Leber-, Gallenprobleme
- Menstruationskrämpfe
- Erhöhter Muskeltonus
- Angehörigenintegration
- Angstzustände

Kaum einer anderen Blume dürften ähnlich viele, z. T. schon sprichwörtliche, Attribute zu eigen sein wie der Rose.

Rosengewächse zeichnen sich durch ihre fünfblättrige Blüte aus. Auch die Urform unserer Duft- und Zierrosen hatten nur fünf Blütenblätter wie die Wildrosen. Seit über 2000 Jahren nun werden Rosen gezüchtet, und auch heute noch sind Züchter stolz auf neue Sorten, die sich entweder durch einen einzigartigen Duft oder eine bezaubernde Blütenform auszeichnen.

Seit der Antike wird die Rose als die Königin der Blumen bezeichnet. Zum Teil wurden ihr männliche Götterfiguren zugeordnet, überwiegend jedoch steht die Rose weiblichen Gottheiten oder Heiligen zur Seite. Sie verkörpert deren Tugenden und Geschenke an die Menschen.

Dabei ist die Rose sehr wandlungsfähig. Mal verkörpert sie kraftstrotzenden Hochmut, mal tugendhafte Bescheidenheit. Am häufigsten jedoch dürfte sie das Symbol der Liebe und der Verehrung des Edlen sein. Die Moschee von Omar soll sogar mit Rosenwasser und Rosenöl gereinigt worden sein.

In unserem Kulturkreis zeigt sich am häufigsten die Jungfrau Maria als von Rosen umgeben. Ihre Reinheit, ihr Glaube, Unschuld und ihr Mitgefühl für die Leiden der Menschheit sollen sich in ihrem Blütenschmuck spiegeln. Häufig wird die Maria in ihren Beinamen als Rose bezeichnet. Ihr zu Ehren betet man den Rosenkranz. Spätestens hier begegnet uns in der Passage *„... bitt' für uns, jetzt und in der Stunde unseres Todes"* das Thema des Sterbens.

Rose als Blume des Todes und der Wiederauferstehung

Doch auch in unseren Volksmärchen erscheint uns die Rose als Blume des Todes und der Wiederauferstehung. In Dornröschen ist eine Prinzessin in einem totenähnlichen Schlaf gefangen. Wie in versteinerter Trauer schläft das ganze Königreich mit ihr. Um sie herum bildet sich eine lebensfeindliche Dornenhecke, die das Schloss überwuchert und all diejenigen Prinzen grausam tötet, die es wagen, sich der Schlafenden zu nähern. Dann aber geschieht Folgendes: *„Als der Königssohn sich der Dornenhecke näherte, waren es lauter große schöne Blumen, die taten sich von selbst auseinander und ließen ihn unbeschädigt hindurch, und hinter ihm taten sie sich wieder als eine Hecke zusammen."*

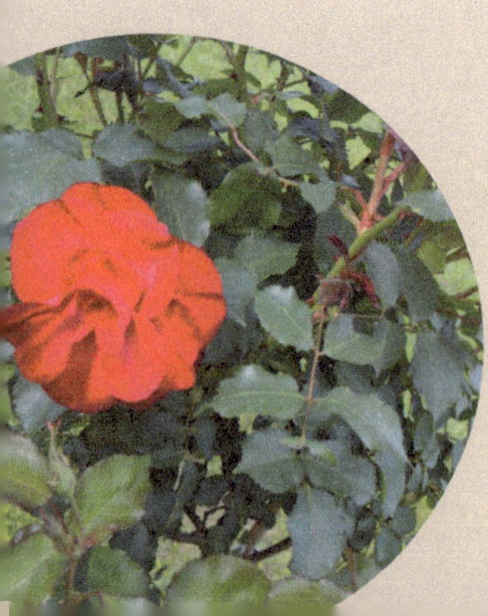

Es scheint, als mache die Rose alle Hindernisse überwindbar, wenn der Zeitpunkt gekommen ist. Dann gibt es auch kein Zurück mehr. Nur ein mutiges Weitergehen ist der einzig gangbare Weg.

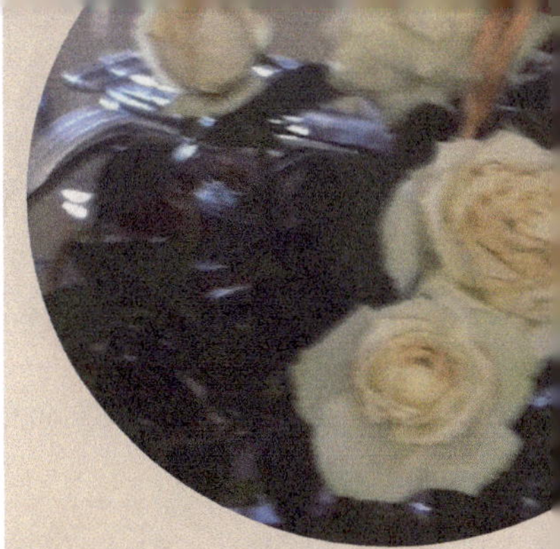

Tatsächlich hatte ich selbst mit Rosenöl mein erstes berauschendes Erlebnis mit der Aromatherapie. In einem Vortrag über Rosenöle beschnupperte ich zweieinhalb Stunden lang Riechstreifen mit Duftproben unterschiedlicher Öle. Danach war ich in einer massiv euphorischen Stimmung. Was danach geschah, ist eine Anekdote, die ich immer gerne auf Seminaren erzähle.

Ich halte das Rosenöl neben Lavendel und Neroli für das wichtigste etherische Öl in der palliativen Aromapflege.

Sein Duft ist stark und sollte nicht unbedacht eingesetzt werden. Wie bei vielen Düften, kann man auch von der Rose Kopfschmerzen bekommen.

Vor allem wenn es um die Seele geht, dosiert man sehr gering. Ich fange meist mit ein bis zwei Tropfen Rosenöl auf 50 ml Basisöl an und überprüfe nach einiger Zeit das Ergebnis.

Es ist als Destillat und Extrakt erhältlich. Beide Öle lassen sich für den Körper und die Seele gleichermaßen anwenden. Allerdings unterscheiden sich beide Öle im Duft. Das Extrakt-Öl ist deutlich süßer, schwerer und blumiger im Duft, während das Destillat eher leicht, blumig und fast schon zitronig ist.

Das Extrakt-Öl erinnert etwas mehr an die echte Rosenblüte. Es enthält auch ein etwas anderes Spektrum an Inhaltsstoffen, da auch nicht destillierbare Bestandteile in dieses Öl übergehen. Ganz grob könnte man sagen, dass sich das Extrakt wegen seines authentischeren Duftes besser für seelische Belange eignet. Da im Destillat garantiert keine Rückstände eines Lösungsmittels verbleiben können, wird es häufig für körperliche Indikationen auf der Haut verwendet, wo es intensiver dosiert ist.

Wer ein sehr rundes, vollständiges Rosenöl erleben möchte, der versuche einmal von der WADI GmbH das Produkt „Pure Rose“ als Mischung reiner etherischer Öle. Es enthält die Öle aus beiden Gewinnungsverfahren und bringt somit den bezauberndsten und vollsten Rosenduft zustande.

Allein des Rosenöls Wirkungen auf den Körper sind sehr vielfältig.

In der Kosmetik wird es benutzt, um alternder, gestresster Haut ein frischeres, lebendigeres Aussehen zurückzugeben. Seine regenerative Kraft auf die Zellen macht es zu einem sehr wertvollen Bestandteil von Ölen zur Pflege stark geschädigter Haut.

Damit ist es außerordentlich wichtig für die Pflege bestrahlter Haut. Dort kann es schlimmere Schäden verhindern und Gesundheit wiederherstellen.

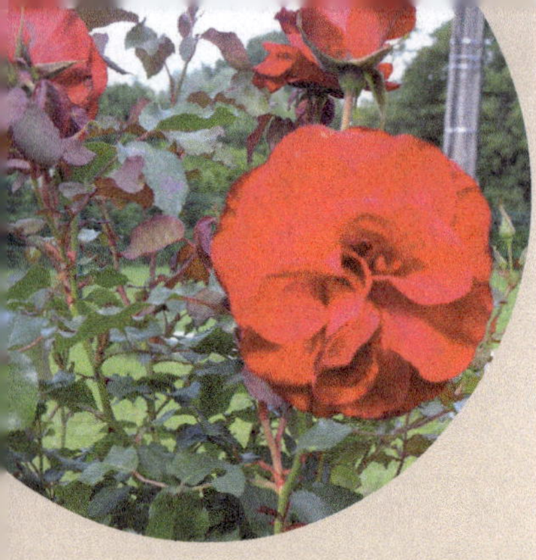

Würde die Rose sprechen, so könnte ihre Botschaft sein: *„Fürchte dich nicht, alle Kraft, die du brauchst, steckt in dir. Weder bist du allein, noch gibt es einen Grund, sich vom Leben abzuwenden."*

Funktionelle Herzbeschwerden reagieren sehr gut auf Rosenöl, und der Mensch findet seinen Rhythmus wieder.
Der nervöse Mensch mit seiner Neigung zu Magenschmerzen, Gastritis oder Magengeschwür wird die regelmäßige Anwendung von Rosenöl als wohltuend und erlösend empfinden.
Zudem stärkt es die Leber und regeneriert die Leberzellen, soweit dies organisch noch möglich ist.
Rosenöl ist krampflösend, schmerzstillend und ausgleichend und damit ein bereichernder Bestandteil von Mischungen aus dem Bereich der gynäkologischen Pflege oder der Schmerztherapie.

Besonders ist mir das Rosenöl jedoch wegen seiner seelischen Wirkungen ans Herz gewachsen.
Für mich ist die Rose das beste Öl zum Lösen von Ängsten sterbender Menschen. Diese haben keine triviale Furcht. Sie ängstigen sich vor dem Tod selbst, welcher ihnen alles nehmen wird, was sie zu haben glaubten. Der Tod sprengt das Vorstellungsvermögen des menschlichen Bewusstseins. Jeder Glaube, und sei er noch so tröstlich, ist letztendlich ein Glaube. Ein Sterbender klammert sich an alles, was ihm Halt verspricht. Doch was kann jetzt noch Halt bieten?
Rosenöl sollte überall da zum Einsatz kommen, wo sich Menschen einer Aufgabe nicht gewachsen fühlen.
Dabei handelt es sich oft um Menschen, die zu wenig Selbstvertrauen besitzen. Sie boykottieren sich unbewusst selbst und leiden unter der ständigen Bestätigung, eine Situation nicht bewältigen zu können. Hier sollte man auch an Angelikawurzel und Neroli denken. Rose hilft, nicht die Zuversicht zu verlieren. Hoffnung ist ein wesentliches Element im menschlichen Leben. Sie trägt uns durch schlimme Zeiten. Die Rose erhält uns diese Hoffnung und gibt uns damit einen Grund und auch die nötige Energie, weiterzumachen. Die Rose jedoch hat ihre besondere Stärke, wenn es um Angst vor etwas geht, was sich nicht bewältigen lässt. Ein unheilbar kranker Mensch weiß bereits, dass er sterben wird. Es gibt keine „Lösung“ in dem Sinn. Er muss lernen, mit seinem Schicksal zu leben und dennoch Lebensqualität zu haben. Die Angst vor einer ausweglosen Situation ist von animalischer Kraft und betäubt den Verstand. Sie raubt den Schlaf, und manchmal sogar treibt sie Menschen in den Suizid. Lieber wollen sie gleich tot sein, als mit dem Sterben zu leben.

Die Rose ist ideal, um mit diesen Ängsten umzugehen. Sowie der Duft der Rose den Betroffenen umschmeichelt, kann man oft schon die ersten Veränderungen in dessen Gesicht sehen. Die Augen schließen sich ermüdet, die Gesichtszüge entspannen sich. Der Atem wird tiefer und langsamer, die motorische Übererregtheit legt sich. Oft schlafen die Menschen dann erst mal eine Weile, weil sie sich so erschöpft haben.
Rosenöl hat wahrlich die tröstenden und angstnehmenden Elemente der Mutter Maria, die uns in diesen Stunden begleiten soll. Eine ähnliche Heilige oder Göttin gibt es in nahezu jeder Kultur, ihre Namen sind austauschbar.
Es empfiehlt sich, hierbei die Rose täglich zu verwenden. So kann sie dem Menschen helfen, stärker als diese Angst zu werden.

Neben der angstlösenden Seite des Rosenöls ist es auch ein stark stimmungshebendes Öl.

Dabei möchte ich hier einmal einen Vergleich mit meinem „Lieblings-Montagmorgen-Antidepressivum“ Grapefruitöl machen.
Grapefruit hebt die Laune immens. Allein der frische, klare Duft kann direkt als lustig beschrieben werden. Grapefruit regt das Lebensfreudige in uns an. Es erleichtert ein herzhaftes Lachen während eines Tiefs. Es holt einen aus übellaunigen Löchern hervor, klopft auf die Schulter und sagt: „Reiß dich zusammen, es ist doch gar nicht so schlimm. Jeden Morgen geht die Sonne auf, und morgen sieht die Welt schon wieder freundlicher aus.“ Ich zum Beispiel brauche Grapefruit, wenn um 4:45 Uhr mein Wecker zum Frühdienst klingelt und ich schon den dritten Frühdienst habe und mir noch vier bevorstehen. Wenn der Kaffee alle ist und draußen ein kalter Novembertag auf mich wartet. Bin ich depressiv? Nein, ich bin nur furchtbar mies drauf. Das sind wir alle regelmäßig, und da tut Grapefruitöl sehr, sehr gut!

Ein Mensch jedoch, der vielleicht seit Jahrzehnten depressiv ist und schon seit undenklichen Zeiten kein positives Gefühl mehr in sich wahrgenommen hat, dessen Leben sich auf gedrückte Düsternis eingestellt hat, der wird diese Saite in sich erst einmal nicht mehr schwingen lassen können. Diese Leichtigkeit, das Lachen, den Abstand zur Situation – das alles fühlt so ein Mensch schon lange nicht mehr.

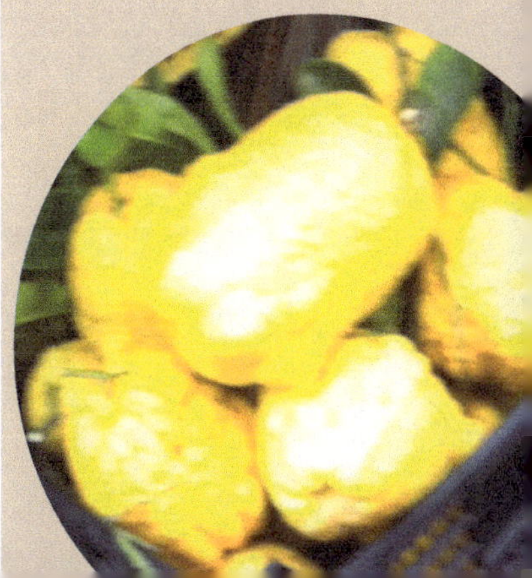

Rosenöl hilft gegen Depression

Hier braucht es Öle wie die Rose. Sie ist in der Lage, tief in die Dunkelheit hinabzusteigen und den leidenden Menschen langsam wieder ans Licht der Sonne emporzuholen. Die Rose kann sogar alte, dicke Mauern einreißen und das Fühlen überhaupt erst wieder möglich machen. Depression wird häufig als eine Abwesenheit von Gefühlen beschrieben, nicht nur als tiefe Traurigkeit. Die Rose „reanimiert" das fühlende Wesen im Menschen. Das kann erst einmal auch schmerzhaft sein. Vielleicht lehnen deshalb einige Menschen diesen Duft vehement ab. Vielleicht ist es noch zu früh, um an alte Wunden zu rühren. Vielleicht reduziert man aber auch nur die Dosis des Rosenöls in der Einreibung und beginnt etwas sanfter.

Schließlich öffnet Rose den Menschen wieder für seine soziale Umwelt. Der Rückzug nach innen ist recht typisch für sterbende Menschen. Sie wollen nicht mehr viel reden, keine Musik oder Fernsehen. Vor allem trivialen Gesprächen sind sie überdrüssig. Sie ziehen sich resignierend und auf den Tod wartend in sich selbst zurück. Das ist für uns Pflegende nicht schön, und erst recht nicht für die Angehörigen.
Auch hier kann Rosenöl wieder einen Zugang schaffen. Ein wenig von der Rose in der Duftlampe (zum besseren Dosieren gibt es das Rosenöl zum Glück auch als 10 % verdünnt) oder eine Rosenkompresse in der Nähe erleichtern die Kontaktaufnahme mit Menschen, die keine direkte Nähe möchten. Sonst allerdings empfehle ich die Einreibung mit einer Mischung, die Rose enthält. Duft und Berührung ergänzen sich hier ganz wunderbar.
Auch hier sollte eine Mischung nach Möglichkeit täglich mehrfach zur Anwendung kommen.
Selbst wenn nur noch wenig gesprochen wird, so verändern die Bereitschaft für Zuwendung und der Geist der offenen Verbundenheit die Erinnerung aller Zugehörigen an das
Sterben eines geliebten Menschen
für immer.

Rose tut somit allen gut.
Auch den Pflegenden
und den Angehörigen.

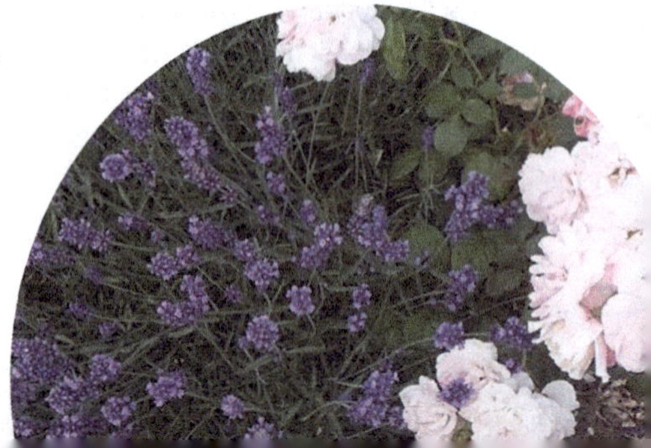

Lavendel

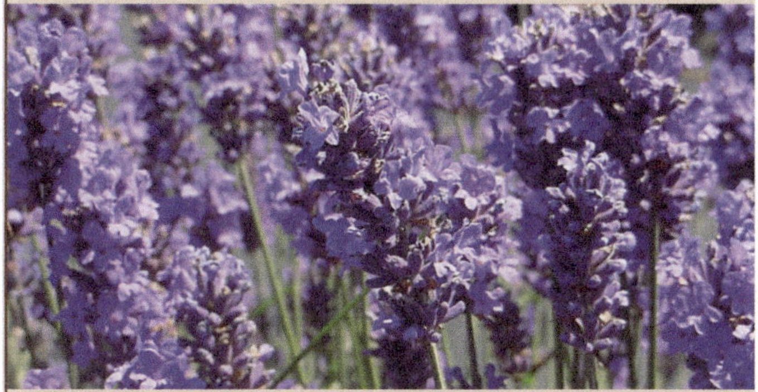

- *Botanischer Name:* ***Lavandula officinalis, Lavandula angustifolia***
- *Familie:* Rautengewächse
- *Herkunft:* China, Italien, Sizilien, Marokko, Frankreich, Spanien, Portugal, Vietnam
- *Gewinnung:* Wasserdampfdestillation

Wirkungen:

körperlich

- epithelisieren
- wundheilungsfördernd
- entzündungshemmend
- krampflösend
- antibakteriell
- sedativ
- schmerzlindernd
- antirheumatisch
- antimykotisch

seelisch

- ausgleichend
- fördernd auf Erholungsphasen
- schlaffördernd
- antinervös
- entspannend
- regulierend
- antidepressiv

Indikationen:

- Rheuma
- Wunden
- Intertrigo
- Atemnot
- Sterbebegleitung
- Seelische Krisen
- Dekubitusprophylaxe
- Schmerzpatienten
- Konversionsstörungen
- Schlaflosigkeit
- Nervosität
- Angstzustände

Duft der Lavendel ist schlaffördernd

Das Wort Lavendel leitet sich vom Lateinischen lavare ab, was „waschen“ bedeutet. Seine Beziehung zu Reinheit und Pflege stammt also schon aus der Antike.

Viele Menschen denken bei Lavendel zunächst an alte Damen und ihre Kleiderschränke. Lange Zeit, und auch heute noch, hatte man Lavendelsäckchen zum Vertreiben von Motten und zur Verbesserung des Geruchs im Kleiderschrank liegen. Mittlerweile ist das Lavendelsäckchen oder -kissen im Schlafzimmer Teil der Wellnessbewegung geworden. Sein Duft soll schlaffördernd sein und gute Träume verschaffen.

Sonst jedoch ist der Lavendel kein Modeduft mehr. Werden Leute nach ihrer Einstellung zu Lavendel gefragt, rümpfen sie oft die Nase. Meist haben sie noch nie ein gutes und echtes Lavendelöl gerochen. Unsere modernen Gerüche, z. B. in Deos, Parfüms oder Weichspülern, sind eher sportlich und frisch. Sogar wenn ein Weichspüler oder ein Duschgel nach Lavendel riechen soll, handelt es sich um einen synthetischen, frischen und modernen Duft, der kaum mehr an traditionellen Lavendel erinnert.

Auch ich war zu Beginn meiner Arbeit mit etherischen Ölen vom Lavendel nicht besonders begeistert. Das hat sich im Laufe der Jahre verändert.

Irgendwann wurde ich eingeladen, ein Seminar in einem großen Klinikum zu halten. Ich schleifte meinen Rollkoffer durch die riesigen Hallen und musste schließlich durch einen langen, unterirdischen Gang hindurch, um in die Fortbildungsräume zu gelangen. Vielleicht kennen Sie diese unterirdischen Gänge: graue Wände, von denen der Putz bröckelt, gluckernde, graue Kunststoffröhren an der Decke und flackernde Neonröhren, die einem den Rest geben. Ich arbeitete zu der Zeit schon länger nicht mehr im Krankenhaus und konnte mich an die bedrückende Atmosphäre nicht gewöhnen.

Plötzlich geschah etwas Eigenartiges. Von einem Moment zum anderen war mir ganz anders zu Mute. Ich war zuversichtlich, fröhlich und freute mich auf diesen schönen Tag mit interessierten Zuhörern.

Ich wurde stutzig und blieb stehen. Was war anders? Augenscheinlich nichts. Nach ein paar Momenten jedoch fiel mir ein ganz dezenter Duft auf. Buchstäblich der Nase nachgehend, bemerkte ich eine Glastür in dem unterirdischen Tunnel. Sie führte in die Röntgenabteilung des Hauses. Aus dem Spalt dieser Tür schien der feine Duft zu entweichen. Es war Lavendel! Da merkte ich zum ersten Mal, wie sehr mich

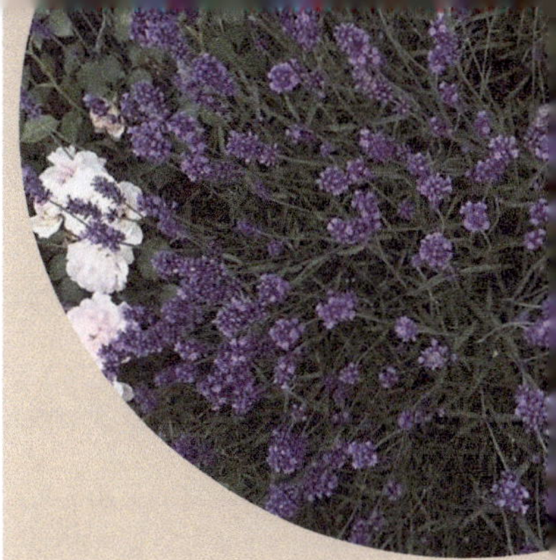

der Lavendel bereits berührte, ohne dass ich es bewusst mitbekommen hatte. Beschwingt ging ich weiter, um eine Erfahrung reicher.

Nachdem ich viele Jahre bereits mit Lavendel arbeite, ist er aus meinem Leben nicht mehr wegzudenken. Ich habe immer zwei Fläschchen zu Hause, und er darf mir nie ausgehen.

Lavendel zählt zu den sanftesten und bestverträglichen etherischen Ölen überhaupt. Dass das Öl natürlich nicht oxidiert sein darf und man nicht allergisch dagegen sein sollte, ist selbstverständlich. Dann aber ist es eine wahre Bereicherung für jede Hausapotheke. Es ist eines der wichtigsten Öle, das ich auch bei meinen Auslandsurlauben dabeihaben muss. Dabei möchte ich zunächst seine körperlichen Wirkungen hervorheben.

Lavendelöl hat eine außerordentlich stark wundheilungsfördernde Wirkung. Aufgrund seiner Sanftheit wird es von vielen Privatanwendern pur auf die Haut aufgetragen.

Als ich in der Altenpflege tätig war, betreute ich eine Bewohnerin, die stark unter Intertrigo unter der Brust litt. Eine Angehörige brachte ihr stets frisches Lavendelöl mit. Sie betupfte sich selbst morgens und abends dünn die Haut unter der Brust und legte Kompressen ein. Sie hatte von da an nie wieder Intertrigo. Wir haben sie daran nicht gehindert, aber regelmäßig die Haut überprüft. Sie war sehr glücklich über die Lösung ihres Problems.

Viele Anwender in meinen Kursen berichten mir über ihre Erfahrungen mit Lavendelöl. Es wird von ihnen pur auf Insektenstiche aufgetragen (recherchieren Sie auch über Teebaumöl und „Herb oil" von WADI GmbH), auf Verbrennungen, Schürfwunden werden damit gereinigt, Lippenherpes und Fußpilz behandelt. Dabei höre ich immer wieder von Wirkungen, die das Lavendelöl eigentlich gar nicht haben dürfte, wenn man nach der Literatur geht. Ich würde diese Berichte jedoch niemals anzweifeln.

Wird der Wirkstoff „Lavendelöl" mit einem passenden Trägeröl verdünnt, so hat er immer noch seine extrem hautschützende, gesundheitserhaltende und regenerierende Wirkung. Das Pflanzenöl tut sogar noch sein Übriges dazu.

Überall dort, wo Haut in irgendeiner Form lädiert, wund, beeinträchtigt, erhöhtem Stress ausgesetzt oder in der Regeneration beeinträchtigt ist, denke ich allem voran an das Lavendelöl.

- Lavendelöl ist entzündungshemmend
- antirheumatisch

Des Weiteren lindert es Schmerzen, fördert die Durchblutung und lockert verspannte Muskulatur.

Lavendelöl reguliert den gesamten Verdauungstrakt. Durch die Reduktion von Stress sinkt das Maß an aggressiven Faktoren im Magen, und die protektiven Faktoren steigen, unruhige, krampfartige Peristaltik wird reguliert. Blähungen lösen sich.

Lavendelöl lässt sich in nahezu jeder pflegerischen und palliativen Situation einsetzen. Es lohnt sich, in ausführlicherer Literatur dem Lavendel noch einige Zeit an Recherche zu widmen. Besonders wertvoll ist der Lavendel jedoch, weil er eben nicht nur auf den Bereich des Körpers reduziert werden kann. Seine Wirkungen auf den geistig-seelischen Bereich sind sehr beeindruckend.

Gerade habe ich durch das Schreiben ein solches Verlangen nach Lavendelduft verspürt, dass ich eben meine Duftlampe mit drei Tropfen von meinem besten Lavendelöl bestückt und angemacht habe. Ich fühle mich sofort noch ein bisschen glücklicher und schreibe gleich ein bisschen schneller!

Seit Langem schon beschreibe ich die Wirkung des Lavendels auf den denkenden, fühlenden und empfindenden Menschen so: Egal in welcher psychischen oder geistigen Extremsituation sich der Mensch befindet, das Lavendelöl bringt ihn zurück in die goldene Mitte. Und zwar schnell.

Es wundert mich nicht, dass vor einigen Jahrzehnten, als die Bevölkerung noch sehr in einem emotionalen und sozialen Korsett lebte, Lavendel sehr wohl ein Modeduft war. Vor allem Frauen hatten kaum Möglichkeiten, ihre Gefühle und Bedürfnisse zu äußern. Das gesamte Leben war von Pflichterfüllung und preußischen Tugenden sowie Not und Armut geprägt. Da war kein Platz für Selbstverwirklichung, sexuelle Freiheit und emotionale Freizügigkeit. Angestaute Emotionen und unterdrückte Bedürfnisse brachten manchen Menschen an den Rand des Erträglichen. Der unbewusste Druck brach sich irgendwann seinen Weg nach außen. Heute würde man das Konversionsstörung nennen. Damals hat man Frauen den Uterus entfernt und Männer weggesperrt.

Lavendelöl half wahrscheinlich in dieser Zeit, nicht den Verstand zu verlieren.

Und genau diesen Zweck erfüllt es mir heute. Wenn ein palliativer Patient emotional mit dem Rücken an der Wand steht, ist es Zeit für Lavendelöl. Egal ob er weint oder zittert oder irgendwelche schil-

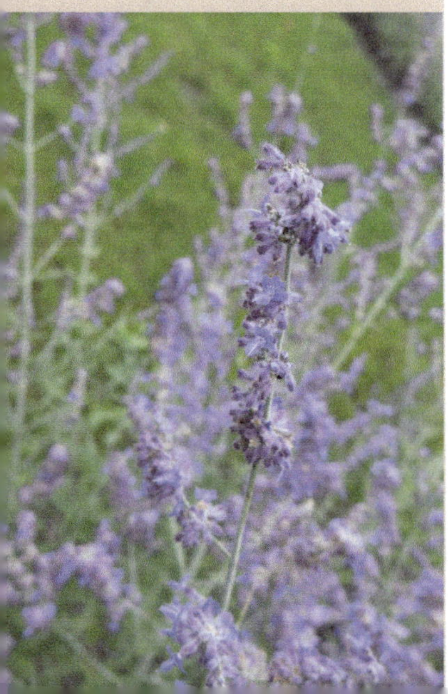

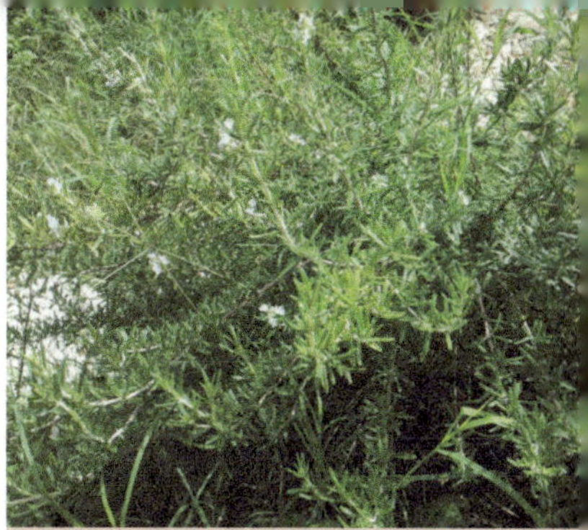

lernden Symptome zeigt, ich suche nach dem besten Weg, ihm Lavendel angedeihen zu lassen.
Das kann eine Kompresse sein, die Duftlampe, ein Fußbad oder eine Einreibung. Mittlerweile kann ich die gute Wirkung fast beschwören. Wenn ein Mensch den Duft des Lavendels vehement ablehnt, mische ich ein anderes Öl dazu. Der Lavendel wird dann kaum mehr erkannt. Lavendelöl lässt sich prima mischen. Oft ist ein Tropfen Rose 10 % auf der Kompresse dabei oder ein Tropfen Zitrone. In der Duftlampe nehme ich oft Zitrusdüfte oder Rosengeranie. In Waschungen setze ich gerne Kräuteröle wie Rosmarin, Muskatellersalbei oder Nadelöle wie Weißtanne oder Fichte oder andere zu. Der geringe Anteil Lavendel duftet plötzlich ganz anders, und zwar sehr gut!

Lavendelöl ist am ehesten als Schlafmittel bekannt.
Das ist zwar richtig, muss jedoch genauer betrachtet werden. Lavendel macht nicht müde, wie man es von Schlafmitteln kennt.
Es löst bewussten und unbewussten Stress und entspannt die Psyche. Es wirkt sich tröstend auf das Emotionale aus. Es gleicht die Gehirnhälften aus. Es reguliert die neurologische Tätigkeit. Es senkt die Geschwindigkeit unserer Gedanken. Unter all dem Stress, den wir haben, sind wir am Abend müde, spüren das aber kaum mehr. Nimmt Lavendelduft diesen Stress weg, befinden wir uns wieder in unserer Mitte. Aus dieser heraus können wir endlich in seligen Schlummer gleiten. Sogar das nächtliche Erwachen wird reduziert, da die unbewusste nächtliche Verarbeitung von Erlebtem weniger belastend und dramatisch abläuft. Das kann auch zu reduziertem Erleben von Albträumen führen.
Die Schlafqualität lässt sich kaum messen. Man erlebt regelhaft, dass die Patienten augenscheinlich kaum besser geschlafen haben. Sie erzählen jedoch von einer verbesserten Qualität. Subjektiv erleben sie die Nächte als weniger belastend und den Nachtschlaf als qualitativ verbessert.
Bei meinen abendlichen Rundgängen habe ich immer einen Stapel unsteriler Kompressen und ein Fläschchen Lavendelöl dabei. Die allermeisten Patienten nehmen freudig überrascht eine Kompresse mit Lavendel an (alternativ gibt es bei mir Bergamottöl), lauschen meinen Instruktionen über deren Anwendung und berichten mir am nächsten Tag von ihrer Nacht. Wenn sie Wochen oder Monate später wieder einmal bei mir auf der Palliativstation oder Onkologie erscheinen, er-

| man kann Lavendel wegen seinen hilfreichen Wirkungen lieben lernen

zählen sie mir meistens, dass sie sich noch genau erinnern, wie ich abends immer das Lavendelöl verteilt habe.

Selbst wenn man nur das Lavendelöl zur Verfügung hätte und dazu ein fettes Trägeröl, könnte man eine wundervolle Aromapflege machen.

Die meisten Menschen, welche Lavendel nicht mögen, lernen ihn sogar lieben, wenn sie von seinen hilfreichen Wirkungen Gebrauch machen.

Lavendelöl ist in einem breiten Dosierungsspektrum anwendbar. Will ich es in einer lieblichen, seelisch wirksamen Mischung „verstecken", nehme ich zwei bis vier Tropfen auf 50 ml Basisöl. Für körperliche Wirkungen nehme ich gerne sechs Tropfen, eventuell sogar mehr.

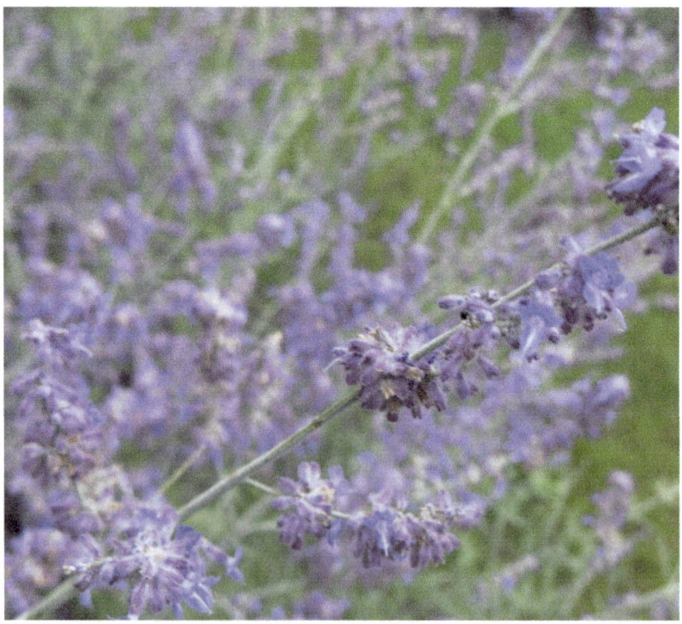

Bergamotte

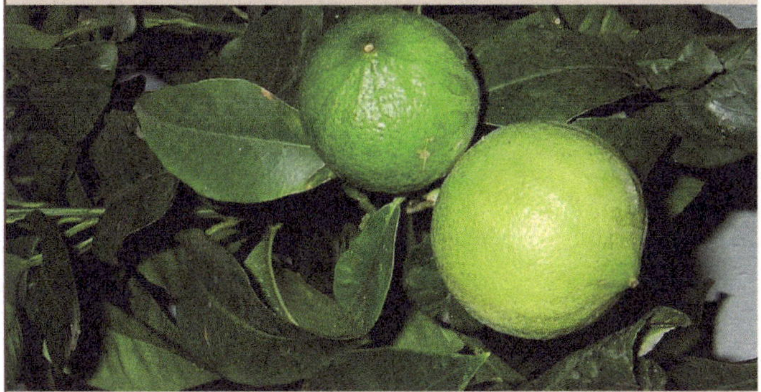

- *Botanischer Name:* **Citrus aurantium ssp. bergamia**
- *Familie:* Rautengewächse
- *Herkunft:* Kalabrien, Indien
- *Gewinnung:* Anritzen, Pressen

Wirkungen:

körperlich

- verdauungsfördernd
- entzündungswidrig
- hautpflegend
- antiseptisch
- appetitanregend

seelisch

- antidepressiv
- beruhigend
- stressreduzierend
- schlaffördernd
- tonisierend

Indikationen:

- depressive Verstimmtheit
- Antriebslosigkeit
- Schlaflosigkeit
- Verdauungsbeschwerden
- Blähungen
- Ängste
- Nervosität und Unruhe
- Hautpflegend, vor allem bei trockener Altershaut

Kennen Sie Earl Grey Tee? Ich mag ihn sehr gern. Er hat ein ganz besonderes Aroma. Angeblich durch einen Unfall wurde eine Schwarztee-Mischung versehentlich mit Bergamottöl „verunreinigt". Charles Grey probierte dieses Missgeschick und beschloss, dass das unbeabsichtigte Ergebnis sehr gut schmeckte und brachte es in den Handel. Das Bergamottöl macht das Besondere an diesem Tee aus.
Wenn Sie einmal mehreren Zitrusölen gegenüberstehen und die Möglichkeit haben, sie nacheinander zu riechen, werden Sie feststellen, wie unterschiedlich diese duften. Limette ist für mich das am frischesten, „grünsten" duftende Zitrusöl. Danach kommen in absteigender Reihenfolge die Zitrone, die Grapefruit, die grüne Mandarine, die Orange, die rote Mandarine und am Ende die Bergamotte. Sie hat viel Erdigkeit in ihrem Duft. Die Spritzigkeit der Zitrusdüfte ist in ihr gesetzter, erwachsener Natur, ihre Süße maßvoll und reif. Die Bergamotte dürfte nicht der primäre Lieblingsduft kleiner Kinder sein. Viel eher trifft die Bergamotte den Nerv erwachsener und alter Menschen.
Bergamottöl ist, wie Neroli, ein wichtiger Bestandteil von Kölnisch Wasser.

Zu beachten: Bergamottöl ist photosensibilisierend

Es enthält Furocoumarine, welche die Haut für UV-Licht sensibilisieren. Kommt also Bergamottenöl auf die Haut, sollte man an diesem Tag kein Sonnenbad mehr nehmen oder ins Solarium gehen. Es beschleunigt das Braunwerden der Haut.
Für den palliativen Patienten ist das meist nicht mehr so relevant, aber eben manchmal doch. Zudem gehen die Einreibenden mit ihren Händen direkt mit dem Öl um und sehr wohl nach draußen.

Bergamottenöl hat eine tolle Wirkung auf den Verdauungstrakt. Das gilt für alle Zitrusöle. Es ist gut gegen Übelkeit und Appetitlosigkeit einsetzbar gegen sowie Blähungen und Völlegefühl. Es pflegt vor allem Altershaut in der richtigen Dosis. Dabei ist wiederum die photosensibilisierende Wirkung zu beachten.

Besonders wichtig ist mir jedoch das Bergamottöl als stark antidepressiv wirkendes Öl geworden.
Tatsächlich lässt sich nachweisen, dass Bergamotte eine ähnliche Wirkung wie die pharmazeutischen Selektiven-, Serotonin-Reuptake-Inhibitoren hat. Das bedeutet, es verbessert und verlängert die Wirkung des Serotonins, einem Neurotransmitter, der eine Vielzahl von Funkti-

onen hat. U.a. einen antidepressiven Effekt, eine Verbesserung der Wachheit am Tage, eine Hemmung von aggressivem Verhalten.

Das Überraschende daran ist, das meiner Erfahrung nach Bergamottöl auch bei Menschen eine Wirkung zeigt, die seit langem erfolglos mit Antidepressiva eingestellt sind. Dafür habe ich ein bis zweimal am Tag eine unsterile Kompresse mit Bergamottenöl beträufelt (2 gtt) und an den Patienten ausgehändigt. Er bekam genaue Anweisung, wie das Tüchlein zu benutzen sei. So sollte der Patient so oft ihm danach ist, an der Kompresse direkt riechen oder sich Luft damit zufächeln. Wenn er gerade die Kompresse nicht benutzte oder beide Hände brauchte, sollte er sich die Kompresse in die Brusttasche stecken oder sie einmal auffalten und sich mit dem Umbug an den Kragen seines Oberteiles klemmen. Nach etwa zwei Wochen trat dann stets die Wirkung ein. Zunächst reduzierten sich die depressiven Äußerungen, dann begann der Patient vermehrt zu lächeln. Allgemein wurde dann immer die Weltanschauung etwas zuversichtlicher und lichter.

Erfolge kann man nicht garantieren. Allein aber die Tatsache, dass der betroffene Mensch nun etwas in der Hand halten kann, was seine Hoffnung auf eine Verbesserung in der Zukunft erhöht, und dass sich die Pflegekräfte und ehrenamtlichen Helfer unerschöpflich so viel Mühe machen, ihm Gutes zu tun, hat eine starke Wirkung auf das Weltbild.

Für uns bedeutet es einmal mehr eine zusätzliche Handlungsoption. Je mehr Handlungsoptionen wir haben, umso erfolgreicher wird unsere Arbeit sein.

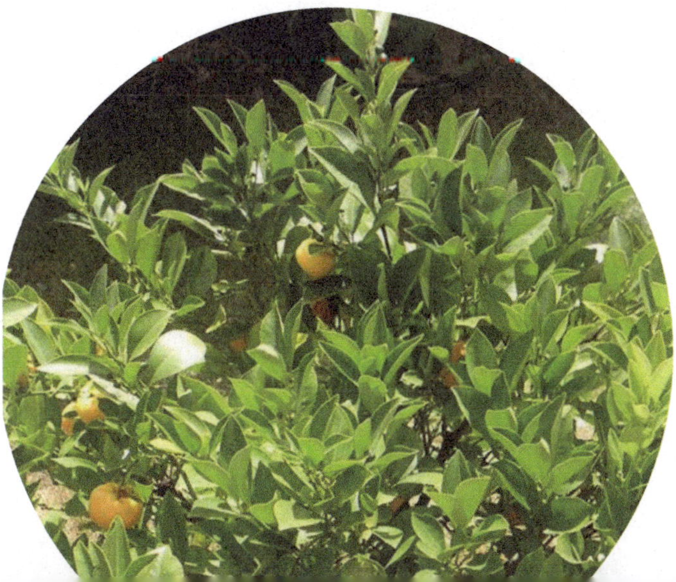

Narde

- *Botanischer Name:*
  Nardostachys jatamansi
- *Familie:*
  Geißblattgewächse, Unterfamilie: Baldriangewächse
- *Herkunft:*
  Nordindien, China, Thailand, Myanmar
- *Gewinnung:*
  Wasserdampfdestillation

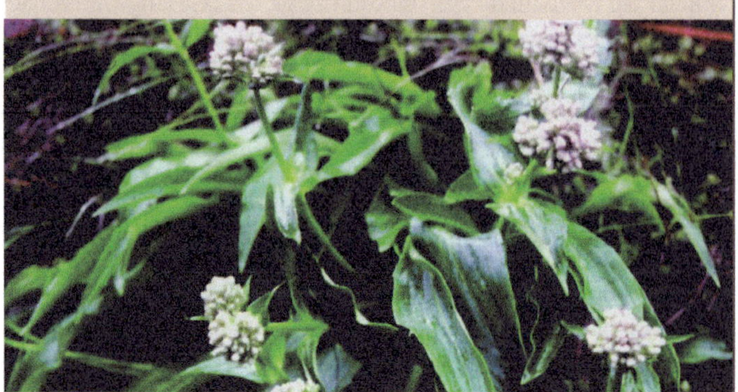

Wirkungen:

körperlich

- entzündungshemmend
- epithelisierend
- hautregenerierend-pflegend
- herzkräftigend
- rhythmisierend auf Herz und Leben
- schuppungswidrig

seelisch

- angstlösend
- beruhigend
- seelisch kräftigend
- antidepressiv
- schlafanstoßend
- tröstend

Indikationen:

- Schuppenflechte
- Neurodermitis
- Pergamenthaut
- nervöse Depression
- Unruhe
- Schlaflosigkeit
- Sterbephase
- Verarbeitung von Schicksalsschlägen
- Angstzustände / Panikattacken

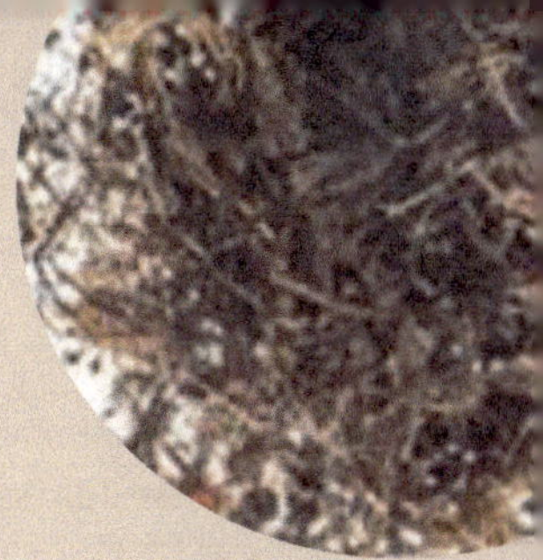

Verwendet wird das Rhizom der Pflanze.
Der Name Narde stammt ursprünglichen aus dem Sankritwort nalada, was „Die Wohlriechende“ bedeutet. Das allein verweist auf eine sehr alte Verwendung als Duftquelle.
Sie war ein kostbares Handelsgut. Sie diente den Wohlhabenden als Salböl und zur Beduftung des Körpers.
Im Ayurveda, der traditionellen indischen Heilkunst, tritt die Narde als Heilmittel für nervöse Erkrankungen und Unruhe auf. Sie soll erden und erwärmen. In der traditionellen chinesischen Medizin dient die Narde dem Herzen. Sie beruhigt und tonisiert zugleich, hilft, das Wesentliche vom Unwesentlichen zu unterscheiden und loszulassen.
In der Signaturenlehre entdeckten die Heilkundigen die Ähnlichkeit zwischen dem Rhizom der Narde und einem Tigerschwanz. Hat etwas Arzneiliches eine solche Ähnlichkeit, so sollte es dem Menschen auch die Kraft des Tigers bringen.
Im Alten Testament, im Hohelied der Liebe von Salomon *(Könige 5, 12)* findet auch die Narde ihren Platz*: „Solange der König bei seiner Tafelrunde [weilt], gibt meine Narde ihren Duft.“*
Im Neuen Testament wird sie sogar noch prägnanter erwähnt (Johannes 12, 1 - 8):
„Da nahm Maria ein Pfund Salbe von echter, sehr kostbarer Narde und salbte die Füße Jesu und trocknete seine Füße mit ihren Haaren. Das Haus aber wurde von dem Geruch der Salbe erfüllt.
4 *Es sagt nun einer von seinen Jüngern, Judas, Simons Sohn, der Is-*
kariot, der ihn überliefern sollte: 5 *Warum ist diese Salbe nicht für*
dreihundert Denare verkauft und den Armen gegeben worden? 6 *Er*
sagte dies aber, nicht weil er für die Armen besorgt war, sondern weil
er ein Dieb war und die Kasse hatte und trug, was eingelegt wurde.
7 *Da sprach Jesus:*
Erlaube ihr, es auf den Tag meines Begräbnisses aufbewahrt zu haben;
8 *denn die Armen habt ihr allezeit bei euch, mich aber habt ihr nicht*
allezeit.“

Vielleicht hat sich gerade wegen dieser Passage der Bibel die Narde als etherisches Öl in der Sterbebegleitung durchgesetzt. Wie auch immer, sie hat sich ihren Platz sehr wohl verdient.

Der Duft der Narde erinnert mich sehr an einen ihrer botanischen Verwandten, den echten Baldrian. Dieser ist als pflanzliches Schlafmittel wohl bekannt. Der Name Baldrian übrigens leitet sich vom germanischen Gott Baldur, dem Gott des Lichtes, ab.

Nardenöl ist angstlindernd, schlafanstoßend und stark beruhigend.

Ähnlich wie Baldrian ist der Duft der Narde erdig und schwer, von wärmender Süße, ledrig und ein wenig wie menschlicher Schweiß. Und das ist sehr interessant, denn Nardenöl hat eine ähnliche Wirkung wie menschliche Gegenwart. Es lindert Angst. Nardenöl ist schlafanstoßend und stark beruhigend.

Ich schätze die Narde sehr. Sie hat mir selbst auch schon sehr gut getan. In Zeiten schlimmer, beruflicher Überlastung hatte ich mir ein kleines Fläschchen mit Narde und Jasmin in Jojobaöl gemacht und mir den Puls damit regelmäßig betupft. So hatte ich immer ein wenig von ihrem starken Duft bei mir. Die balsamisch-beruhigende Wirkung auf die Nerven habe ich deutlich gespürt. Stress konnte mir weitaus weniger anhaben als zuvor und ich hatte das Gefühl, meinem Kummer entrückt zu sein.

Narde wird gerne in der palliativen Aromapflege verwendet, wenn dem betroffenen Patienten die seelische Kraft ausgeht. Die oft lange bestehende Krankheit nimmt alle Ressourcen und den Sinn des Weiterlebens. Zugleich kann eine starke Angst vor dem Lebensende auftreten. Erschöpfung, Angst und Unruhe werden zu einem quälenden Komplex.

Hier entfaltet die Narde ihre sagenhafte Kraft. Sie verschafft innere Ruhe und damit die Möglichkeit, wieder Kräfte zu sammeln. Angst wird von ihr gelindert und sie hilft durchzuhalten und stark zu bleiben.

Sie lindert den Juckreiz, normalisiert die Hautfunktion, die Schuppung lässt bald nach.

Körperlich ist das Nardenöl ein Balsam für die Haut. Vor allem entzündliche, juckende Haut regeneriert sich unter der Pflege mit Mischungen, die Nardenöle enthalten, schnell. Bei schuppenden Hauterkrankungen wie Kopfhautschuppen, Psoriasis, mische ich fast immer Narde mit hinzu.

Tatsächlich wirkt sich die Narde sehr positiv auf funktionelle Herzbeschwerden aus. So kräftigt sie das Herz und rhythmisiert es.

Nardenöl duftet sehr stark. Ich beginne immer mit einem Tropfen auf 50 ml Basisöl und sehe dann, wie es sich in der fertigen Mischung entfaltet. Mehr als zwei oder drei Tropfen werden es selten.

Angelikawurzel (Engelwurz)

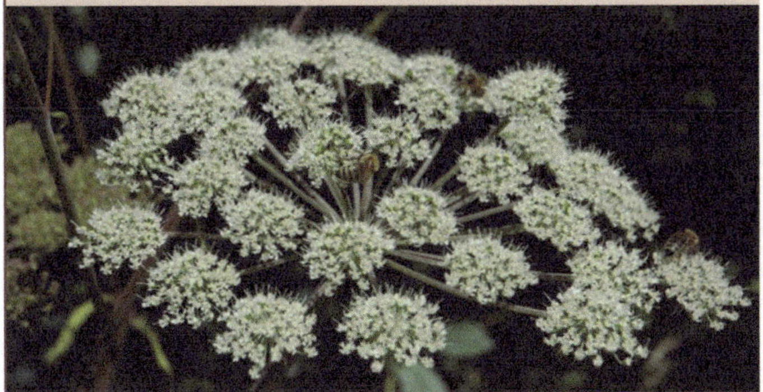

- *Botanischer Name:* **Angelica archangelica**
- *Familie:* Doldenblütler
- *Herkunft:* Nordeuropa, Deutschland, Ungarn
- *Gewinnung:* Wasserdampfdestillation

Wirkungen:

körperlich

- appetitanregend
- magenstärkend
- durchblutungsfördernd
- lymphflussanregend
- immunstimulierend
- schmerzlindernd
- blähungswidrig
- entkrampfend
- sedierend
- antiviral
- schleimlösend
- erwärmend

seelisch

- angstlösend
- stärkend auf das Selbstbewusstsein
- aufbauend
- erwärmend
- beruhigend

Indikationen:

- Geschwollene Lymphknoten
- Depressionen
- Angstzustände
- Infektionen der Atemwege
- Infektionsprophylaxe
- Lymphstau
- Sterbebegleitung
- Schlaflosigkeit
- Schmerzzustände
- Blähungen
- Übelkeit

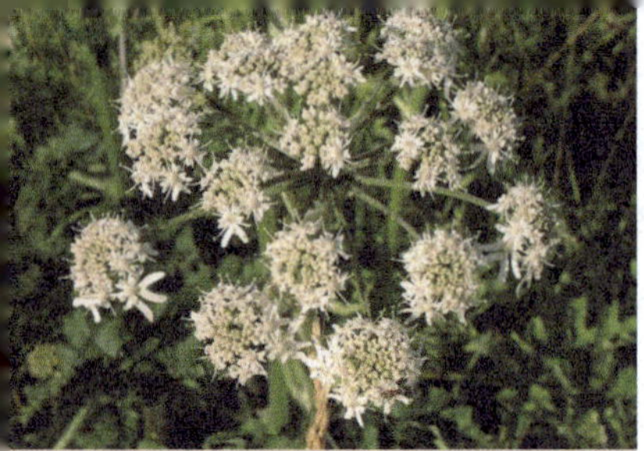

Kaum ein Magenbitter oder Klosterlikör kommt ohne Angelikawurzel aus. Wir finden sie in fast jedem *„Allheilmittel"* aus dem Bereich der Spirituosen.

Körperlich ist das Angelikawurzelöl eines der großen Öle bei palliativer Erschöpfung.

Das etherische Öl wird in der Regel aus der Wurzel extrahiert. Das Samenöl wird eher selten verwendet.

Es duftet warm, würzig und erdig. Der Duft ist beim Einatmen tief in den Lungen zu spüren. Nicht jedoch wie z. B. kühlender Eukalyptus, sondern wärmend und entspannend.

Der Name *Angelica archangelica* bedeutet *Erzengelhafte Engelwurzel.* Diesen Namen hat die Pflanze nicht umsonst. Bereits im Mittelalter galt die Engelwurz als eine der stärksten weißmagischen Pflanzen. Sie sollte vor allem Bösen schützen, vor Hexen, Untoten, umherwandernden Seelen und Dämonen.

Die Angelikawurzel oder Engelwurz war zudem in der mittelalterlichen Medizin eine der wichtigsten Pflanzen gegen die Pest.

Der Volksmund verlieh der Engelwurz Namen wie Angstwurz, Brustwurz, Heiliggeistwurzel, Heiligenbitter und andere, die darauf hinweisen, wie hoch diese Pflanze in der Heilkunde geschätzt wurde.

Das Wort Angst entwickelte sich aus dem indogermanischen aghu, was eng, beengend bedeutete. Angst und Enge stehen als Empfindungen nahe beieinander. Allein die Gestalt der Angelika steht diesem Gefühl entgegen. Die Pflanze wird zwei bis drei Meter hoch und steht solitär und mächtig, dem Himmel entgegengereckt. Neue Blattetagen entsteigen hellgrünen Hüllblättern, die ganze Pflanze wirkt freundlich, stark und beschützend.

Angelika wurde vor Urzeiten neben Bernstein als eines der wenigen begehrten Güter aus dem Abendland in den Orient exportiert. Die Eiszeit hatte viel unserer botanischen Vielfältigkeit genommen. Aber die Engelwurz war einer der Schätze unseres Kulturkreises.

Angelikawurzelöl ist eines der Öle, das sowohl körperlich als auch geistig-seelisch von großem Wert ist.

Seinen Bezug zur Palliativpflege kann man an ihrem namentlichen Bezug zur Engelwelt ersehen. Seine sanfte, erdige Wärme steht der zunehmenden Kälte des sterbenden Körpers entgegen. Diese ist jedoch nicht aggressiv und fordernd, sondern sanft, entgegenkommend und wohlwollend. Dies ist natürlich nur mein subjektives Empfinden. Aber tatsächlich zeigt sich mir regelmäßig genau dies bildhaft bei der Anwendung des Angelikaöles in der Praxis.

Die körperliche Schwäche durch Erkrankung und deren Therapie kann so immens sein, dass der Betroffene kaum mehr zu etwas in der Lage ist. Angelika bringt wieder Lebenswärme in den ermatteten, erkaltenden Körper, so dass im Rahmen des Möglichen eine Verbesserung der körperlichen Situation herbeigeführt werden kann.

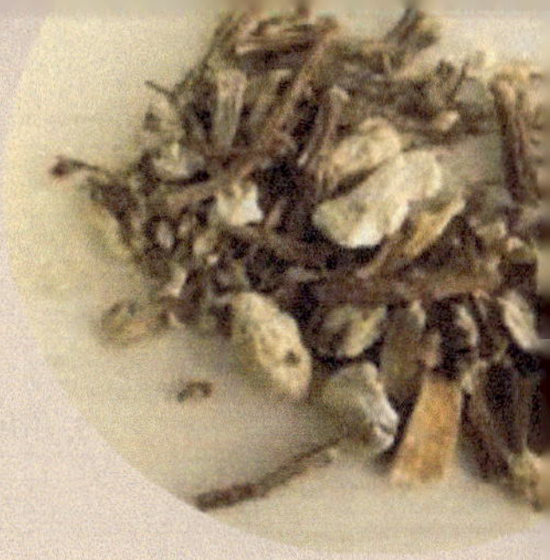

Angelika hat eine deutliche Beziehung zu Infektionskrankheiten. Nicht nur, dass es im Mittelalter ein großes Pestmittel war. Auch heute noch entfaltet das Angelikaöl eine Vielzahl bedeutender Wirkungen gegen Infektionskrankheiten. So stabilisiert und fördert es das körpereigene Immunsystem. Es regt den Lymphfluss an, ein wesentliches Glied in der Kette der Immunabwehr. Es ist antiinfektiös, schleimlösend und entkrampfend. Es ist eines der wichtigen Öle in Mischungen gegen bronchopulmonale Infekte, bzw. Nasen- und Nebenhöhleninfektionen.

Engelwurz ist hilfreich bei allerlei Problemen im Verdauungstrakt. Denken Sie an die Vielzahl von Klosterspirituosen, die Engelwurz enthalten. Engelwurz erwärmt auch den erkalteten Verdauungstrakt, lässt Verdauungssäfte wieder fließen, besänftigt Blähungen. Der Magen wird gestärkt, Appetit angeregt.

Seine durchblutungsfördernde, schmerzstillende und entspannende Wirkung auf den Körper macht es sehr geeignet für Schmerzöle. Besonders Kontrakturen reagieren gut auf Angelikaöl. Sicherlich auch, weil die seelischen Wirkungen noch hinzukommen.

Im Bereich des Fühlens und Empfindens hat Angelikawurzelöl eine enorm stabilisierende Wirkung. Auch seelisch durchwärmt Angelika den Menschen. Vor allem Menschen mit zu wenig Vertrauen in die eigenen Fähigkeiten werden innerlich aufgerichtet. Das gilt im besonderen Maße für Kinder und alte Menschen. Beide können ein bisschen innere Wärme und Selbstvertrauen brauchen.

Sehen Sie sich Bilder von der Gestalt der Angelikapflanze an. Wie groß, mächtig und freundlich sie dasteht. Selbstgenügsam, ausladend, aber nicht unnötig raumfordernd, ihre große, weiße Doldenblüte der Sonne entgegengereckt.

Erinnern Sie sich an den volkstümlichen Namen der Angelika „Angstwurz". Diesen trägt sie zu Recht. Angelika ist eines der etherischen Öle gegen die Ängste sterbender Menschen. Ich verwende es dabei gerne in Verbindung mit der Rose. Zusammen entfalten sie eine starke, seelische Wärme, die sich schützend um den angsterfüllten Patienten legt und ihn einhüllt. Ähnlich, wie die Hüllblätter der Angelikapflanze, aus der sie ihre neuen Blätter in die Welt entlässt.

Ich bringe Angelikawurzelöl gerne mit zwei Tropfen auf 50 ml Basisöl beginnend in Mischungen ein. Manchmal steigere ich auf vier Tropfen, dann kommt es allerdings schon deutlich aus der Mischung heraus.

Weihrauch

- *Botanischer Name:*
  Boswellia sacra, Boswellia carteri
- *Familie:*
  Balsamgewächse
- *Herkunft:*
  Somalia, Äthiopien, Südarabien, China
- *Gewinnung:*
  Wasserdampfdestillation

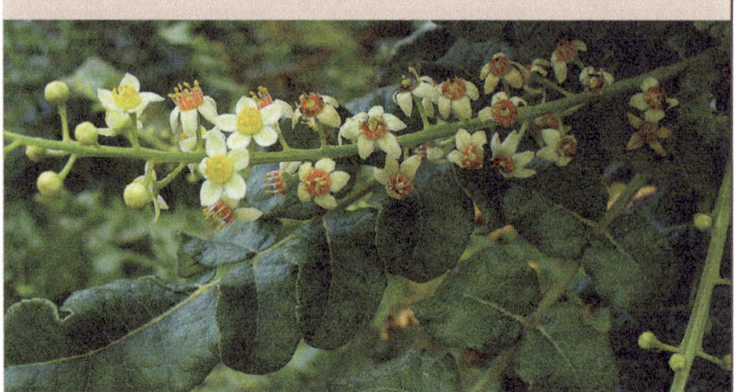

Wirkungen:

körperlich

- schleimlösend
- wundheilungsfördernd
- entzündungshemmend
- immunstimulierend
- schmerzlindernd
- juckreizlindernd
- hautpflegend

seelisch

- antidepressiv
- tröstend
- beruhigend
- meditationsfördernd

Indikationen:

- entzündliche Magen-Darmerkrankungen
- Juckreiz
- Begleitung Angehöriger und Sterbender
- Depressionen
- Unruhe
- Nervosität
- Rheumatische Erkrankungen
- Schmerzbegleitung
- Hautpflege
- Immunschwäche
- Bronchitishase

Das etherische Öl wird aus dem Harz der Pflanze gewonnen. Menschen nutzen das Harz des Weihrauchbaumes bereits seit 4000 Jahren, und es war wohl das begehrteste Räucherharz der Antike.
Wir alle kennen den Einsatz von Weihrauch schon aus unserer Kindheit. Von den Sternsingern, und natürlich wird in der Kirche Weihrauch verräuchert. Er ist aus der katholischen Liturgie nicht wegzudenken. Ich muss zugeben, dass mir als Kind immer sehr übel wurde. Einmal habe ich sogar in die Kirche erbrochen, einmal bin ich kollabiert.
Ich denke, es hing mit der Qualität des Weihrauchs zusammen. Ich verwende ihn zum Verräuchern regelmäßig und achte dabei sehr auf eine gute Ware. Ich kann kaum mehr Ähnlichkeit zu dem Geruch aus meiner Erinnerung feststellen. Weihrauch riecht erstaunlich frisch und feierlich. Er erinnert mich an einen Waldspaziergang mit einer Spur Zitrone und einer wahrhaft feierlich-heiligen Grundnote. Ich mag den Duft sehr. Schon Paracelsus erachtete ihn als Geschenk an alle Geister. Jedes ätherische Wesen liebt Weihrauch seiner Meinung nach. Zum Vertreiben des Bösen nutzt Paracelsus also auch noch weitere Zutaten, die die Atmosphäre von allem Übel reinigten.
Nicht umsonst nennt man ihn Weihrauch, der Name kommt aus dem Althochdeutschen und bedeutet „Heiliger Rauch".
Bereits im alten Ägypten war der Weihrauch Bestandteil von Zeremonien und wurde bei einigen Prozessen der Einbalsamierung von Mumien verwendet.
Als Heilmittel besitzt der Weihrauch eine lange Tradition. So empfahl der orientalische Arzt Avicenna (980-1037) den Weihrauch zur Stärkung des Geistes. Das Ayurveda beschrieb die entzündungshemmende Wirkung des Weihrauchs.
Und gerade in unserer Zeit kehrt die heilkundliche Verwendung wieder sehr zurück. Studien belegen eine Vielzahl positiver Wirkungen. Besonders stark ausgeprägt ist die entzündungshemmende Wirkung von Weihrauch. Derzeit laufen noch einige Studien, aber es konnte bereits eine deutliche Wirkung auf chronisch entzündliche Darmerkrankungen und bestimmte rheumatische Erkrankungen belegt werden. Auch bei diversen Tumorerkrankungen ist Weihrauch begleitend sehr nützlich. Das gilt für die innere Einnahme des Harzes, meist in Kapselform.

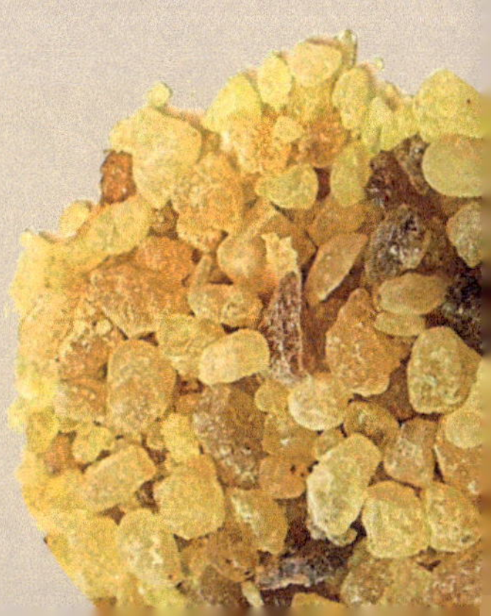

Auch das etherische Öl ist von großem Nutzen. Leider rümpfen viele Menschen automatisch die Nase, wenn sie Weihrauchöl hören. Am Duft aber würden sie es sicher nicht einmal erkennen.

Ähnlich wie das Harz beim Verdampfen, hat das etherische Öl einen eher frischen, waldigen Duft mit leichter Zitrusnote und der berühmten sakralen Note, die dieses Öl so einzigartig meditativ macht.

Ich habe vielleicht eine Weile gebraucht, um diesen Duft so angenehm zu finden. Nun aber verwende ich es seit Jahren sehr regelmäßig.

wundheilend, regenerierend und juckreizlindernd ist Weihrauchöl auch

Für mich ist es in der Aromapflege eines der wichtigsten Öle bei Problemhaut aller Art. Seine entzündungshemmende Wirkung bleibt auch im etherischen Öl enthalten. Zudem hat das Öl eine wunderbar wundheilende, regenerierende und juckreizlindernde Wirkung. Daher ist es bei mir sehr gerne in Mischungen für Juckreiz enthalten, Cortison-Pergamenthaut und dystropher Altershaut. Auch wenn es um Ulcera cruri geht, ist Weihrauch gerne mit in wundrandpflegenden Ölen dabei. Hierbei denke ich auch immer an die Parallele zu den Mumien. Meine Top-3 der juckreizstillenden Öle ist Weihrauch, Zeder und Sandelholz. Ihre balsamische und antihistaminische Wirkung ist von großem Wert, wenn es um Hautpflege geht.

Die entzündungshemmende Wirkung des Weihrauchöles scheint jedoch noch tiefere Ebenen anzusprechen als nur die Haut. Auch Arthrose- und Rheumapatienten haben mir berichtet, dass ihre Schmerzen bei regelmäßiger Anwendung eines weihrauchhaltigen Öles nachgelassen haben. Da Weihrauchöl stark psychisch wirksam ist, führe ich einen Teil der Effekte bei Schmerzpatienten auch auf die seelische Veränderung durch das Weihrauchöl zurück. Oft habe ich erlebt, dass Schmerzpatienten sehr stark auf psychisch besonders wirksame Mischungen reagierten, oftmals besser als auf rein somatisch konzipierte Rezepturen. Hier vereinen sich beide Strategien in einem Öl sehr eindrucksvoll.

Wenn die Tage kürzer, kälter und feuchter werden, nehme ich gerne regelmäßig Aromabäder. Zum einen genieße ich nun die Wärme sehr,

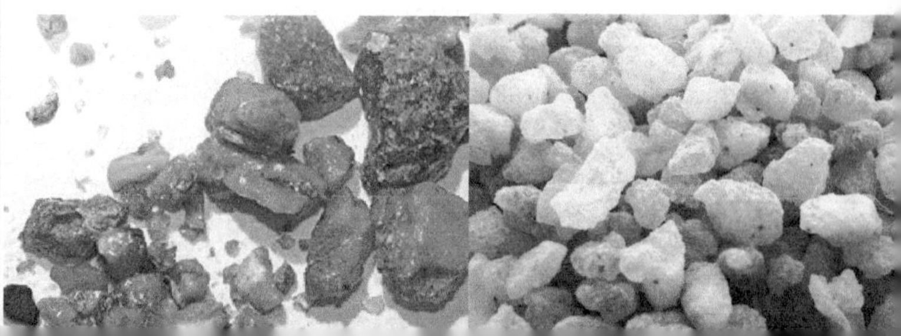

zum anderen gebe ich in der kalten Jahreszeit immer Weihrauchöl in meine Mischung.

Nicht nur, dass es sehr wohltuend für die Haut ist, die im Winter trockener wird. Weihrauchöl wirkt mild, aber deutlich stimulierend auf das Immunsystem. Beginnt man rechtzeitig mit regelmäßiger Anwendung, kommt man besser durch die Erkältungszeit.
Hat es einen dennoch erwischt und eine Bronchitis quält mit Husten, sollte man neben den gängigen Erkältungsölen auch einmal Weihrauchöl versuchen. Ob in der Duftlampe oder als Einreibung. Es wirkt sich balsamisch auf den Atemtrakt aus, fördert das Abhusten und ist sehr angenehm gegen den Hustenreiz.
Außerdem lernt man im Laufe der Zeit die seelische Wirkung zu schätzen. Schnell beruhigt das Weihrauchöl den menschlichen Geist, genau so, wie es auch körperlich ein Balsam ist. Es ist wunderbar beruhigend, wenn man aufgewühlt, ruhelos und nervös ist. Ich empfinde es zudem als sehr tröstend bei Kummer. Sehr oft habe ich in Sterbesituationen oder beim Eintreffen Angehöriger nach dem Tod eines Bewohners einen Tropfen Weihrauch schon in die Duftlampe gegeben, dazu ein wenig Bergamotte oder Lavendel, Ho-Blätter-Öl oder Rose. Die Wirkung fand ich stets sehr beeindruckend. Es erleichtert die Verarbeitung der Situation und stabilisiert die Anwesenden. Gleichzeitig hat es einen fühlbaren, erhebenden Effekt. Der Duft des Weihrauches, und sei er auch unterschwellig, verleiht der Situation im Raum eine spirituelle Ruhe.
Nur wenige andere Öle wirken so stark zentrierend und meditativ.
Das Öl gilt als antidepressiv wirksam. Nach einigen Jahren Erfahrung kann ich dem zustimmen. Vor allem für sehr verletzte und trostbedürftige Seelen empfehle ich, Weihrauch in eine Mischung mit einzuarbeiten und diese regelmäßig über einige Zeit zu benutzen.
Ich fange bei einer Mischung auf 50 ml Basisöl gerne mit zwei Tropfen Weihrauchöl an. Bei somatischen Beschwerden steigere ich meist auf vier Tropfen.

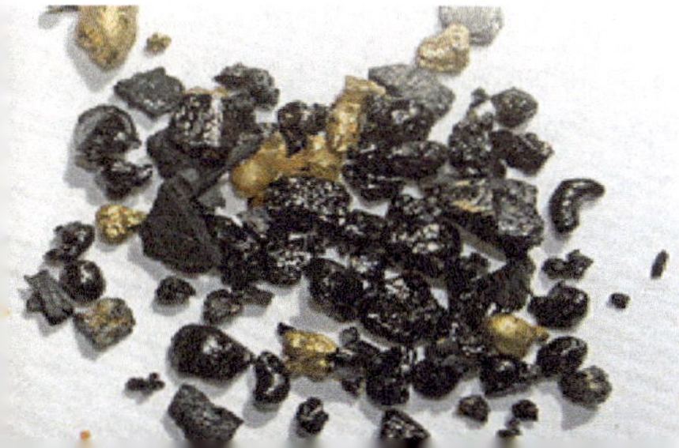

Weitere sehr nützliche etherische Öle und Rezepte in der palliativen Pflege

Neben den berühmten palliativ und spirituell bedeutsamen etherischen Ölen gibt es eine große Zahl an sehr nützlichen Ölen, die ich persönlich auf der Palliativstation nicht mehr missen möchte. Eine kleine und überschaubare Auswahl und ihre Anwendungsmöglichkeiten habe ich aufgelistet.
Die Rezepte sind so gestaltet, dass sie allein mit den nun aufgeführten Ölen mischbar sind.

Fichte

- *Botanischer Name:* Picea obovata
- *Gewinnung:* Wasserdampfdestillation
- *Herkunft:* Russland

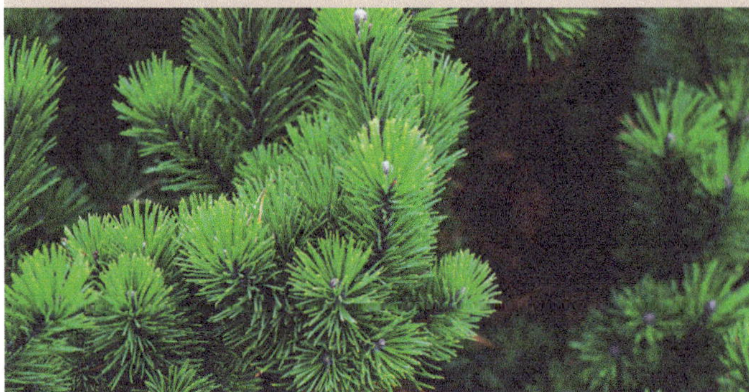

Muskel- und Gelenkeinreibung:

Fichte	8 gtt
Grapefruit	5 gtt
Lavendel	7 gtt
Ingwer	5 gtt
Pfefferminze	4 gtt
Sesamöl	50 m

Einreibung für Atmung und zur Lungenpflege:

Fichte	8 gtt
Ingwer	4 gtt
Zitrone	6 gtt
Ylang Ylang	2 gtt
Sonnenblumenöl	50 ml

Der Duft der Fichtennadeln erinnert an einen beschaulichen Spaziergang im Wald. Mild süß, frisch und klärend, verleitet dieser Duft zu einem tiefen Durchatmen. Es tauchen Bilder von mystischen, dunklen Wäldern vor dem inneren Auge auf.
Natürlich können auch Assoziationen zu Franzbrandwein, Saunagängen und Naturheilmitteln mit der Kraft der Nadelöle aufkommen. Gerade ältere Menschen mögen das oft sehr.
Fichtennadelöl ist ein etherisches Öl, das gut auf der Haut einsetzbar ist. Es muss entsprechend verdünnt werden, wird dann aber gut vertragen. Es eignet sich zur Raumbeduftung, für Einreibungen und Waschungen, sowie Aromabäder.
Fichtennadelöl enthält einen relativ hohen Anteil an Estern (25-42%). Ester sind Verbindungen, die eine positive Wirkung auf die Psyche haben. Sie beruhigen und entspannen, und esterreiche Öle eignen sich daher immer bei Problemen mit Stress und Unruhe. Somit kann Fichtenöl als ein Hilfsmittel für die überreizte und ruhelose Psyche gesehen werden.

Andererseits hat Fichtenöl auch einen stimulierenden Effekt. Das gilt für die Hautdurchblutung, die Selbstreinigungskraft der Lunge und bei Erschöpfung.
Besonders stark zeigt es seinen wohltuenden Effekt bei Atemnot, Unruhe und ganzheitlicher Erschöpfung nach langzeitigem Kummer.
Ich habe die Erfahrung gemacht, dass sowohl von Krankheit betroffene Menschen als auch ihr Umfeld, Familie und Freunde, den Duft der Fichtennadeln sehr mögen. Er entspannt und löst, ermutigt zu tiefem Durchatmen und schenkt Zuversicht und Erdung.
Einreibungen mit Fichtenöl eignen sich sehr gut bei verspannter Muskulatur, Schmerzen und bei allen Themen der Lunge und Atmung. Beschleunigte, unökonomische Atmung unter Atemnot reagiert sehr gut auf atemstimulierende Einreibungen mit fichtenölhaltigen Mischungen. Zudem löst sich Schleim aus den Bronchien besser und die Angst wird in der Regel rasch gelindert.
Der Stress des Tages lässt sich am Abend mit dem Duft von Fichte leichter abschütteln und eine innere Ruhe kann sich einstellen.
Ich benutze immer gerne Fichtennadelöl bei Menschen, die Erdung und Ruhe benötigen. Zudem ist Angst eine wichtige Indikation für Fichte.

Waschung mit Fichtennadelöl

- Fichtennadelöl 3 bis 5 Tropfen
- Verschließbares sauberes Gefäß
- ca. 20 ml Milch

Geben Sie die Milch in das Gefäß und tropfen das etherische Öl hinein.
Eine Minute gründlich schütteln und den Inhalt in eine Waschschüssel mit angenehm temperiertem Wasser geben.
Die Waschung ist für jede Tageszeit geeignet, ist wirksam bei leichten Verspannungen und Muskel- und Gelenkschmerzen und wirkt dezent schleimlösend.

Modifikationen:

Bei Schmerzen:

- Fichte 3 gtt
- Ingwer 2 gtt

Bei Unruhe, Stress und Atemnot:

- Fichte 2 gtt
- Lavendel 3 gtt

Zur Erfrischung:

- Fichte 2 gtt
- Grapefruit 3 gtt

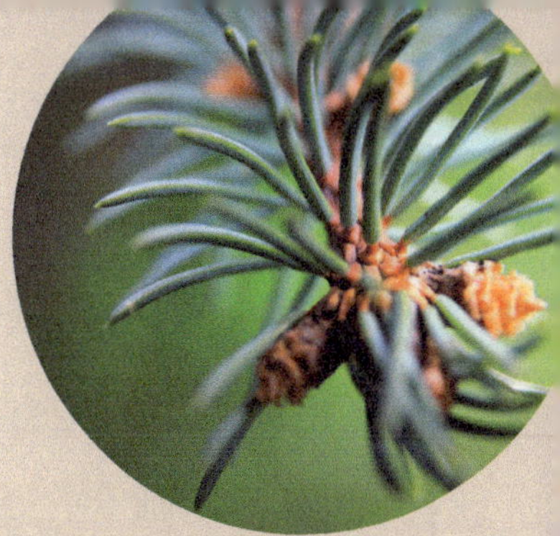

Kissenspray zum entspannten Einschlafen:

- Fichte 60 gtt
- Ylang Ylang 10 gtt
- Lavendel 45 gtt
- Ethanol (Trinkalkohol) 96% 100 ml

Alle Zutaten in eine 100 ml-Sprühflasche geben. Am Abend das Kopfkissen damit besprühen und den Alkohol verdunsten lassen (ca. 1 Minute).

Grapefruit

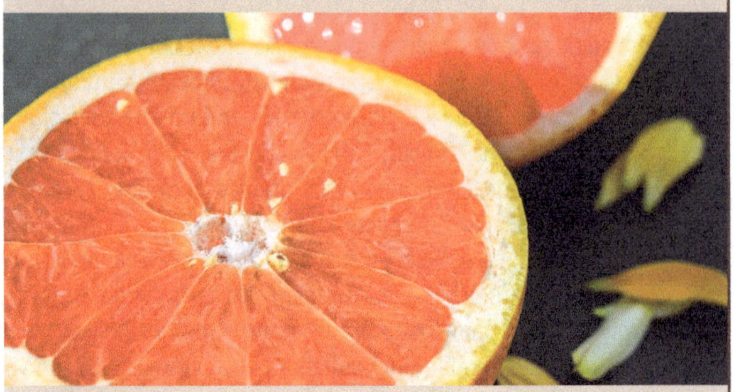

- *Botanischer Name:* Citrus paradisi
- *Gewinnung:* Kaltpressung
- *Herkunft:* Italien, USA, Israel, Südamerika

Ich nenne das etherische Öl der Grapefruit gerne die „Partydroge der Aromapflege“. Schon beim Öffnen der Flasche nimmt man diesen lebendigen, fruchtig-süßen Duft in Spuren wahr und spürt, wie das Herz zu hüpfen beginnt. Zumindest wenn man den Grapefruitduft lange und oft genug erlebt hat.
Das etherische Öl hat nützliche Effekte auf den Körper. So soll es den Fettstoffwechsel ankurbeln und bei der Gewichtsreduktion helfen. Auch fettige und unreine Haut mit Neigung zu Akne bessert sich bei richtig dosierter Anwendung. Zudem wirkt es aktivierend auf die Leber.

In der palliativen Pflege, und auch in meinem Privatleben, nutze ich Grapefruit äußerst regelmäßig.
Ich selbst liebe den stimmungshebenden Duft und umgebe mich gerne damit, wenn ich mich inspirieren und entspannen möchte. Zudem holt mich das Öl der Grapefruit aus jedem Stimmungstief, und das innerhalb kürzester Zeit. Ja, es macht mich fröhlich und beschwichtigt die kleinen Probleme des Alltags. Es gilt als das am stärksten stimmungshebende etherische Öl.
Zweifelsohne ist Grapefruit der Duft, den die allermeisten Menschen gerne mögen. Das macht es zu einem der besten Öle, die man für eine Raumbeduftung einsetzen kann.
Der beschwingte, frische und fröhliche Charakter des Duftes lässt manchmal vergessen, dass es eines der bedeutsamsten Öle in der palliativen Begleitung ist. Es ist berührend, wenn ein sterbenskranker Mensch genussvoll aufstöhnt, nachdem man ihm mit einer Kompresse

ein wenig Grapefruitduft zufächelt. Die Frische und die Lebendigkeit des Duftes wirken gerade in leidvollen Lebenslagen enorm stark. Der Duft bietet Weite und Ausblick, regt zum tiefen Durchatmen an und schafft für eine Zeit lang einen inneren Abstand zur aktuellen Situation. Ein kleiner Seelenurlaub, wenn man so möchte. Dadurch gewinnt ein jeder neue Kraft für den kommenden Weg.
Ich benutze Grapefruitöl sehr häufig, auch ohne Grund. Ich bedufte Flure dezent damit und gönne es meinen Patienten als kleine Aufmerksamkeit am Nachmittag. Ich nutze Grapefruit immer dann, wenn Menschen einen kleinen seelischen Ausflug und ein wenig gute Stimmung brauchen.

Gute Laune- Spray:

- Grapefruit 70 gtt
- Zitrone 30 gtt
- Ylang Ylang 10 gtt
- Lavendel 15 gtt
- Ethanol (Trinkalkohol) 96% 100 ml

Alle Zutaten in eine 100 ml- Sprühflasche geben und bei Bedarf, auch mehrfach täglich, in die Luft oder ins Körperumfeld sprühen und die Duftwolke genießen.

Waschung für einen guten Start in den Tag:

- Grapefruit 3 gtt
- Lavendel 2 gtt
- Verschließbares sauberes Gefäß
- Milch ca. 20 ml

In dem Gefäß alle Zutaten ca. eine Minute lang verschütteln und ins Waschwasser geben.

Duftlampe für inneres Aufatmen und entspannte Freude:

- Grapefruit 2 gtt
- Zitrone 3 gtt
- Pfefferminze 1 gtt

Aktivierende Einreibung :

- Grapefruit 4 gtt
- Ingwer 3 gtt
- Sonnenblumenöl 20 ml

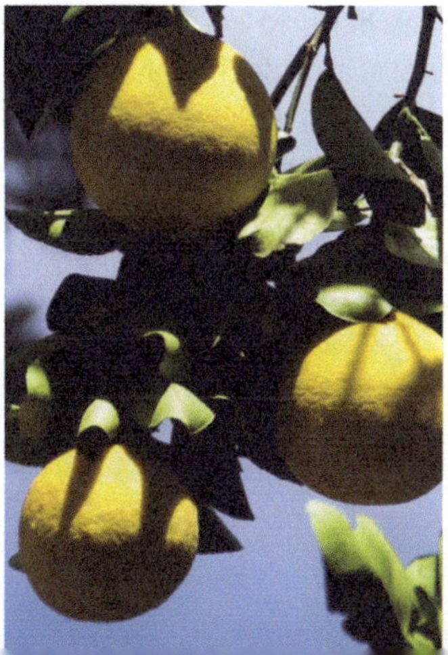

Ingwer

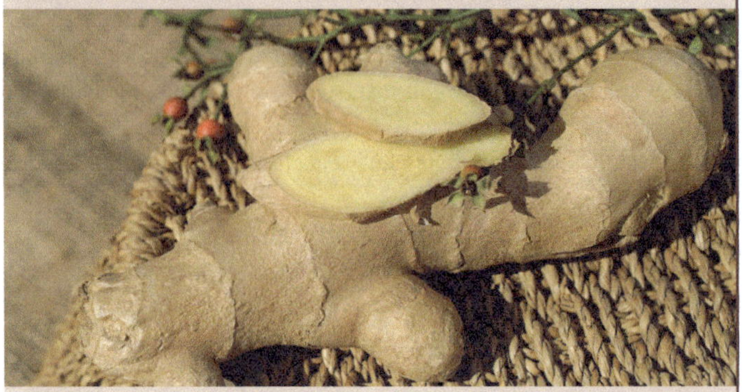

- *Botanischer Name:* Zingiber officinalis
- *Gewinnung:* Wasserdampfdestillation
- *Herkunft:* Indien, China, Sri Lanka, Jamaika

Ingwer vermittelt Wärme. Das kann man beim Genuss von Yogi-Tee oder Ingwer-Plätzchen erleben. Gerade der Winter animiert zum Einsatz von Ingwerwurzel (eigentlich ist es ein Rhizom) als Gewürz. Er ist ein Gegengewicht zur feuchten Kälte grauer Schneematsch-Tage. Mit Ingwer kann man dabei sogar einer Erkältung entgegenwirken.
Zugegeben, die frische oder getrocknete Ingwerwurzel hat einen scharfen Geschmack. Manch einem ist sie zu scharf. Das destillierte etherische Öl hingegen hat diese Schärfe nicht. Das Gingerol, das die Schärfe des Ingwers verursacht, ist nicht destillierbar und geht nicht in das etherische Öl über. Dennoch hat das Ingweröl eine erwärmende Wirkung, ohne dabei scharf oder hautreizend zu sein. Es zählt sogar zu den Ölen, die bei vernunftgemäßer Anwendung hautfreundlich und -pflegend sind.
Beachtlich ist auch die gute Wirksamkeit des Ingwers bei Übelkeit. Dabei kann der Duft auf einer Kompresse schon ausreichen, oder aber man wendet Ingweröl als Einreibung an.
Und dann gibt es da auch die Leute, die Ingwer einfach nicht mögen. Die muss man dann eben mit Ingweröl in Ruhe lassen.
Ich verwende Ingweröl in der Praxis sehr gerne in Einreibungen und Fußbädern. Hauptfokus sind für mich Patienten, die ein starkes Kälteempfinden haben und permanent frieren. Zudem Menschen mit Appetitlosigkeit und Übelkeit sowie Blähungen und Darmträgheit.

Die anregende und erwärmende Wirkung von Ingweröl macht es zudem wirksam bei Lethargie und Resignation, aber auch bei Erkältungen, Verspannungen, Unruhe jeder Art und Schmerzen.
An sich denke ich immer an Ingweröl, wenn es sich um einen kalten Prozess handelt oder die betroffene Person Wärme, Anregung und Durchblutung braucht.

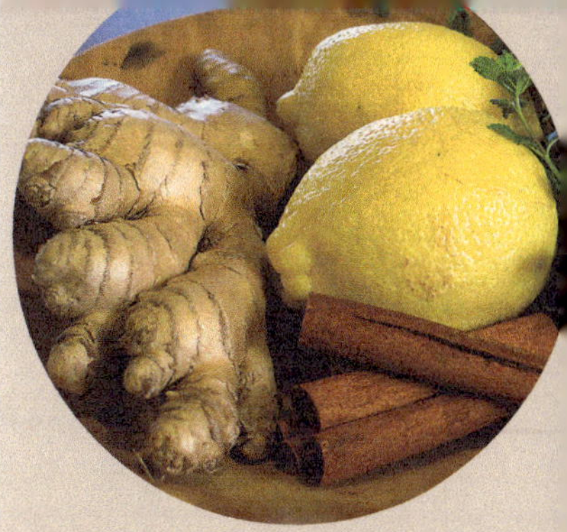

Einreibung bei Obstipation, Blähungen und träger Verdauung:

- Ingwer 8 gtt
- Zitrone 8 gtt
- Pfefferminze 4 gtt
- Lavendel 5 gtt
- Sonnenblumenöl 50 ml

Erwärmendes und entspannendes Fußbad:

- Ingwer 4 gtt
- Lavendel 4 gtt
- Ylang Ylang 2 gtt
- Milch ca. 30 ml
- Verschließbares, sauberes Gefäß

Alle Zutaten in dem Gefäß eine Minute lang verschütteln und mit warmem Wasser in eine Fußbadewanne geben. Die Füße sollen möglichst tief im Wasser stehen können.

Kompressen bei Übelkeit:

- Ingwer 1 gtt
- Zitrone 2 gtt
- 1 unsterile Kompresse

- Ingwer 2 gtt
- Pfefferminze 1 gtt
- 1 unsterile Kompresse

- Ingwer 1 gtt
- Grapefruit 2 gtt
- 1 unsterile Kompresse

Entspannende Einreibung:

- Ingwer 8 gtt
- Lavendel 4 gtt
- Ylang Ylang 2 gtt
- Fichte 6 gtt
- Sesamöl 50 ml

Konzentrationsfördernde Duftlampe:

- Ingwer 1 gtt
- Zitrone 3 gtt
- Pfefferminze 1 gtt

- *Botanischer Name:*
  Menta piperita
- *Gewinnung:*
  Wasserdampfdestillation
- *Herkunft:*
  Europa, USA, China

Pfefferminze

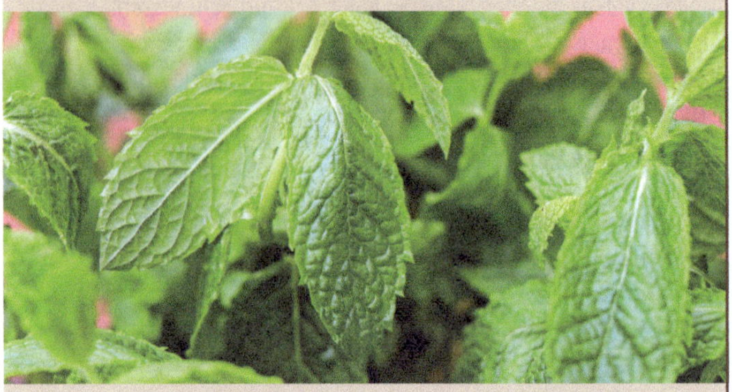

Etherisches Pfefferminzöl ist sicherlich eines der bekanntesten Öle. Jeder kennt seinen Duft und hat es vielleicht schon einmal selbst angewendet. Es ist ein beliebtes Hausmittel bei Kopfschmerzen und anderen leichten Beschwerden.

Mittlerweile ist es eines der wichtigsten Öle für mich in der Aromapflege. Zu Anfang war das nicht so. Mir wurde von einigen Anwendern der Aromapflege richtiggehend Angst gemacht vor dem Pfefferminzöl. Hintergrund ist das Menthol, das in allen Minzearten mehr oder weniger enthalten ist. Hierbei handelt es sich um einen Monoterpen- Alkohol, der auf der Haut ein kühles Gefühl erzeugt. Das kann sogar so weit gehen, dass es dosisabhängig zu einem sehr unangenehmen Kälteempfinden kommt und jede Stimulation der Haut als Kälte interpretiert wird. Das haben die meisten Menschen, die schon körperlichen Kontakt mit Pfefferminzöl hatten, einmal erlebt.

Abhängig von der Dosierung kann das aber auch sehr angenehm sein. Gerade im heißen Sommer bietet sich eine Vielzahl von Anwendungsmöglichkeiten. Vor allem aber bei Menschen in einer palliativen Lebensphase, die ein sehr starkes inneres Hitzeempfinden und ein dringendes Bedürfnis nach kühlenden Erfahrungen haben. Selbst wenn sich diese Menschen äußerlich kalt anfühlen, möchten sie das Fenster weit geöffnet und Bettdecke sowie Kleidung entfernt haben. Dieser Wunsch ist oft so stark, dass Pfefferminze scheinbar einen als lebensrettend empfundenen Effekt hat.

Ja, die Dosis und die kunstgerechte Anwendung entscheiden über die empfundene Wirkung des Öles.

Mittlerweile verwende ich es sehr oft, leite aber jeden neuen Aromaanwender sehr gut an, bevor eine Maßnahme zum ersten Mal durchgeführt wird. Ich gebe mein Pfefferminzöl auch nicht aus der Hand, wenn ich nicht sicherstellen kann, dass der Anwender ausreichend theoretische Kenntnisse und praktische Erfahrung damit hat. Wenn jedoch alles richtig gemacht wird, ist es unverzichtbar!

Zudem wird dem Pfefferminzöl eine potentiell anfallsauslösende Wirkung bei bekannter Epilepsie nachgesagt. Sicherlich spielt hierbei die Dosis eine große Rolle. Bedenken Sie, dass die meisten Zahnpasten zu mehreren Prozent aus etherischem Pfefferminzöl bestehen und ohne Warnhinweis verkauft werden. In der Pflege kranker Menschen kommt Pfefferminze stets nur in geringen Dosen zum Einsatz und nur in wenigen Fällen überhaupt auf die Haut. Dennoch gilt es stets, den Einsatz von Pfefferminzöl in der Pflege zu hinterfragen, wenn der Patient oder Angehörige Hirnmetastasen hat oder andere anfallsauslösende Beeinträchtigungen.

Mit Pfefferminzöl haben wir das stärkste anregende und wachmachende Öl in der Aromapflege. Es ist der Frischekick für Körper, Geist und Seele. Ich selbst benutze im Nachtdienst gerne eine Kompresse mit zwei Tropfen Pfefferminzöl, die ich mir über den Kragen lege, um Phasen der Erschöpfung zu lindern. Auch gebe ich diese Kompressen gerne an Kolleginnen weiter, die nach dem Nachtdienst noch einen längeren Heimweg mit dem Auto haben. Nach dem Nachtdienst mag ich den Duft von Pfefferminzöl am Morgen, um mich schnell wieder an den richtigen Tag-Nacht-Rhythmus zu gewöhnen. In dieser Hinsicht ist Pfefferminzöl oft auch wichtig für die Menschen, die wir pflegen. Chronische Krankheiten, bösartige und konsumierende Krankheiten führen oft zu körperlicher und geistiger Schwäche, Müdigkeit und einem hohen Schlafbedürfnis. Diese Müdigkeit ist am Ende des Lebens nicht unangenehm. So schläft manch einer ohne erkennbare Angst aus dem Leben. Wenn zuvor aber noch Kontakt mit Freunden und Angehörigen möglich sein soll oder der Tag noch genutzt werden möchte, ist diese Erschöpfung und Müdigkeit eher belastend. Es kommt letztendlich darauf an, wie der Mensch uns dieses Symptom schildert und was dieser möchte.

Pfefferminze ist für mich unverzichtbar, wenn ein Mensch Kühlung und Aktivierung möchte.

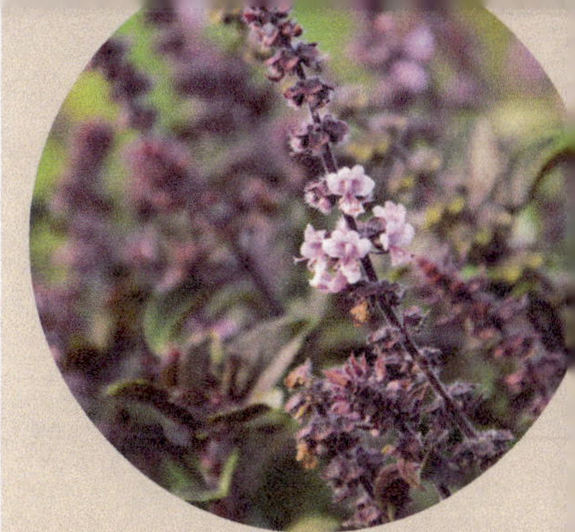

Kreislaufaktivierende Kompresse:

- Pfefferminze 1 gtt
- Lavendel 2 gtt
- 1 unsterile Kompresse

Diese Kompresse ist motivationsfördernd, entspannend und zugleich aktivierend. Sie hilft, innere Widerstände zu überwinden und Aktivitäten zu starten. Man kann direkt daran riechen oder sie über den Kragen legen.

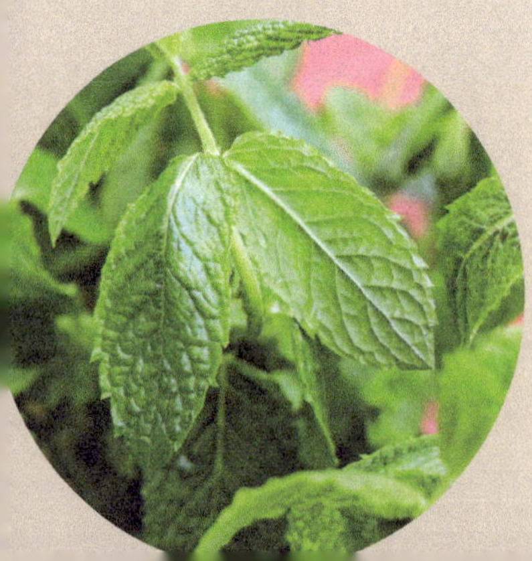

Pfefferminzwaschung (bei erhöhter Körpertemperatur und starkem Hitzeempfinden):

- Pfefferminzöl 3 gtt
- Verschließbares sauberes Gefäß
- Milch ca. 20 ml

In dem Gefäß alle Zutaten ca. eine Minute lang verschütteln und ins Waschwasser geben. Auf genaue Dosierung achten und gründlich schütteln. Dann Waschung durchführen. Als verstärkenden Effekt nicht abtrocknen, sondern trockenfächeln. Waschung kann einmal pro Stunde widerholt werden, dafür kann die Waschschüssel mit der Pfefferminzmischung beim Patienten stehen gelassen und mehrfach benutzt werden. Nach Bedarf können auch nur die Extremitäten oder nur der Körperstamm gewaschen werden.
Eine Steigerung der Pfefferminzdosis (z.B. auf 4 oder 5 Tropfen) darf nur mit ausreichend Erfahrung (auch Selbsterfahrung!) und nur nach vorheriger Austestung an einer Extremität, wie einem Arm oder einem Bein, gemacht werden.
Entgegen mancher kursierender Gerüchte ist dies die angenehmste und kreislaufschonendste fiebersenkende Maßnahme.

Aktivierender und motivierender Raumspray:

- Pfefferminze 20 gtt
- Zitrone 40 gtt
- Grapefruit 50 gtt
- Ethanol (Trinkalkohol) 96% 100 ml

Alle Zutaten in eine 100 ml-Sprühflasche geben und bei Bedarf, auch mehrfach täglich, in die Luft oder ins Körperumfeld sprühen und die Duftwolke genießen. Dieser Spray aktiviert Kreislauf und Motivation, stimuliert die geistigen Kräfte, wirkt angstlösend und stimmt fröhlich. Eher nicht am Abend verwenden.

Duftkompresse bei Übelkeit und Appetitlosigkeit:

- Pfefferminze 1 gtt
- Grapefruit 2 gtt
- 1 unsterile Kompresse

Mit der Kompresse Luft zufächeln oder über den Kragen legen. Selbst wenn die Kompresse bei Übelkeit nicht wirken sollte, so ist sie eine willkommene Erfrischung.

Atemaktivierende und lungenreinigende Duftlampe:

- Pfefferminze 1 gtt
- Fichte 2 gtt
- Lavendel 1 gtt

Ylang Ylang

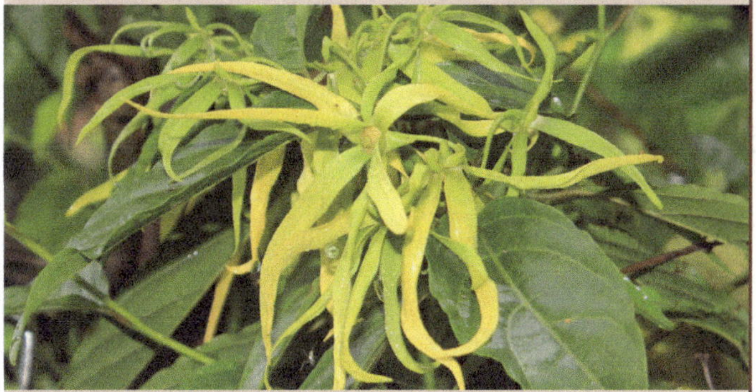

- *Botanischer Name:* Cananga odorata
- *Gewinnung:* Wasserdampfdestillation
- *Herkunft:* Philipinen, Java, Sumatra, Madagaskar

Es ist eine hohe Kunst, den süßen, schweren Blütenduft von Ylang Ylang zu bändigen. Ein Tropfen zu viel und seine Wucht kann Kopfschmerzen verursachen oder einfach alle anderen Düfte überdecken und aufgrund der intensiven, schweren Note einfach nerven. Die Dosis macht das Parfüm. Eine Spur Ylang Ylang ist wie ein Hauch aus 10001 Nacht. Süß und lieblich, mild und exotisch. In der Parfümerie wird diese Duftqualität als narkotisch beschrieben. Ich benutze diesen Begriff ebenso gerne, er beschreibt die Wirkung auf die Psyche sehr gut. Ylang Ylang ist nicht gerade der Duft, mit dem man dynamisch in den Tag startet. Eher läutet es Ruhephasen ein, bringt vegetativ, geistig und emotional in die innere Mitte zurück. In diesem Zusammenhang kann es Aggressivität lindern, was gerade in der Arbeit mit Demenz und anderen neurologisch-psychiatrischen Störungen von Bedeutung sein kann. Hierbei werden stets geringe Dosen verwendet, zuviel des Duftes kann bereits erwähnte Nebenwirkungen verursachen oder paradox wirken.

Nicht unerwähnt bleiben soll auch der aphrodisierende und antidepressive Effekt von Ylang Ylang. Aus langjähriger Erfahrung kann ich beschreiben, wie gut aphrodisierende Düfte auf alte und von chronischer Krankheit bedrückte Menschen wirken. Man muss nur verstehen, dass hierbei die Sexualität keine tragende Rolle spielt. Aphrodite war nicht nur die Göttin der Liebe, sondern auch der Schönheit, des Wachsens und Werdens. Lang anhaltender Kummer, chronische Schmerzen und die Konfrontation mit dem Ende der eigenen Existenz schränken meist auch zunehmend die Wahrnehmung der lebens-

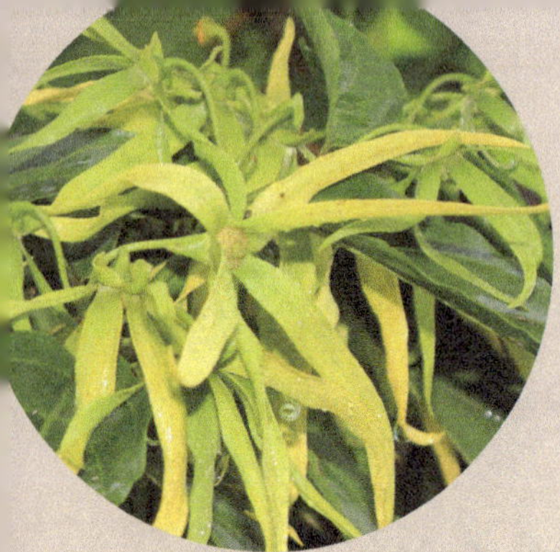

werten Aspekte des Seins ein. Schönheit, Genuss und Lust an sinnlichen Erfahrungen rücken in den Hintergrund. So verliert die Welt an Farben und Musik, der Mensch zieht sich zurück und versteinert innerlich. Viel Lebensqualität kann dabei verloren gehen. Das ist die Stunde aphrodisierender Öle, welche in den Körper, die Gegenwart und in das sinnliche Erleben zurückführen. Der Neurotransmitterhaushalt wird positiv beeinflusst. So wird unter Einfluss von Ylang Ylang vermehrt Serotonin ausgeschüttet, was nicht zuletzt chronische Schmerzen lindern und die Lebensqualität verbessern kann. Gerade die abendliche Anwendung verhilft zu einem guten Schlaf.
Körperlich hat Ylang Ylang eine gute Wirkung auf trockene und pflegebedürftige Haut und zu hohen Blutdruck.
Ich verwende Ylang Ylang immer gerne, wenn eine Person Ruhe, sinnliche Anregung und Entspannung braucht. Alle überschießenden Prozesse und zu viel Druck lassen sich mit Ylang Ylang sedieren.

Aggressionslindernde Kompresse bei Demenz:

- Ylang Ylang 1 gtt
- Lavendel 2 gtt
- 1 unsterile Kompresse

Die Öle auf die Kompresse geben. Diese dem Patienten beiläufig in die Hand geben, wenn dieser noch so zugänglich sein sollte. Sonst die Kompresse im Patientenumfeld auslegen. In der Regel wird der Patient selbst beginnen daran zu riechen. Der Effekt kommt wenige Minuten später zum Tragen. Diese Kompresse kann auch am Abend zum Einschlafen auf die Brust gelegt werden.

Waschung für trockene, schuppende Haut:

- Ylang Ylang 3 gtt
- Lavendel 4 gtt
- Honig 1 großer EL
- Olivenöl 2 EL
- Milch ca. 30 ml
- 1 sauberes, verschließbares Gefäß

In dem Gefäß alle Zutaten bis auf den Honig ca. eine Minute lang verschütteln und in warmes Waschwasser geben. Hierbei wird die Milch die Öle nicht mehr emulgieren, da es zu viel Öl ist. Die etherischen Öle lösen sich eher im Olivenöl und bleiben wie ein Hautpflegeöl auf der Haut zurück. Den Honig im Wasser auflösen und mit einem Frotteewaschlappen die Waschung durchführen. Es ist anschließend kein Hautpflegeöl mehr nötig.

Entspannende Waschung am Abend:

- Ylang Ylang 2 gtt
- Fichte 3 gtt
- Lavendel 2 gtt
- Milch ca. 20 ml
- 1 sauberes, verschließbares Gefäß

In dem Gefäß alle Zutaten ca. eine Minute lang verschütteln und in warmes Waschwasser geben.

Sinnlich anregende Einreibung:

- Ylang Ylang 2 gtt
- Grapefruit 6 gtt
- Ingwer 4 gtt
- Sonnenblumenöl 50 ml

Zitrone

- *Botanischer Name:* Citrus limon
- *Gewinnung:* Kaltpressung
- *Herkunft:* Italien, Südamerika, USA

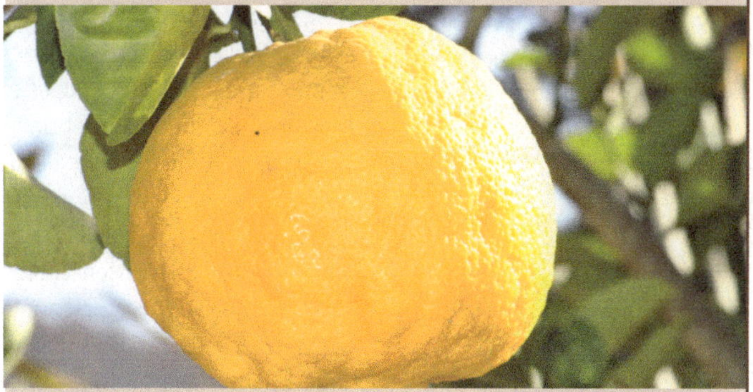

Oft frage ich Kursteilnehmer, welches Lebensalter sie dem Zitronenduft zuordnen würden. Einheitlich erhalte ich dann immer die Antwort: Die Jugend. Tatsächlich drängt sich beim Genuss dieses Duftes der Eindruck von leichter Flüchtigkeit und jugendlicher Frische auf. Fast beschwichtigend und doch stark tonisierend verleitet der Zitrusduft zum tiefen Aufatmen. Eine Besonderheit dieses etherischen Öles ist seine bereits erwähnte Leichtigkeit und Flüchtigkeit. Der Duft schwebt zart und unaufdringlich durch den Raum, zu schwach, um andere Gerüche zu überdecken. Kurz danach kann man ihn kaum mehr wahrnehmen. Das kommt von dem hohen Anteil an Monoterpenen, der Hauptgruppe der Bestandteile dieses Öles. Um die 65% Limonen sind hierbei zu nennen. Diese Substanzgruppe bildet unter anderem die Kopfnoten eines Duftes, die erste und flüchtigste Note, die man bei einem Parfüm wahrnimmt. Die Kopfnoten sind frisch und spritzig, allerdings sind sie schon nach wenigen Stunden verflogen und überlassen die Bühne den Herznoten. Monoterpene verbinden sich auch rasch mit Sauerstoff, was man Oxidation oder Ranzigwerden nennt. Die gute Wirksamkeit von Monoterpenen gegen Viren in der Raumluft soll an dieser Stelle nicht unerwähnt bleiben.

Da ein ähnlich hoher Anteil an Monoterpenen allen Zitrusölen gemeinsam ist, sind sie alle nicht länger als etwa ein Jahr haltbar. Zitronenöl sollte schon nach zehn Monaten verbraucht sein.

Die Zugehörigkeit zu den Kopfnoten lässt sich sogar 1:1 auf den Menschen übertragen. Der Kopf ist ein großes Thema dieses etherischen Öles. Sogar Studien belegen, wie stark Zitronenöl die geistigen Fähigkeiten aktiviert. Hier ist es das stärkste aller etherischen Öle, auch wenn es nützlich sein kann, es mit anderen zu kombinieren.

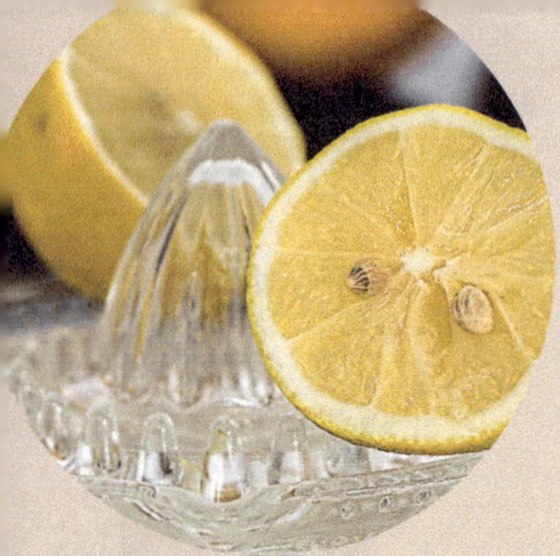

Zitronenöl belebt den Geist und macht die Gedanken frei. Das ist von großer Bedeutung für die palliative Versorgung, da sehr viele lebenslimitierende Erkrankungen einen hemmenden Einfluss auf die Kognition, die Wachheit und die Gedankenwelt sowie auf die Konzentrationsfähigkeit haben. Die Menschen, die wir betreuen, leiden nicht selten unter rascher geistiger Erschöpfbarkeit, Konzentrationsschwäche, abreißenden Gedanken und mangelnder Orientiertheit. Nicht immer ist diese Erfahrung leidvoll. All das kann toleriert werden, wenn die betroffene Person den geistigen Schlummer akzeptieren und gar als Linderung der veränderten Lebensumstände annehmen kann. Nicht selten jedoch werden uns die geschilderten Symptome als belastend beschrieben, da sie die Kommunikation mit geliebten Menschen und die Nutzung der verbleibenden Lebenszeit einschränken.

Zudem hebt Zitronenöl die Stimmung, lindert Ängste und entspannt die Psyche. Der leichte, spritzige Duft hebt die Wahrnehmung über die oft bedrückende Wirklichkeit hinweg und öffnet einen lieblichen inneren Horizont.

Auf der körperlichen Ebene habe ich schon die gute Wirksamkeit gegen Viren in der Raumluft erwähnt, dabei genügen schon eine Duftlampe oder ein paar Kompressen mit Zitronenöl im Raum. Es ist außerdem eines meiner Lieblingsöle bei Übelkeit, immer vorausgesetzt, dass Düfte keine verstärkende Wirkung auf die Übelkeit haben und als angenehm empfunden werden. Oft genügt hier schon der Duft allein, aber auch Einreibungen mit entsprechenden Mischungen wirken sehr gut. Um im Verdauungstrakt zu bleiben: Zitronenöl lässt sich sehr gut bei Verdauungsinsuffizienz, Blähungen und Darmträgheit einsetzen. Es regt zudem mild die Leber an und stimuliert die Produktion von Gallensäure. Hierbei lohnen sich vor allem Einreibungen mit einem Anteil Zitronenöl.

Nicht vermissen möchte ich es außerdem in Mischungen für Blutgefäße, vor allem im venösen Bereich. Hier wirkt es vielfältig lindernd und ergänzt ideal die Wirksamkeit anderer etherischer Öle.

Ich denke immer an Zitrone, wenn Menschen geistige Klarheit und Anregung möchten oder einen „frischen Wind“ vertragen können.

Verdauungsfördernde Baucheinreibung mit stimmungshebendem Duft:

- Zitrone 5 gtt
- Grapefruit 6 gtt
- Ingwer 4 gtt
- Sesamöl 50 ml

Geistig anregende und belebende Duftlampe bei Demenz und Hirnmetastasen:

- Zitrone 3 bis 4 gtt
- Pfefferminze 1 gtt

Nach Wunsch kann die Zitrone auf 2 gtt reduziert und die Mischung mit 2 gtt Grapefruit ergänzt werden. Diese Mischung kann ein- bis zweimal am Tag angewendet werden.

Einreibung bei venösen Problemen und gegen schwere Beine:

- Zitrone 8 gtt
- Pfefferminze 5 gtt
- Lavendel 7 gtt
- Sonnenblumenöl 50 ml

Belebender Raumspray fürs Wohlbefinden „Waldluft“:

- Zitrone 40 gtt
- Grapefruit 20 gtt
- Fichte 60 gtt
- Pfefferminze 20 gtt
- Ethanol (Trinkalkohol) 96% 100 ml

Alle Zutaten in eine 100 ml-Sprühflasche geben und bei Bedarf, auch mehrfach täglich, in die Luft oder ins Körperumfeld sprühen und die Duftwolke genießen.

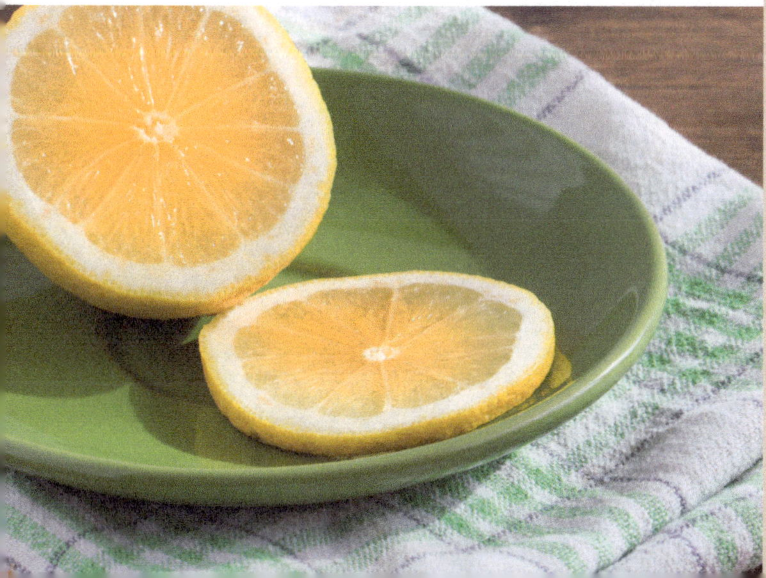

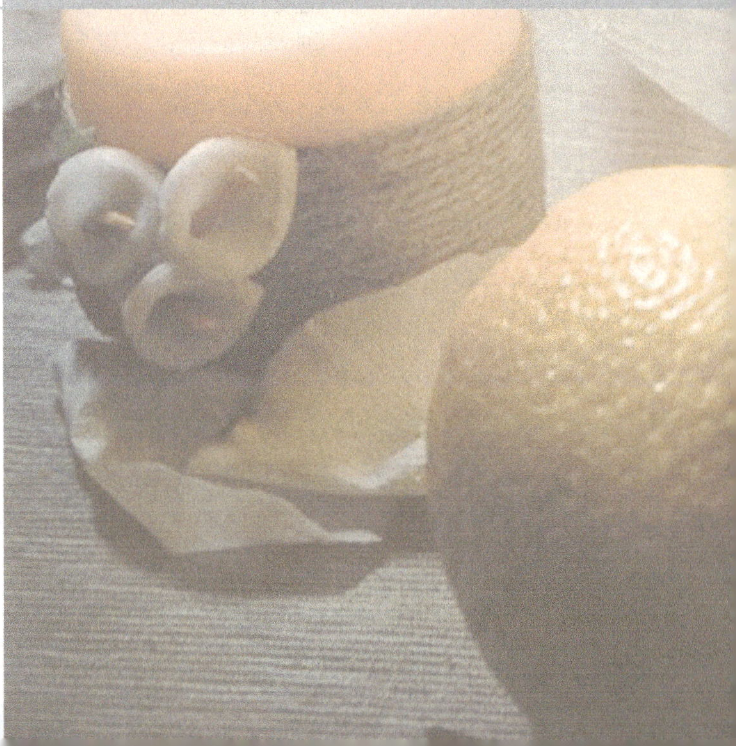

Kapitel 4

Rezepte nach palliativen Symptomen

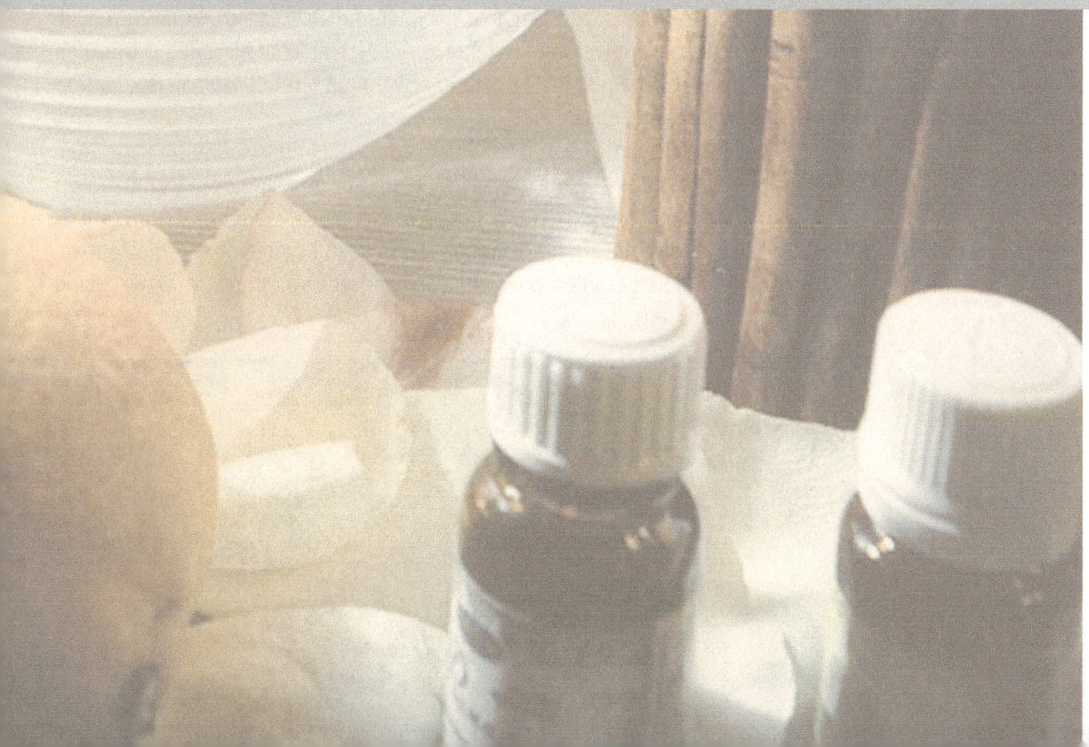

Rezepte nach palliativen Symptomen

Dieser Teil des Buches bezieht sich hauptsächlich auf typisch palliative Situationen.

Hier möchte ich Ihnen konkrete Ideen vermitteln, um palliative Probleme und Notfälle zielgerichtet mit etherischen Ölen zu lindern.

Neben meinen Lieblingsölen für die jeweilige Situation stelle ich auch Rezepte vor, die man sich in einer Apotheke mischen lassen kann. Für die Selbstpflege zu Hause kann man sich damit oft ebenso verwöhnen.

Wenn ich in den Rezepten nur von „Basisöl" spreche, kann jedes beliebige, fette Öl verwendet werden. Die Wirkstoffe sind dann nur die etherischen Öle. Man bedenke dann nur den jeweiligen Eigengeruch mancher fetten Öle, z. B. Olivenöl.

Die Abkürzung „gtt" kommt vom lateinischen Guttae und bedeutet Tropfen.

Zudem möchte ich all diejenigen inspirieren, die nicht selbst mischen werden oder mischen lassen. Daher spreche ich hier auch Empfehlungen über Mischungen aus, die bereits fertig verfügbar sind.

Aus Gründen der Überschaubarkeit habe ich mich dabei auf wenige Firmen und Apotheken beschränkt, mit deren Sortimente ich bereits gute Erfahrungen gemacht habe. Natürlich werden Sie bei Ihrer Recherche auf weitere Produkte stoßen. Ich möchte hiermit ausdrücklich erwähnen, dass ich keiner der erwähnten Firmen bzw. Hersteller Vorzug gebe.

Die fertigen Mischungen von Wadi GmbH und Neumond kann man direkt bei den jeweiligen Firmen anfordern oder sie sind in manchen Apotheken erhältlich.

Die Mischungen der Bahnhof-Apotheke in Kempten lassen sich entweder dort bestellen oder einfach über jede Apotheke in Deutschland anfordern.

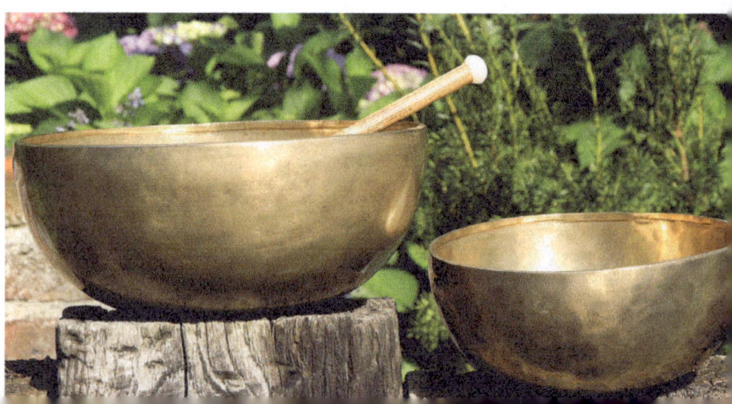

Appetitlosigkeit/Übelkeit

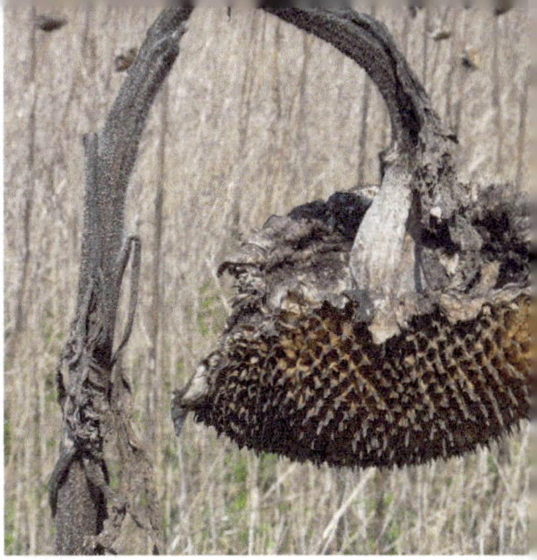

Die Ursachen für die palliative Appetitlosigkeit und Übelkeit sind vielfältig. Allein die Psyche kann so starkem Stress ausgesetzt oder durch Angst und Depression niedergedrückt sein, dass es zum Appetitverlust kommt. Die Erkrankung selbst kann den Appetit nehmen, bei Krebserkrankungen zudem auch die Tumorzerfallsprodukte und paraneoplastischen Phänomene. Die Therapien tun ihr Übriges. Chemo, Bestrahlung und Medikamente haben sehr häufig einen massiven Einfluss.

Bei der Appetitlosigkeit handelt es sich in der palliativen Pflege nur bedingt um ein Problem. Zumindest sollte man sich fragen, wer genau das Problem hat.

Angehörige werden in der Regel sehr unter der zunehmenden Kachexie (pathologischer Gewichtsverlust) des Patienten leiden. Diese verändert und entstellt das Aussehen des Menschen und der Tod steht dem geliebten Menschen plötzlich ins Gesicht geschrieben.

Zudem bleiben Ernährungsmythen stets lebendig wie: „Essen hält Leib und Seele zusammen" oder „Ein Kranker muss gut essen, damit er wieder zu Kräften kommt". Während die Pflege überwiegend in unseren Händen ist und die medizinische Betreuung der Arzt übernimmt, haben Angehörige nicht viele Möglichkeiten, einen emotional erträglichen und tolerierten Beistand zu leisten.

Das Essen kommt hier gerade recht. Zum Essen genötigt zu werden kennen wir häufig aus der Kindheit und verbinden es mit Fürsorge und Pflege.

All diese falschen Anschauungen müssen von uns Pflegenden aufgeklärt werden. Denn einen inappetenten oder unter Übelkeit leidenden Menschen zum Essen zu zwingen gleicht einer Folter, und ganze Familien verschwenden manchmal verbleibende Lebenszeit mit der Frage nach dem Essen.

Es muss die Tatsache in den Raum gestellt werden, dass der sterbende Patient je nach Schwere der Erkrankung wahrscheinlich nie wieder zunehmen oder zu Kräften kommen wird. Letztendlich fressen die degenerierten Tumorzellen jegliche Nährstoffe aus dem Blut heraus, so dass für die gesunden Zellen nichts mehr übrig bleibt. Tumorzellen müssen sich kaum mehr an Regeln halten und ernähren sich von allem, was sie bekommen.

Klären Sie bitte gründlich auf, um diesen unnötigen Stress für alle Beteiligten zu nehmen. Erwähnen Sie hier bitte auch, dass jemand, der keinen Hunger hat auch nicht verhungern kann.
Der Patient selbst lernt oft, seinen Verfall zu akzeptieren. Zu jeder Stunde eines Tages, und das über Jahre, erlebt er seine Krankheit. Zudem fehlt ihm bei der Appetitlosigkeit nichts, er möchte keine Nahrung zu sich nehmen.
Übelkeit lässt sich meist dank neuer Medikamente und palliativer Erfahrung immer besser behandeln. Ablaufsonden entlasten den Magen, wenn Verdauungssäfte und Magen-Darm-Inhalt keinen anderen Weg als den nach oben nehmen können.
Werden diese Probleme von allen Beteiligten richtig behandelt und gepflegt, kann man meist erstaunliches Wohlbefinden erreichen.
Eine gewisse Kräftigung natürlich lässt sich über Nahrung manchmal erreichen. Und sei es nur, dass der Blutzuckerspiegel steigt.
Wünscht der Patient Maßnahmen zur Appetitsteigerung, kann man einiges ausprobieren.

Bei der Übelkeit ist es um die Lebensqualität anders bestellt. Sie ist unendlich quälend, ähnlich dem Schmerz. Viele Erkrankungen können Übelkeit verursachen. Deren Therapie ebenso. Sehr bekannt ist dies bei der Chemotherapie. Darauf können Patienten regelrecht konditioniert sein. Allein der Anblick des Krankenhauses und dessen Geruch können wieder die Übelkeit aktivieren, die beim letztmaligen Aufenthalt gespürt wurde. Auch Bestrahlungstherapie und palliative Bestrahlung, sowie eine Vielzahl der Medikamente verursachen nicht selten Übelkeit.
Doch vergessen wir nicht die seelische Komponente der Übelkeit. Trauer, Depression und Verzweiflung können uns buchstäblich den Magen umdrehen.
Quälend und mitleidserregend finden wir es allein, das Erbrechen eines anderen Menschen mit anzusehen. Wir sehen einem anderen kaum an, wie qualvoll das Gefühl der Übelkeit zuvor war. Dabei wird meist das Erbrechen als Erleichterung erlebt.

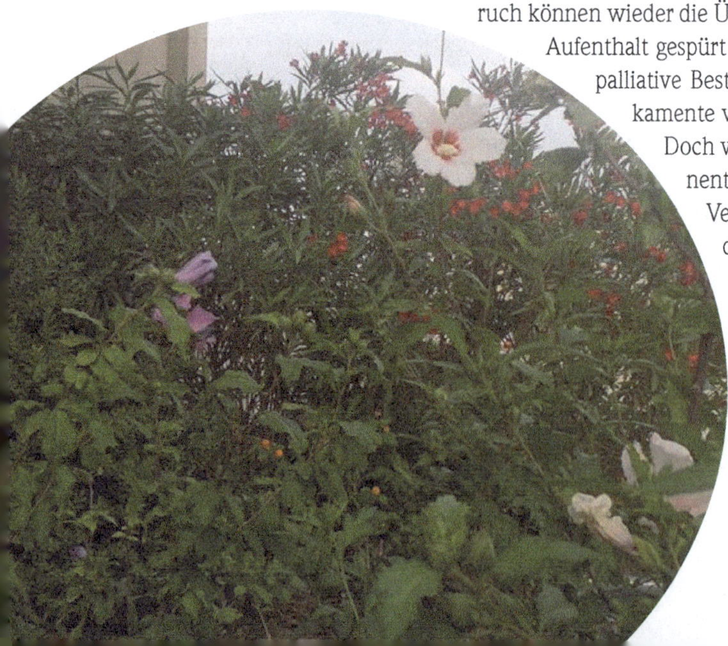

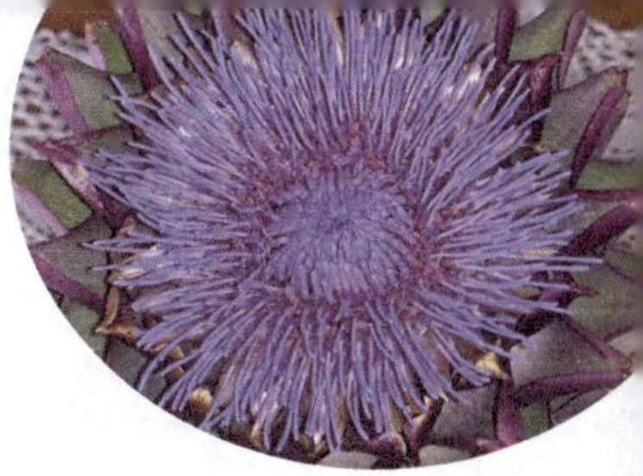

Maßnahmen:

Alle Zitrusdüfte sind geeignet. Sie wirken ohnehin förderlich auf den Verdauungstrakt und stärken die Nerven. Häufig beheben sie leichte Übelkeit allein durch ihren Duft und aktivieren die Freisetzung von Verdauungssäften, die appetitfördernd wirken können.
Zwar zählen Zitrusfrüchte zu Lebensmitteln, aber ihr Geschmack und Geruch wird kaum mit Übelkeit in Verbindung gebracht.
Vor allem sei hier die Bitterorange erwähnt. Die Schale der Bitterorange ist in sehr vielen Magenbittern und Magenarzneien enthalten. Sie wirkt verdauungsfördernd, appetitanregend, motilitätsfördernd und sehr wirksam gegen Übelkeit.

Für die Raumbeduftung:

- Bitterorange
- Bergamotte
- Mandarine rot
- Orange
- Urzitrone
- Limette
- Pfefferminze
- Ackerminz
- Ingwer
- und andere...

Von manchen Gewürzölen wie Kümmel oder Kreuzkümmel in der Duftlampe rate ich ab. Ihr Geruch erinnert zu sehr an deftige Speisen. Der Patient ist dann schon satt, bevor es ans Essen geht oder er bekommt Übelkeit. Dafür ist die Nase von Menschen unter Nahrungskarenz und mit Neigung zu Appetitlosigkeit oder Übelkeit zu sensibel. Diese Öle eignen sich eher für Einreibungen.

Bei Appetitlosigkeit kann man es mit einem anderen Trick versuchen. Röstaromen haben eine stark appetitanregende Wirkung. Hierzu gibt es zwar kein etherisches Öl, aber versuchen Sie einmal Folgendes: Stellen Sie einen Toaster im Patientenzimmer auf oder in der Nähe der offenen Tür. Dann toasten Sie eine Scheibe Toast oder zwei nacheinander.

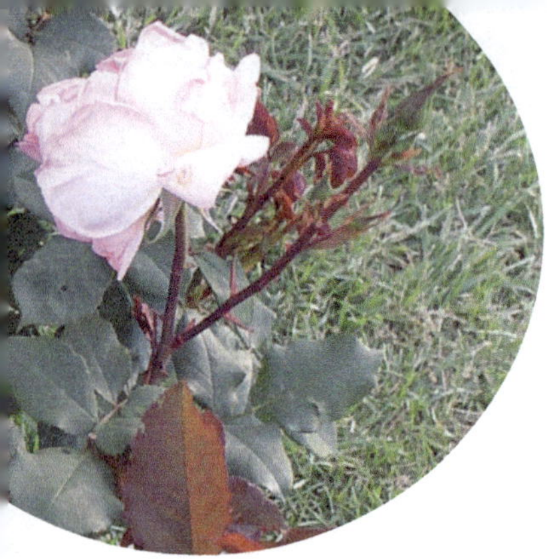

Es kommt gar nicht darauf an, ob der Patient diesen Toast essen will, es geht nur um die Freisetzung der Aromen. Nicht selten habe ich damit große Erfolge gehabt und der Patient erfreute sich danach kleiner Genüsse.

Einreibungen:

Einreibungen bieten vielfältige Hilfe bei Inappetenz. Der Duft tritt schnell auf und ist damit zeitlich gut applizierbar.

Zudem löst die Berührung Stress auf, beruhigt und fördert eine gute Stimmung.

Als Körperregion für eine appetitfördernde Einreibung bietet sich der Bereich zwischen Epigastrium und Nabel an.

Gegen Übelkeit kann man auch die Brust, den Nacken oder die Schläfen einmassieren. Oft ist der Magen druckempfindlich und die schnelle Aufnahme des Duftes in Gesichtsnähe bewirkt eine deutliche Besserung des unangenehmen Gefühls.

Öle für eine appetitfördernde Einreibung:

- Ingwer
- Bitterorange
- Kümmel
- Limette
- Anis
- Pfefferminze
- Mandarine rot
- Kreuzkümmel
- Kardamom
- und andere...

Öle besonders gegen Übelkeit:

- Zitrone
- Urzitrone
- Limette
- Grapefruit
- Bitterorange
- Ingwer
- Neroli
- Ackerminze
- Rose
- Pefferminze
- und andere...

Rezeptur Einreibungen:

Einreibung *„Demeter“*, magenerwärmend und hilfreich gegen Übelkeit

- 50 ml Basisöl
- Ingwer 4 gtt
- Mandarine rot 4 gtt
- Kardamom 3 gtt
- Bitterorange 3 gtt

Einreibung *„Tobel"*,
sehr gut gegen Übelkeit, appetitanregend und gegen Völlegefühl

- 50 ml Basisöl
- Pfefferminze 3 gtt
- Limette 6 gtt
- Ingwer 4 gtt

Auch eine Duftkompresse eignet sich sehr gut. Der Patient kann den Abstand zur Duftquelle selbst bestimmen und beeinflussen.
Vor allem Zitrusdüfte und Pfefferminze, sowie Rose und Ingwer je 1 Tropfen, max. 2 Öle auf eine Kompresse) zeigen oft zumindest eine deutliche Verbesserung des subjektiven Befindens.

Pefferminzhydrolat ist bei Übelkeit, aber auch bei Appetitlosigkeit eine Wohltat. Es lässt sich über eine Sprühflasche wie ein Körperspray verwenden oder erfrischend ins Gesicht sprühen.

Fertige Produkte:
Wadi GmbH
Verdauungs-Öl (Bay, Fenchel, Petitgrain, Tonka-Extrakt, Zimt)
Diese Mischung dient zwar nicht direkt zur Appetitanregung, aber Fenchel, Zimt und Tonka bewirken eine Erwärmung und Anregung des Verdauungstraktes und somit eine mögliche Appetitanregung.

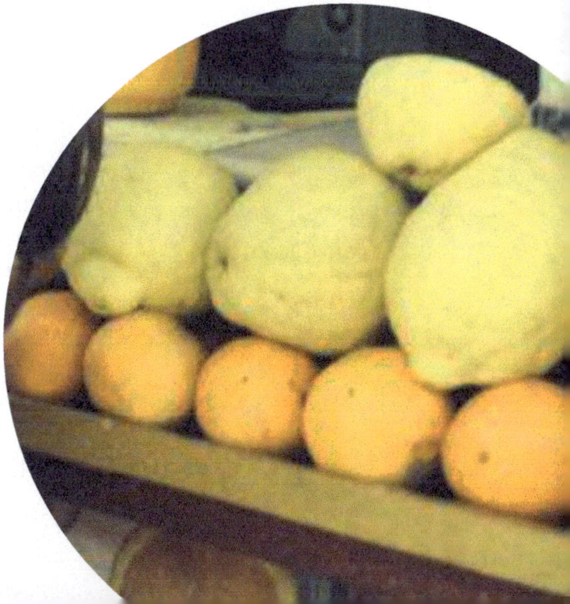

Atemnot

Sie ist eines der quälendsten Krankheitssymptome oder Begleiterscheinungen des Sterbens. Leider ist Atemnot keine Seltenheit in der Palliativpflege. Je nach Grunderkrankung liegt ihre statistische Häufigkeit zwischen 10 % und 100 %. Nicht selten wird die Atemnot zum palliativen Notfall und kann zum Tod führen.

Dabei sind die Ursachen hier außerordentlich vielfältig: Von bösartigen Grunderkrankungen, die die Lunge als Organ betreffen, und zusätzlichen Lungenkrankheiten wie COPD, über neurologische Erkrankungen wie ALS, bis hin zum körperlichen oder psychischen Stress. Manchmal lässt sich eine Ursache noch nicht einmal feststellen.

Der Patient, der das dringende Gefühl hat, nicht genug Luft zu bekommen, intensiviert seine Anstrengung, intensiver zu atmen. Dabei arbeitet er zunehmend mit dem ganzen Körper und nimmt dadurch seine gesamte Atemhilfsmuskulatur zur Hilfe. Schließlich verbraucht er mehr Sauerstoff, als er mit seinem geschwächten Leib aufzunehmen in der Lage ist. Die daraus resultierende Angst oder gar Panik verstärkt diesen Teufelskreislauf.

Morphin suggeriert im zentralen Nervensystem ein ausreichendes Sauerstoffniveau, wodurch der Patient sich entspannt und aus der Krise gelangen kann.

Bei allem was Pflegende tun ist es sehr wichtig, selbst ruhig zu bleiben. Unsere Souveränität bewirkt eine unbewusste Beruhigung des verängstigten Patienten. Pflegende Angehörige tun sich im häuslichen Umfeld oft schwerer, ruhig zu bleiben. Niemand ist da, der sie berät oder ihnen beisteht, während ein kranker Mensch Todesängste unter Atemnot aussteht. Daher sollten pflegende Angehörige sich gut auf solche Situationen vorbereiten und alles griffbereit halten, was von Ärzten, SAPV oder Fachkräften auf der Palliativstation in dieser Situation empfohlen bzw. verordnet wurde. Die Aromapflege sollte in dieser Zeit auch den Angehörigen selbst helfen können. Sie sollten sich selbst beruhigende Bäder, Raumdüfte, Einreibungen oder Kompressen gönnen, und das täglich. So kann die Grundstabilität verbessert oder erhalten bleiben.

Maßnahmen:

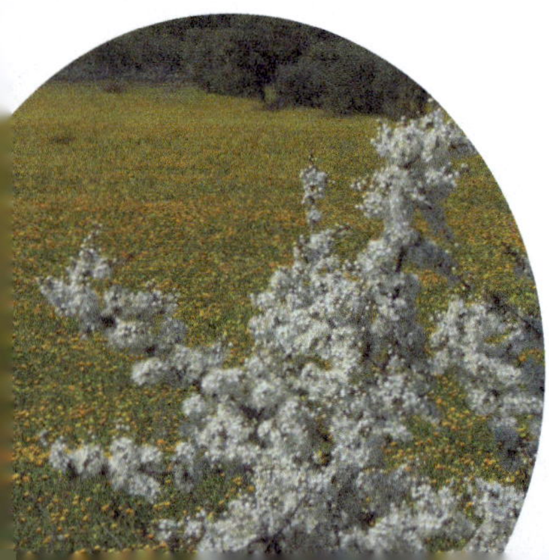

Allem voran sei hier der Alleskönner Lavendel mit seiner ganzheitlichen, beruhigenden Wirkung erwähnt.

Dennoch sollte man den Lavendel nicht als „leichtes Sedativum" abtun und damit unterschätzen. Seine Wirksamkeit in akuten Situationen ist stark ausgeprägt, und bei Atemnot denke ich als erstes an ihn. Vor allem der Patient in Todesangst reagiert häufig extrem gut und schnell auf seinen Duft.

Bitte probieren Sie auch hier einen Fächer aus. Sauerstoffgabe allein kann manche Fälle von Atemnot nicht lindern, da aufgrund der mannigfaltigen Einschränkungen effektiv immer noch zu wenig Sauerstoff

im Blut ankommt. Das offene Fenster und die zugefächelte Luft kann oft wesentlich mehr bewirken oder ist zumindest eine wundervolle Ergänzung.
Aber es ist nicht das einzige in Frage kommende Öl. Meine Favoriten unter den etherischen Ölen sind:

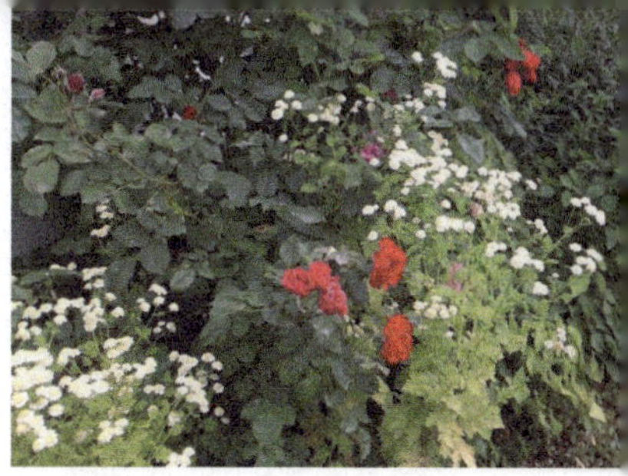

- Lavendel fein
- Cajeput
- Fichte
- Rose
- Neroli
- Mandarine rot
- Orange
- Angelikawurzel
- Thymian
- und andere...

Raumbeduftung:

Die Raumbeduftung ist vor allem präventiv sinnvoll. Wenn der Patient erst einmal in einer starken Atemnot gefangen ist, erlebt er sich selbst und sein Problem als absolutes Zentrum seiner Wahrnehmung. Der fast unterschwellige Duftreiz aus einer Duftlampe wird den Patient eventuell nicht stark genug beeinflussen, um ihn zügig aus seiner Krise zu holen. Präventiv können etherische Öle in der Raumbeduftung aber sehr wohl den Boden für eine erneute Atemnot nehmen und die Anfälle deutlich reduzieren oder deren Intensität mindern. Es gilt, bei sensiblen Patienten mit Betonung der Atmung sehr dezent zu dosieren, damit der Duft nicht störend wirkt.

Mischungen für die Duftlampe:

Mandarine rot	2 gtt		
Lavendel fein	1gtt	Rose 10 %	1 gtt
Fichte	1gtt	Fichte	1 gtt
		Orange	2 gt
Lavendel fein	2 gtt		
Cajeput	1 gtt		

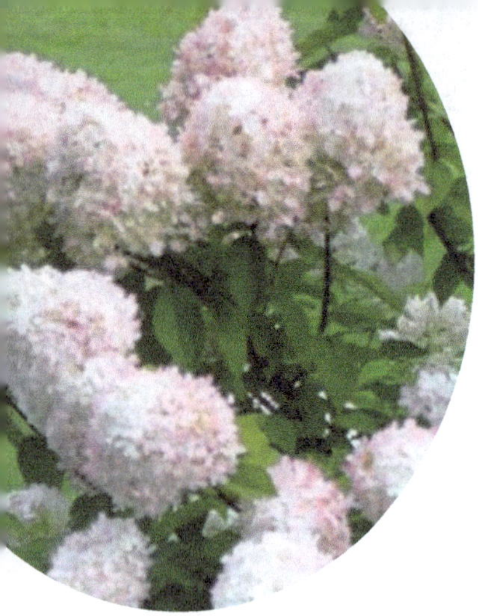

Mischung *„Atma"* 10 ml für die Duftlampe und trockene Inhalation

Cajeput	3 ml
Fichte	3 ml
Lavendel fein	4 ml

Für eine Raumbeduftung drei bis vier Tropfen in die Duftlampe geben.

Trockene Inhalation:

Die trockene Inhalation ist meine liebste Sofortmaßnahme, die sehr gut wirkt und mir gleichzeitig Zeit verschafft, andere Interventionen vorzubereiten.

Man benötigt lediglich eine unsterile Kompresse und das Öl seiner Wahl.

Am besten eignet sich Lavendel. Wenn man weiß, dass der Patient es nicht mag, weicht man auf andere Öle aus. Tatsächlich aber wird kein Mensch mit wirklicher Atemnot etwas ablehnen von dem Sie sagen, dass es ihm helfen wird. Er ist zu sehr mit Überleben beschäftigt um wahrzunehmen, ob Lavendelduft ihm taugt.

Nun beträufelt man die Kompresse mit dem ausgewählten Öl und gibt es dem Patienten in die Hand. Er wird angewiesen, diese regelmäßig vor seine Nase zu halten und zu inhalieren.

Nun hat man mehr als einen Effekt, der die Atemnot lösen wird: Der Lavendel, intensiv inhaliert, wirkt schnell über das zentrale Nervensystem. Die konkreten Anweisungen über die Nutzung der Inhalation lenken die Aufmerksamkeit des Patienten weg von seinem Problem und hin zu deren akribischer Befolgung.

Zudem beginnt der Patient nun eher über die Nase zu atmen, vor die er sich zudem die Kompresse hält, was den Durchfluss der Atemluft reduziert und das Atmen verlangsamt. Der Patient hat nun etwas, an dem er sich festhalten kann und erfährt das Gefühl, seinen Zustand aktiv beeinflussen zu können. Das mindert seine Angst.

Öle für eine trockene Inhalation:

- Lavendel fein
- Fichte
- Rose 10 %
- Neroli
- Cajeput

Es wird jeweils nur ein Öl verwendet und davon nur ein Tropfen. Kennt man den Patienten besser und weiß um seine Reaktion auf Düfte, kann man bis zu drei Tropfen verwenden. Für Rose und Neroli gilt das nicht, sie duften zu stark.

Rezeptur Einreibungen:

Einreibung *„Echo"* mit Schwerpunkt auf Angstlösung und nervöser Beruhigung

- 50 ml Jojobaöl
- Neroli 2 gtt
- Melisse 2 gtt
- Lavendel 5 gtt
- Orange 5 gtt

Einreibung *„Dryadental"* mit Schwerpunkt der körperlichen und seelischen Entspannung und Erwärmung

- 50 ml Jojobaöl
- Angelikawurzel 3 gtt
- Fichte 4 gtt
- Rose extrakt 3 gtt
- Thymian rot 3 gtt

Einreibung „Sylphe", angstlösend und lungenpflegend

- 50 ml Jojobaöl
- Myrte 4 gtt
- Rose 2 gtt
- Neroli 2 gtt
- Mandarine rot 4 gtt

Wickel/ Auflagen:

Olivenöl-Lavendel Kompresse

Diese Maßnahme hat sich in meiner Arbeit tausendfach bewährt, daher möchte ich diese Auflage und ihre Anwendung hier unbedingt genauer beschreiben.

Sie benötigen:

Wasserkocher
2 Wärmflaschen
Etherisches Öl Lavendel fein
Frischhaltefolie oder Gefrierbeutel
Olivenöl
1 trockenes Handtuch
5 unsterile Kompressen 10 x 10 cm

Das Zubehör für die Olivenöl-Lavendel- Auflage sollte stets zusammen an einem Ort aufbewahrt werden, damit man schnell und unkompliziert handeln kann.

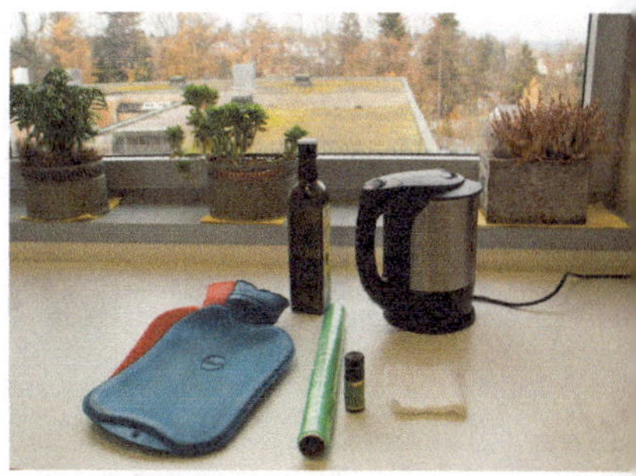

Der Wasserkocher ist bereits angeschaltet, während der Kompressenstapel mit Öl präpariert wird.

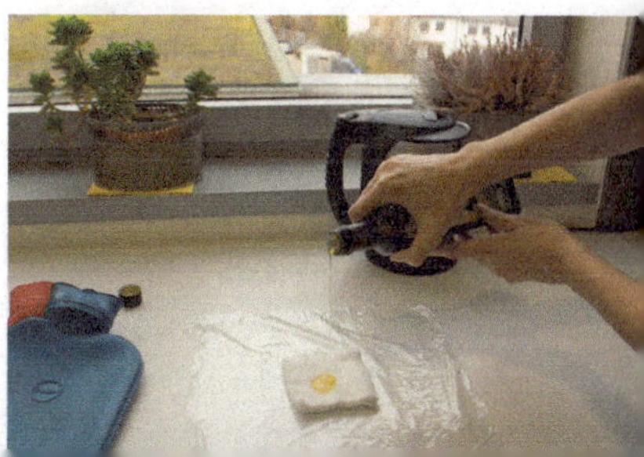

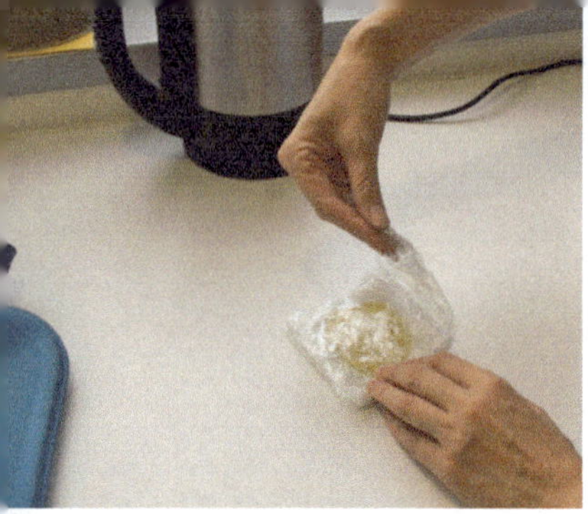

Wenn ein Patient in eine Atemnot gerät und alle medizinisch notwendigen Schritte gemacht wurden, stellen Sie eine Auflage wir folgt her:

1. Stellen Sie den gefüllten Wasserkocher an.
2. Legen Sie die fünf Kompressen als Stapel auf die Frischhaltefolie bzw. auf einen Teller und begießen Sie den Stapel mit Olivenöl. Die Kompressen sollen sich vollsaugen, aber nicht überlaufen.
3. Dieser Kompressenstapel wird nun in die Frischhaltefolie eingeschlagen oder in den Gefrierbeutel gelegt.
4. Wenn das Wasser kocht, befüllen Sie die Wärmflaschen, drücken Sie Luft heraus und verschließen Sie diese.
5. Legen Sie die eingepackten Kompressenstapel zwischen beide Wärmflaschen und lassen Sie ihn sich ein paar Minuten erwärmen.
6. Danach den Kompressenstapel entnehmen und aus der Folie oder dem Beutel befreien.
7. Mit der Hand vorsichtig die Temperatur prüfen. Das Öl soll sehr warm, aber nicht heiß sein. Damit, dem etherischen Öl und dem Handtuch, geht man nun zum Patienten.
8. Nun werden 5 - 6 Tropfen Lavendel fein auf die Kompressen geträufelt.
9. Legen Sie die Kompresse mit der Lavendelseite auf das Brustbein des Patienten und decken Sie das Ganze mit dem trockenen Handtuch ab.
10. Diese Auflage hält lange die Wärme und lässt das etherische Öl schnell in signifikanten Mengen in den Körper gelangen, wo es im Gehirn eine ähnliche Wirkung erzeugt wie Morphin, und die Atemnot sehr schnell nimmt – ohne Nebenwirkungen.

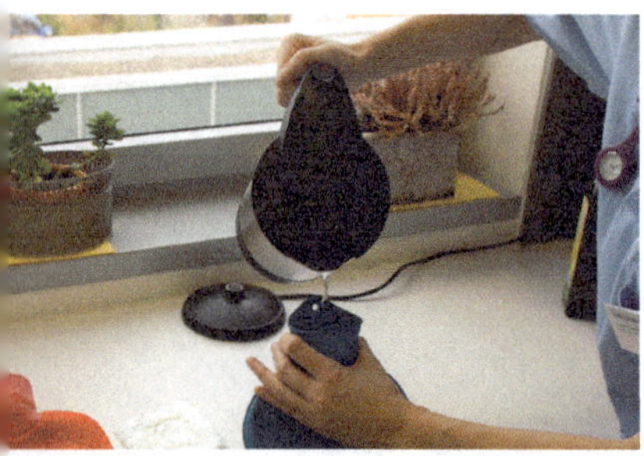

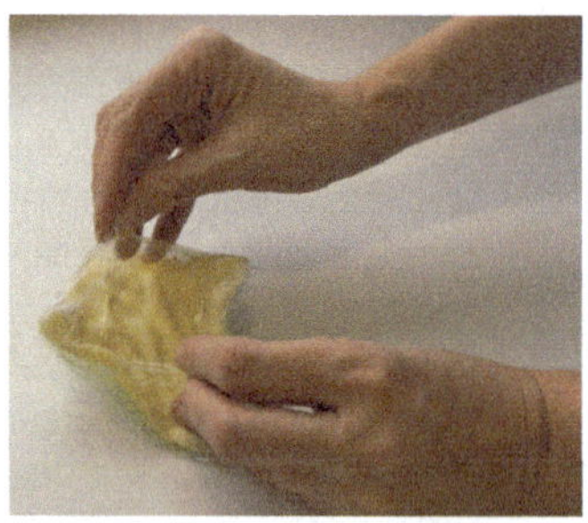

Die Auflage wird vorsichtig mit dem Finger auf seine Temperatur geprüft.
Sie soll sehr warm aber nicht zu heiß sein.

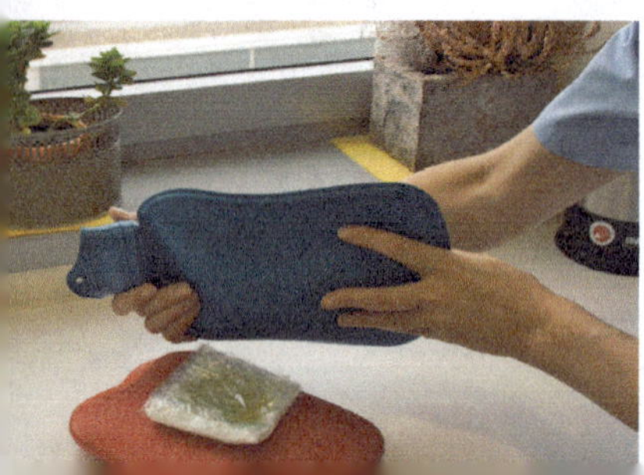

Das etherische Lavendelöl wird erst kurz vor der Applikation der Auflage auf den Kompressenstapel gegeben, da die Wärme des Olivenöles sonst das Lavendelöl verdunsten lässt.

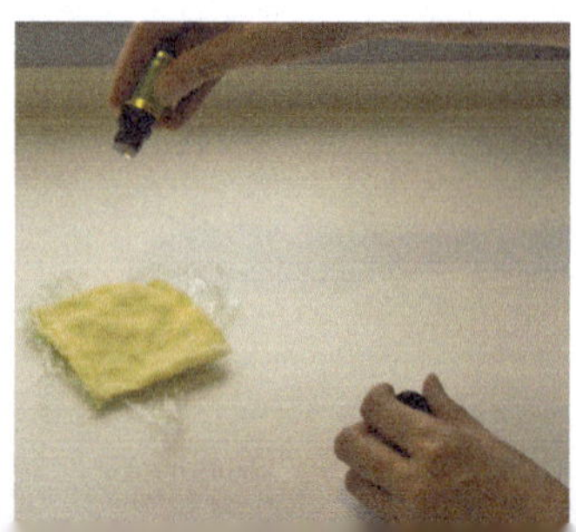

Da das Öl nicht wie Wasser abkühlt, kann die Auflage lange belassen werden. Der erschöpfte Patient schläft meist schnell ein. Man lässt dann die Auflage bis zu seinem Erwachen liegen. Das ölige Bettzeug und Kleidung nimmt man gerne in Kauf.
Schnell sind der Patient und auch die Kollegen von dieser Auflage überzeugt. Am besten bewahrt man alle notwenigen Utensilien an einem Ort zusammen auf, dann geht die Zubereitung sehr schnell.

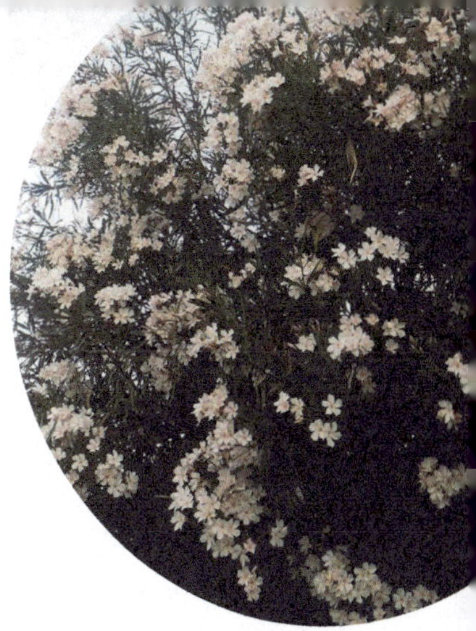

Fertige Produkte:

Wadi GmbH
Atem-Aktiv-Öl (Cajeput, Fichte, Thymian)
Weitet als Einreibung die Brust und schenkt Atemkraft.

Breath Atembalsam (Cajeput, Fichte, Geranie, Lavendel, Mandarine rot, Niauli, Rose, Teebaum, Thymian, Wacholderbeere)
Ein herrlich zart duftender Atembalsam mit salbenartiger Konsistenz, der auf der Haut schmilzt. Seine Öle wirken nicht nur auf körperlicher Ebene lösend und entspannend, sondern auch angstlösend und befreiend in der Seele.

Bahnhof-Apotheke, Kempten
Mischung der Palliativstation des Klinikums Kempten

Einreibung *„Waldfee"* (Cajeput, Lavendel fein, Fichte, Neroli)
Diese Mischung ist brustweitend, atemaktivierend und angstlösend, sowie entspannend und wurde speziell für palliative Situationen konzipiert.

Neumond
Aromapflegeöl bio zum Durchatmen (Myrte, Cajeput u. a.)
Gut geeignet für ASE und andere atemaktivierende Maßnahmen.

Dann wird sie auf dem Brustbein appliziert.
Bildtext: Das Handtuch hält die Wärme lange und schützt die Kleidung vor dem Öl.

Der Patient schläft häufig schnell ein, die Auflage kann belassen werden.

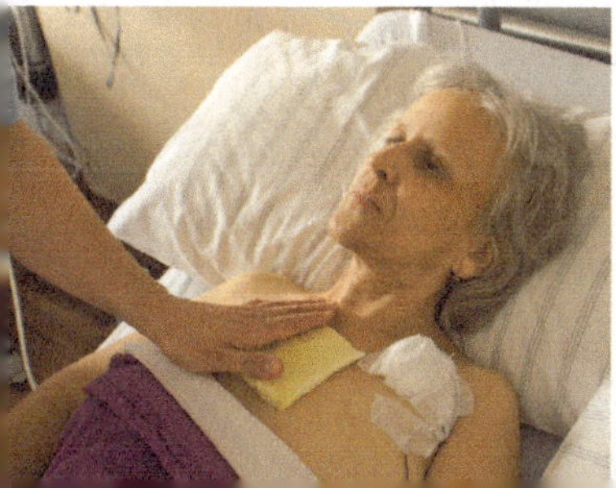

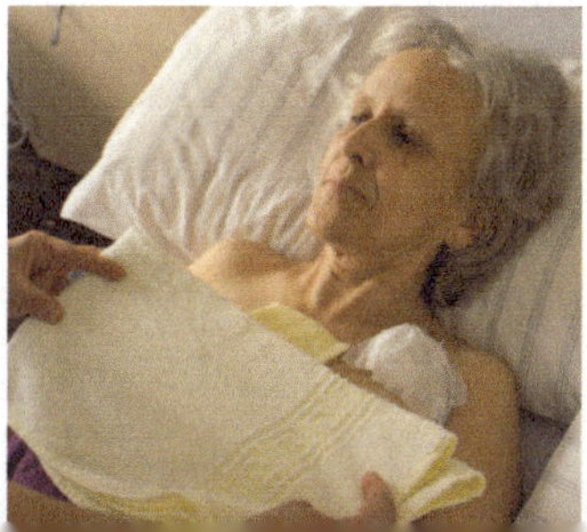

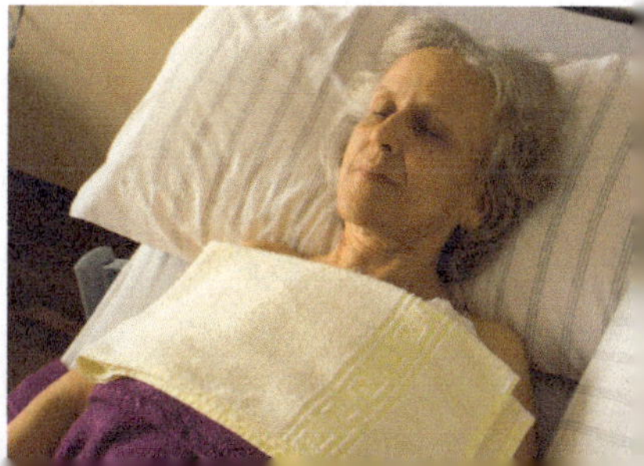

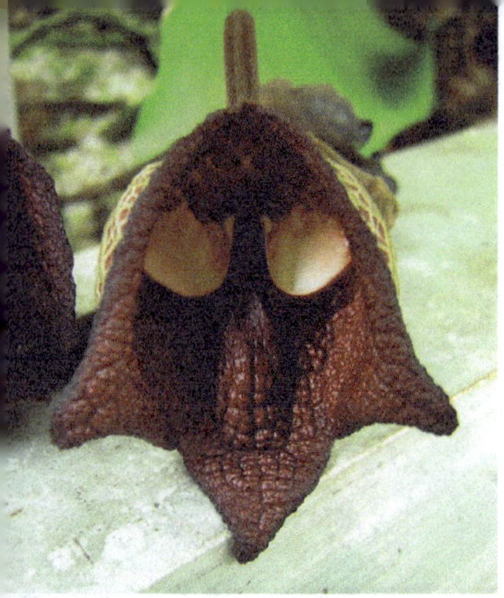

Fatigue-Syndrom

Bei Fatigue handelt es sich um eine pathologische Ermüdbarkeit, die nichts mit der normalen Müdigkeit und Erschöpfung gesunder Menschen nach entsprechender Anstrengung gemein hat.
Bei der Fatigue besteht kein Zusammenhang mit einer erschöpfenden Anstrengung. Ihre Entstehung ist in einigen Details noch nicht bekannt.
Es wird jedoch eine multifaktorielle Genese als ursächlich angesehen. Die Grunderkrankung zehrt an den Ressourcen des Menschen. Gerade bösartige Erkrankungen nehmen sich viel von der Kraft des Erkrankten und zwei Drittel aller Patienten leiden darunter in jeder Phase ihrer Erkrankung. Entartete Zellen konsumieren ohne Unterlass und ohne dabei Einschränkungen zu kennen. Zellabbauprodukte stellen eine erhebliche organische Belastung dar.
Zudem kommt es gerade bei bösartigen Erkrankungen und auch bei deren Therapie zu einer veränderten Blutzusammensetzung bis hin zur Anämie durch Blutverlust aus Tumormassen und Metastasen, sowie zum Abbau von Blut oder verminderter Blutbildung.

Inappetenz, zunehmende Kachexie und Abbau von Muskelmasse verstärken die körperliche Erschöpfbarkeit.
Auch die Auswirkungen einer unheilbaren Krankheit auf die Psyche eines Menschen kommen als wesentliche Ursache für Fatigue in Betracht. Depression, spirituelle und soziale Konflikte, fehlender Lebenssinn und die permanente Konfrontation mit dem eigenen Tod, der mehr und mehr seine Spuren hinterlässt, nehmen deutlichen Einfluss auf den Leistungswillen und die Energiebereitstellung.
Schließlich sind viele Therapien eine große Belastung für den gesamten Menschen. Chemotherapie, Radiatio und medikamentöse Therapie haben einen ermüdenden und schwächenden Einfluss auf den gesamten Menschen. Ihre Folgen spürt der Patient oft noch Monate nach Therapieende.
Die Fatigue erfasst nicht nur den Körper, sondern auch die emotionale Ebene. Dies macht sich durch erhöhte Reizbarkeit, Lustlosigkeit, Angst, Rückzug vom sozialen Umfeld und schwindendem Interesse am Leben bemerkbar.
Kognitiv führt die Fatigue zu demenzartigen Erinnerungslücken, Konzentrationsstörungen und rascher geistiger Ermüdbarkeit mit Überdruss gegen Musik, Fernsehen und Unterhaltungen.

Vor allem das soziale Umfeld leidet unter dem Dahinschlafen und dem inneren Rückzug des Erkrankten. Häufig meinen Angehörige, die erschöpften Patienten mit trivialer Beschwichtigung und Ablenkung aufmuntern zu müssen. Dabei sind es genau diese Gespräche, die die Patienten noch rascher ermüden.
Häufig empfehle ich Angehörigen, nicht mit dem Patienten zu reden, sondern sich gemeinsam in seiner Gegenwart zu unterhalten. Der Patient kann an dieser Unterhaltung Anteil nehmen soviel er will und sich dann von dem beruhigenden Geräusch bekannter Stimmen im Hintergrund in den Schlaf lullen lassen.

Wir Pflegende sollten Angehörige zudem zeitnah darüber aufklären, dass diese Müdigkeit auch ein Segen für den Betroffenen sein kann. Sie tut nicht weh und hüllt das Sterben in einen gnädigen Schleier des Desinteresses und des Vergessens. Irgendwann wird der Sterbende zu müde, um sich über das Leben, den Tod oder irgendetwas anderes Gedanken zu machen, und entschläft dieser Welt, ohne es bewusst mitzubekommen.
Im Gegensatz zu permanenter Geistesgegenwart bis zum Tod und der daraus oft resultierenden Angst ist die Fatigue sehr oft sanfter und tröstlicher.
Die Angehörigen müssen nun lernen, dazusein ohne etwas zu wollen, sich untereinander in den Besuchszeiten abzusprechen und den Sterbenden schon vor seinem Tod gehen zu lassen. Meist verstehen sie das sehr gut, sind dankbar für diese Informationen und lernen rasch, sich darauf einzustellen.

Wenn jedoch der Betroffene selbst äußert, unter der Fatigue zu leiden, können wir allerhand tun, um ihm zu helfen.

Maßnahmen:

Es ist zu beachten, dass wir nur gewisse Zeitfenster für unsere Maßnahmen zu Verfügung haben. Wir können den Patienten nicht einen halben Tag lang beduften. Das wäre ein zu starker Reiz und würde irgendwann zu Kopfschmerzen führen. Zudem stehen dem Patienten nur begrenzte körperliche Ressourcen zur Verfügung.

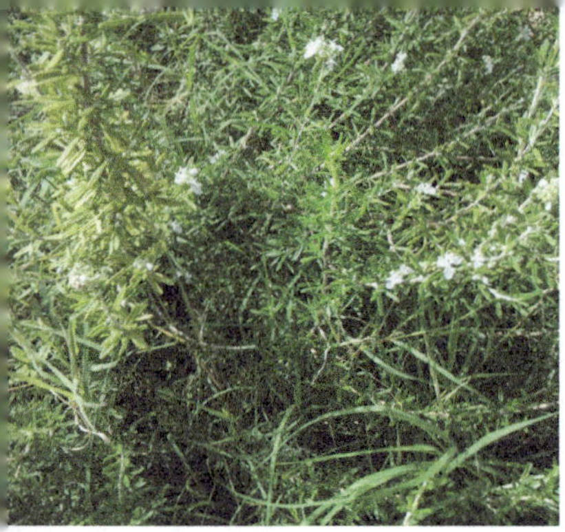

Daher sollten wir unsere Maßnahmen so berechnen, dass sie entweder das natürliche Leistungshoch des Patienten unterstützen oder besucherfrequentierte Zeiten erfassen. Somit haben der Patient und sein Besuch am meisten voneinander.
Für die Fatigue bevorzuge ich Zitrone und Pfefferminze.
Sie steigern mit großer Zuverlässigkeit die körperliche und die geistige Wachheit.

Wirksame Öle bei Fatigue sind:

Körperebene:
- Pfefferminze
- Rosmarin
- Thymian rot
- Angelikawurzel
- Majoran
- Weißtanne
- Zimtblätter / -Rinde
- Kampfer
- Wacholderbeere

Geistesebene:
- Basilikum
- Zitrone
- Pfeffer schwarz
- Lemongras
- Pfefferminze
- Rosmarin
- Weihrauch

und andere...

Seelenebene:
- Bergamotte
- Rose
- Rosengeranie
- Thymian rot
- Angelikawurzel
- Narde
- Jasmin
- Weihrauch

Mischungen für die Duftlampe.

- Zitrone 3 gtt
- Pfefferminze 1 gtt

- Zitrone 2 gtt
- Rosmarin 1 gtt
- Weißtanne 2 gtt

- Lemongrass 2 gtt
- Zimtblätter 1 gtt
- Thymian rot 1 gtt

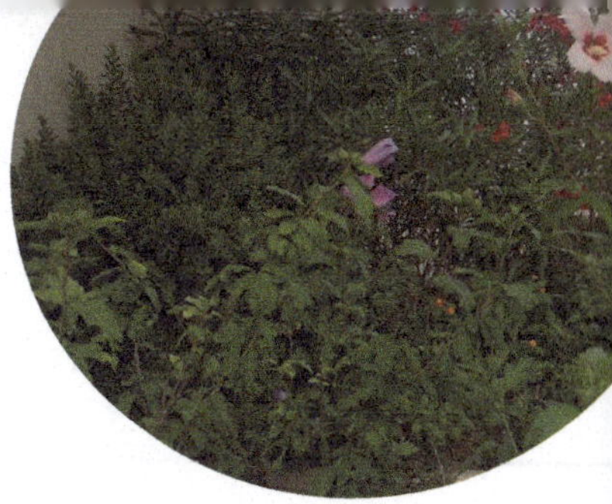

Mischung „Allround Power“ 10 ml, wirkt körperlich, geistig und seelisch anregend, sowie stimmungsaufhellend

- Pfefferminze 2 ml
- Zitrone 3,5 ml
- Basilikum 0,5 ml
- Bergamotte 2 ml
- Rosmarin ct. campher 1,5 ml
- Rose extrakt 10 gtt

Trockene Inhalation:

Eine unsterile Kompresse wird mit einem Tropfen der folgenden Öle oder einer der Mischungen beträufelt und dem Patienten als Dufttuch ausgehändigt.

Zitrone
Pfefferminze
Bergamotte
Rosmarin
Weißtanne

Mögliche Kombinationen:

- Zitrone 1 gtt
- Pfefferminze 1 gtt

- Rose 10 % 1 gtt
- Bergamotte 1 gtt

- Rose 10 % 1 gtt
- Zitrone 1 gtt

Einreibungen:

Einreibung *„Athene“*, wirkt gegen starken seelischen Kummer und wirkt aufhellend

- 50 ml Jojobaöl
- Rose 2 gtt
- Jasmin 1 gtt
- Narde 1 gtt
- Weihrauch 2 gtt
- Patchouli 2 gtt
- Orange 5 gtt

Einreibung *„Aurora“*, aktiviert Körper, Geist und Seele.

- 50 ml Jojobaöl
- Basilikum 2 gtt
- Weihrauch 2 gtt
- Rose 2 gtt
- Rosmarin 4 gtt
- Lemongrass 3 gtt
- Wacholder 4 gtt

Einreibung *„Dione“*, wirkt ganzheitlich erwärmend, anregend und kräftigend

- Angelikawurzel 3 gtt
- Zimtrinde 2 gtt
- Wacholder 4 gtt
- Zitrone 5 gtt
- Bergamotte 3 gtt
- Rosengeranie 3 gtt

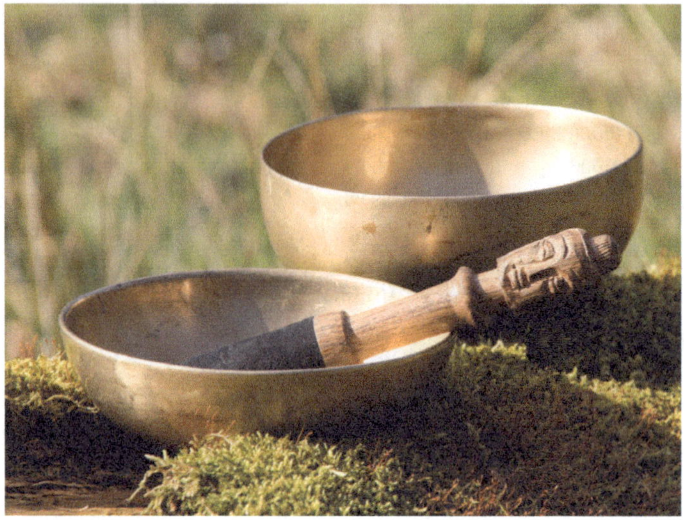

Fertige Produkte:

Wadl GmbH:

Activity Körperöl, (Kardamom, Lemongrass, Wacholder, Rosmarin) Anregung auf körperlicher und geistiger Ebene über die Neurotransmittebene (Freisetzung von Noradrenalin).

Inspiration (Pfeffer schwarz, Rose, Rosmarin, Zitrone, Pfefferminze) Raumspray, starke geistige Anregung.

Rheingold (Bergamotte, Jasin, Neroli, Rose, Rosmarin, Lavendel extra, Petitgrain, Rosengeranie) Körperöl, Badeöl, Raumspray, anregend und lösend auf allen Ebenen. Seelisch stark regenerierend und öffnend.

St. Johannis (Johanniskraut, Lavendel, Mandarine, Neroli, Rose) Körperöl, Badeöl, stark antidepressiv.

Strahlendermatitis

Die Bestrahlung ist aus unserem heutigen Therapieschatz nicht mehr wegzudenken.
Trotzdem sind die Folgen für die betroffene Haut oftmals schlimm und nur schwer auszuhalten. Die Zellen der Haut werden durch die Strahlung geschädigt und deren Regeneration massiv erschwert. Es kommt zu Rötungen und Schmerzen, oftmals ist die Haut wund und entzündet. Spätfolgen sind möglich.
Vor allem sind die etherischen Öle der Rose, Niaouli und des Lavendels hier von unschätzbarem Wert für den Betroffenen.
Es ist auch von großem Nutzen, Sanddornöl anteilig im Basisöl zu verwenden, da es eine stark heilungsfördernde und regenerative Wirkung hat. Als Basisöl habe ich in der Praxis immer gerne Wildrosenöl verwendet. Es ist bei allen Problemen mit geschädigter Haut eines der nützlichsten Öle, auch für die Spätfolgen von Hautschädigungen.
Die Haut zuvor mit Rosenhydrolat anzufeuchten ist besonders zu empfehlen, da es eine stark hautregenerierende und zudem schmerzstillende Wirkung hat.
Wichtig zu beachten ist, dass die Haut nicht unmittelbar vor der Bestrahlung eingerieben wird.
Zudem muss die Pflege von bestrahlter Haut mittels Aromapflege mit dem Arzt abgesprochen sein. Angezeichnete Bestrahlungsmarken dürfen zu keinem Zeitpunkt bis zum Ende der Therapie gefährdet werden.

Einreibungen:

Einreibung *„Daphne"*, einfaches Rezept zur Pflege bestrahlter Haut

- 50 ml Wildrosenöl
- Rose Destillat 4 gtt
- Niaouli 4 gtt
- Lavendel fein 4 gtt
- Sanddornöl 10 gtt

Fertige Mischungen:

Bahnhof-Apotheke
Original Ingeborg Stadelmann-Mischung

Strahlenpflegeöl (Immortelle, Lavendel, Rosengeranie, Neroli, Rose, Aloe vera in Rapsöl, Sanddornöl)
Fertige Mischung zur Pflege bestrahlter Haut.

Diabetischer Fuß

Diabetiker haben besonders in der Peripherie häufig Probleme. Die Mikrozirkulation der Haut ist gestört, sowie die Sensibilität. Diabetiker haben nicht zuletzt wegen ihres häufig geschwächten Immunsystems Probleme mit Hautpilzen. Solche Haut neigt im besonderen Maße zu Schädigungen durch Druck, Reibung, Hitze oder Kälte oder auch ohne adäquaten Auslöser.
Erfahrungsgemäß lohnt sich ein besonderes Hautpflegeöl für solche Füße. Im Besonderen bevorzuge ich dabei Ringelblumenmazerat als Basisöl.

Einreibung:
Hautöl *„Melitta"*, pflegt diabetische Haut, besonders an den Füßen

25 ml Ringelblumenmazerat
25 ml Johanniskrautmazerat

Rosengeranie	4 gtt
Zeder	4 gtt
Lavendel	5 gtt
Vetiver	3 gtt

Happy-Hax´n-Wachs:
16 g Sheabutter
4 g Bienenwachs
20 ml Olivenöl oder Mandelöl

Dies ist ein besonderes „Schmankerl" (Wohltat) für die Füße; im Übrigen auch für gesunde Füße.
Für die Herstellung einfach alle Zutaten im Wasserbad schmelzen und erkalten lassen. Dabei kräftig rühren, da das Bienenwachs zügig fest wird und keine Krümel bilden soll. Wenn das Bienenwachs zu einer cremigen Konsistenz geführt hat und nicht weiter aushärtet, empfiehlt es sich, ein paar kleine Krümel von fester Sheabutter einzurühren. Eventuell waren die Temperaturen bis zum Schmelzpunkt des Wachses so hoch, dass die Sheabutter nicht mehr ohne Hilfe fest wird.
Noch eine Weile gelegentlich rühren und die etherischen Öle der Wahl einmischen, bevor man die Mischung in Kruken abfüllt und gänzlich erstarren lässt.

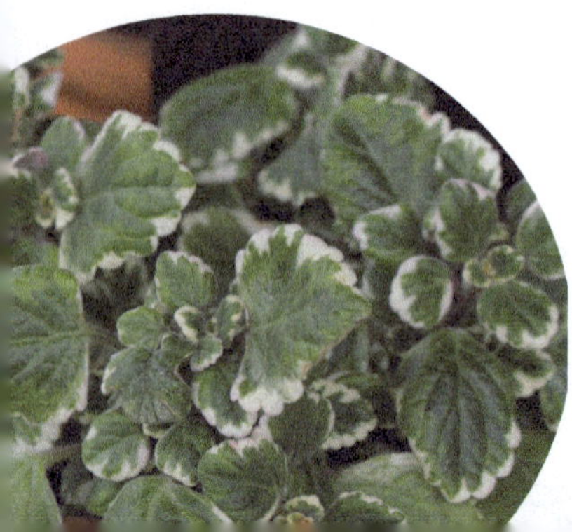

Diese Mischung schmilzt auf der Haut und wird auch auf die feuchte Haut einmassiert.

Mischung *„Hermes"* für Happy-Hax´n-Wachs (zum Wohlfühlen)

- Krauseminze 4 gtt
- Lemongrass 4 gtt
- Weißtanne 5 gtt
- Rosmarin ct. 1,8 cineol 3 gtt

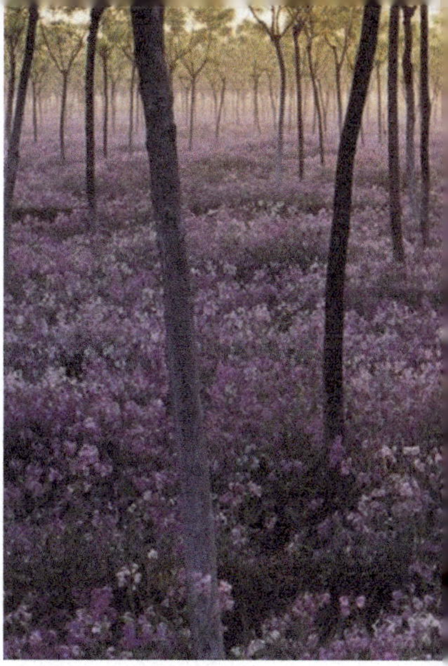

Dekubitusprophylaxe

Druckgeschwüre stellen gerade in der Palliativpflege ein besonderes Problem dar. Einerseits haben wir häufig kachektische Patienten mit geringen körperlichen Ressourcen und andererseits häufig Menschen mit starken Schmerzen oder anderen Einschränkungen, die ein regelmäßiges Lagern unmöglich machen. Tatsächlich zeigt die Erfahrung, dass Aromapflege hier einem Dekubitus lange entgegenwirken kann. Die gefährdeten Regionen bis zu 4 x täglich einreiben. Zur Verbesserung der Hautpflege ist es auch hier ratsam, das Hautareal zuvor zu befeuchten. Hierfür kann man stets eine Sprühflasche mit Hydrolat in der Kitteltasche haben.

Einreibungen:

Einreibung „Eir", zur Dekubitusprophylaxe
25 ml Ringelblumenmazerat
25 ml Johanniskrautmazerat

Lavendel	6 gtt
Niauli	5 gtt
Rosengeranie	4 gtt
Weihrauch	4 gtt
Sanddornöl	20 gtt

Fertige Mischungen:

Wadi GmbH

Hautpflegeöl für Bettlägrige (Avocado-, Jojoba-, Sesamöl, Lavendel Teebaum)
Sehr pflegende Mischung für Dekubitusprophylaxe.

Neumond

Aromapflegeöl bio zur Stärkung der Haut (Sesam- und Johanniskrautöl, Lavendel, Palmarosa, Niaouli,...)
Erhöht die Widerstandsfähigkeit von gefährdeten Hautarealen.

Venenpflege

Entzündete, schmerzhafte Venen entstehen durch Veränderungen der Venenwand und Entzündungen, die durch Überlastung, Thrombosierung oder Einschleppung von Keimen (z. B. venöse Zugänge) verursacht werden. Diese Venenentzündungen sind schmerzhaft.
Auch hier kann aromapflegerische Linderung herbeigeführt werden.

Fertige Mischungen:

Bahnhof-Apotheke
Mischungen der Palliativstation des Klinikums Kempten

Einreibung *„Vera Dolores"* (Immortelle, Zitrone, Wacholder, Kamille blau, Zypresse, Cistrose, Arnikaöl, Johanniskrautöl)
Diese Bestandteile dieser Mischung erwiesen sich in der Praxis als thrombolytisch, bindegewebsfestigend, schmerzstillend, entzündungshemmend und glätten die Venenwände.
Sie kann präventiv und akut zur Pflege eingesetzt werden.

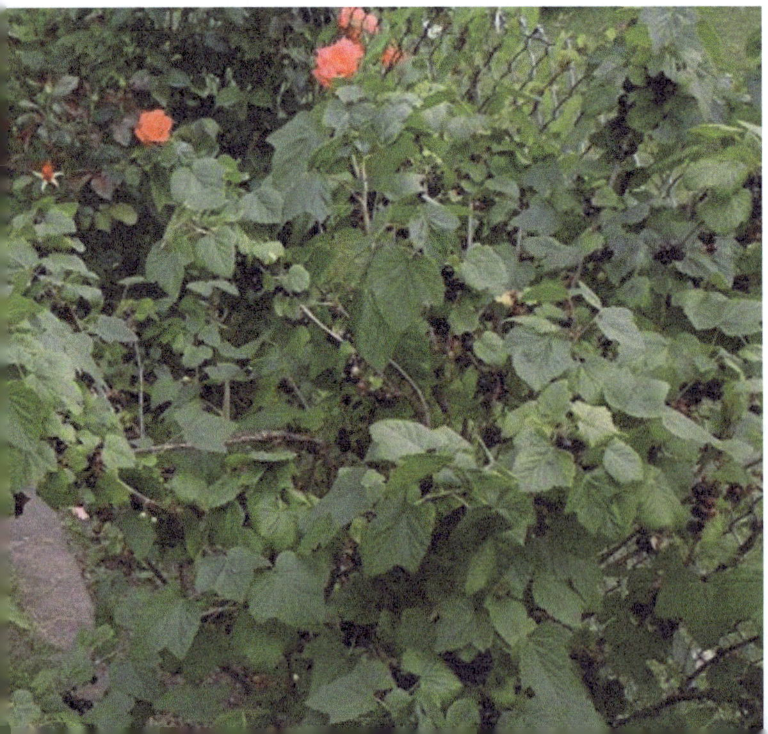

Blaue Flecken

Hämatome entstehen bei pflegebedürftigen Menschen schnell. Oft bekommen sie Heparine subcutan verabreicht, welche deren Entstehung fördern. In der Palliativmedizin ist Cortison ein bedeutsames und hoch wirksames Medikament, welches leider als eine Nebenwirkung die vermehrte Entstehung von Hämatomen bei minimalen Auslösern hat. Sie sind ein kosmetisches Problem, deshalb aber nicht weniger beeinträchtigend für den Patienten. Hämatome erinnern ihn stetig an seine Krankheit, große Hämatome schmerzen auch bei Berührung.

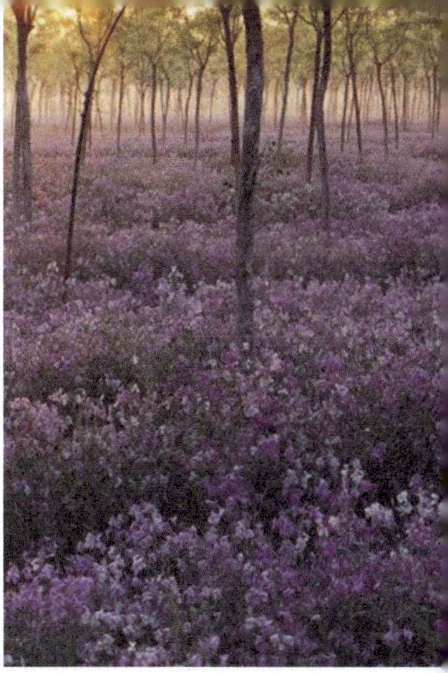

Maßnahmen:

Das mit Abstand bedeutsamste Öl zur Pflege blauer Flecken ist das der Immortelle. Immortellenöl ist stark thrombolytisch und Hämatome verschwinden in beeindruckender Geschwindigkeit. Es kann präventiv in geringer Konzentration in einem Trägeröl eingesetzt werden. Ein Anteil von ca. 0,3–0,5 % genügen. Bereits entstandene Hämatome können mit einem Immortellenöl-Anteil von 1–3 % gepflegt werden.

Einreibungen:

Einreibung *„Blue Bird"*

Als dauerhaftes Hautpflegemittel für Cotisonpatienten und andere Menschen mit starker Neigung zu Hämatomen (Pergamenthaut bei alten Menschen)

- 50 ml Basisöl
- Immortelle 5 gtt
- Lavendel fein 5 gtt
- Weihrauch 2 gtt
- Cistrose 3 gtt
- Lemongrass 03 gtt

Einreibung *„Baldur"*

Für die punktuelle, zeitlich begrenzte Einreibung einzelner Hämatome

- 25 ml Johanniskrautmazerat
- 25 ml Arnikamazerat
- Immortelle 20 gtt
- Cistrose 15 gtt
- Lavendel fein 10 gtt

Fertige Mischungen:

Wadi GmbH

Blaue Flecken Öl (Immortelle, Lemongrass, Lavendel, Zeder, Mandarine rot)
Präventiv wie akut einsetzbar zur Pflege bei blauen Flecken

Neumond

Aromapflegeöl bio zur Revitalisierung der Haut (Johanniskrautmazerat, Immortelle, Cistrose,...)
Zur universellen Pflege bei blauen Flecken.

Hautpilze / Intertrigo

Intertrigo, oder auch Wolf genannt, ist die Bezeichnung für eine Beeinträchtigung der Haut, die mit Rötung, Juckreiz, Schmerz und meist auch mit entzündlicher Läsion der Haut einhergeht.
Als Ursachen liegen dem Intertrigo meist Feuchtigkeit in Hautfalten zugrunde. Daher findet sich Intertrigo meist unter der weiblichen Brust, in Bauchfalten, in der Leiste, zwischen den Zehen und in der Analfalte. Typische sichtbare Zeichen sind weißliche Mazerationsklüfte auf entzündlich gerötetem Grund.
Der Intertrigo betrifft besonders häufig übergewichtige und stark schwitzende Menschen. Er unterhält sich oft selbst, da der Intertrigo selbst oft nässt und die feuchte Kammer zum idealen Wachstumsort für Candida albicans (Pilz der Candidagruppe) macht.
Generell muss die feuchte Kammer zunächst trockengelegt werden. Das geschieht häufig mit Kompressen, die ein Verdunsten der Feuchtigkeit aus der Hautfalte ermöglichen.
Zudem empfiehlt sich lokal eine antimykotische Therapie.
Hierzu eignen sich Mischungen aus der Aromatherapie besonders, da sie nicht nur das Keimmilieu sanieren, sondern eine starke, regenerative Wirkung auf die Haut haben, den Juckreiz und den Schmerz nehmen und sogar präventiv als Hautpflegemittel eingesetzt werden können.
Zur Reinigung der Hautfalten empfiehlt sich im besonderen Teebaumhydrolat. Es ist antimikrobiell, juckreizlindernd und hautpflegend.

Maßnahmen

Zweimal täglich (im Bedarfsfall auch öfter) sollten die Hautfalten gereinigt werden. Weiche Kompressen und Hydrolate (z. B. Teebaumhydrolat) eignen sich hier besonders. Die Hautfalten werden mit einer entsprechenden Mischung aus der Aromapflege eingerieben. Die Mischungen sollten heilungsfördernd, pilzfeindlich und reizlindernd sein. Dabei soll auch hier die Haut befeuchtet werden. Wasser und Öl müssen jedoch gut in die Haut einziehen, damit sich nicht erneut eine feuchte Kammer bildet. Abschließend werden in die Hautfalten Kompressen eingelegt, die man so faltet, dass sie die Enden der Hautfalten überragen. Somit kann Feuchtigkeit entweichen.
Es ist auch möglich, statt Kompressen Heilwolle zu verwenden. Heilwolle ist gekämmte Schafwolle aus biologischer Landwirtschaft, die

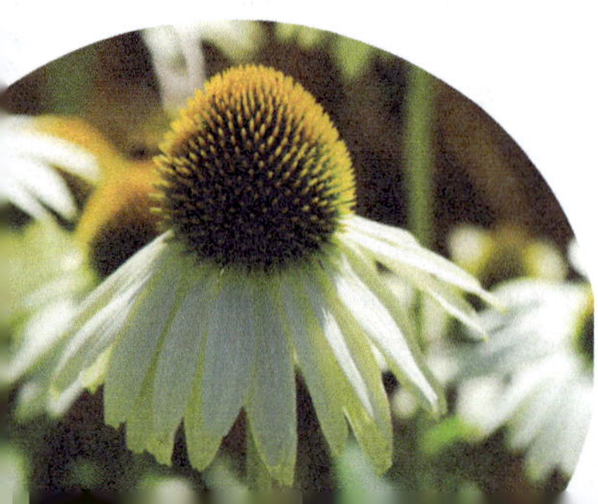

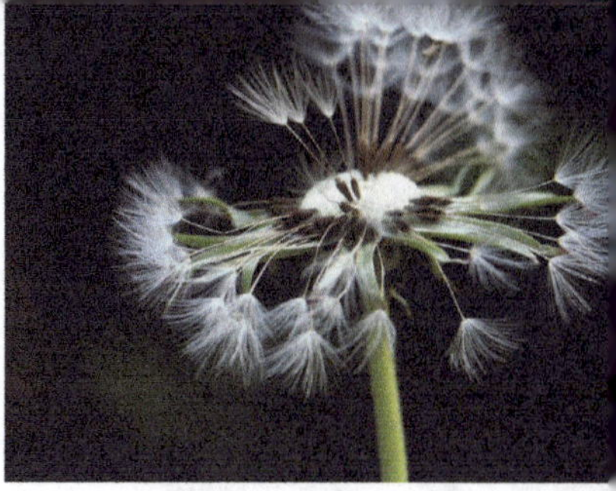

nur einmal schonend gewaschen wird und somit noch einen hohen Anteil an Lanolin aufweist. Wolle kann ca. 33 % ihres Trockengewichtes in Feuchtigkeit aufnehmen, ohne sich feucht anzufühlen. Zudem leitet sie Feuchtigkeit schneller ab als vergleichsweise Baumwolle. Das Lanolin hat einen heilenden und reizlindernden Effekt auf die Haut. Anders als textile Gewebe bildet Heilwolle keine Falten.

Vor einer Anwendung von Heilwolle, muss eine Lanolinallergie abgeklärt werden.

Wichtige etherische Öle zur Pflege bei Intertrigo und Hautpilz sind

- Lavendel fein
- Manuka
- Teebaumöl
- Palmarosa
- Rosengeranie
- Zeder
- Patchouli
- Vetiver
- Lemongrass und weitere...

Einreibungen:

Einreibung *„Toskana"*
Millieusanierend, entstauend, juckreizlindernd, heilungsfördernd

- 25 ml Ringelblumenmazerat
- 25 ml Johanniskrautmazerat
- Rosengeranie 4 gtt
- Teebaum 5 gtt
- Manuka 5 gtt
- Lavendel 6 gtt

Einreibung *„Gräser im Wind"*

- 50 ml Ringelblumenöl
- Lemongrass 4 gtt
- Palmarosa 5 gtt
- Vetiver 3 gtt
- Manuka 4 gtt

Fertige Mischungen:

Bahnhof-Apotheke
Mischungen der Palliativstation des Klinikums Kempten

Einreibung *„Inguinol"* (Lavendel extra, Manuka, Palmarosa, Teebaum, Aloe vera, Calendula in Mandelöl):
Tausendfach bewährte Mischung bei Intertrigo, Hautpilzen und sogar zur Dekubitusprophylaxe

Wadi GmbH
Candidamischung (Johanniskrautmazerat, Teebaum, Lavendel, Palmarosa)
Zur Pflege von Hautfalten, bei Intertrigo und Hautpilz

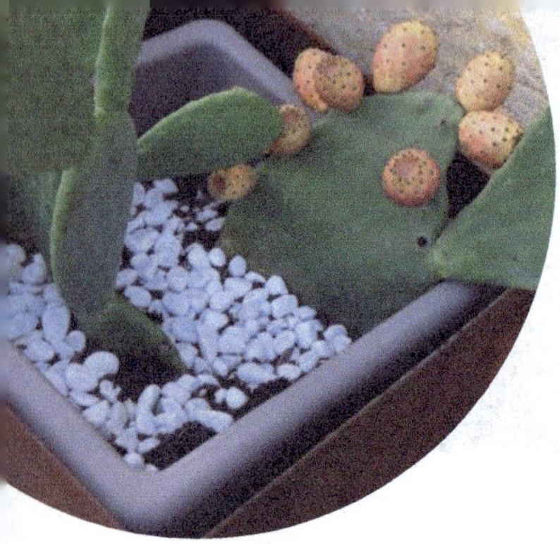

Juckreiz

Juckreiz tritt bei vielen Grunderkrankungen auf.
So führen z. B. diverse Leukämien, Lymphome, M. Hodgkin oder Polyzytämia vera und andere zu Juckreiz. Therapien wie Opiate oder Chemotherapie und viele andere Medikamente können ursächlich sein. Sehr bekannt ist der Juckreiz aufgrund diverser Stoffwechselstörungen oder Organinsuffizienz wie bei Leber- und / oder Niereninsuffizienz. Allergien und Kontaktekzeme sowie Krankheiten wie Neurodermitis oder Schuppenflechte führen regelhaft zu quälendem Juckreiz.
Genauso aber gibt es Juckreiz ohne erkennbare Ursache. Viele ältere Menschen neigen aufgrund trockener, dystropher Haut dazu oder pflegen sich grundsätzlich falsch mit zu viel entfettender Hautpflege und unterlassener Rückfettung.

Tatsächlich ist es so, dass auch Stress, Befindlichkeitsstörungen, innere Unruhe, Unterforderung und Angst Juckreiz verursachen und wesentlich verstärken können. Auch der Nachtschlaf kann durch Juckreiz beeinträchtigt sein oder aber der Patient kratzt sich im Schlaf unbewusst blutig.

Die mannigfaltigen Kratzaffekte am ganzen Körper sind Eintrittspforten für Keime, welche z. T gefährliche Sekundärinfektionen verursachen. Nicht immer sieht der Patient ein, dass sein Kratzen für ihn bedrohlich werden kann. Gerade psychiatrisch erkrankte Menschen, wie schizophrene oder demente Menschen, werden unsere Hinweise kaum beachten.
Mit aromapflegerischen Maßnahmen können wir mehrere Ursachen von Juckreiz lindern oder beheben.

Maßnahmen:

Ein besonderes Augenmerk liegt hier bei gründlicher Hautpflege. Gerade bei Juckreiz muss darauf geachtet werden, dass die Haut vor dem Einreiben feucht ist. Das Öl muss gut in die Haut einziehen können, damit es seine Wirkung dort entfalten kann. Auch hier wird besonderes Augenmerk auf die Auswahl der Basisöle gelegt. Allein diese haben eine signifikante Wirkung auf den Juckreiz.
Evtl. muss die Hautpflege zweimal täglich oder sogar öfter durchgeführt werden.

Zum Befeuchten der Haut empfehle ich besonders Rosenhydrolat. Es enthält einen natürlichen Alkohol, der eine lokal anästhesierende Wirkung hat. Dadurch wird der Juckreiz betäubt und die Haut zudem gepflegt.
Aber auch Sandelholz-, Zeder- oder Cistrosenhydrolat und andere eignen sich gut.
Zudem kann im Basisöl ein wenig Sheabutter oder Kokosfett enthalten sein, da sie (besonders Sheabutter) den Feuchtigkeitsgehalt der Haut erhöhen, die Verdunstung minimieren und die Haut geschmeidig halten.
Ein weiterer wesentlicher Vorteil der Linderung von Juckreiz mit aromapflegerischen Mischungen ist der, dass Kratzaffekte wesentlich schneller abheilen. Die Gefahr der Exazerbation durch Sekundärinfektionen wird dadurch wesentlich minimiert.

Wichtige etherische Öle bei Juckreiz sind:

- Benzoe
- Zeder
- Lavendel fein
- Sandelholz
- Cistrose
- Teebaum
- Rosengeranie
- Melisse
- Rose
- Kamille blau
- Patchouli
- Vetiver

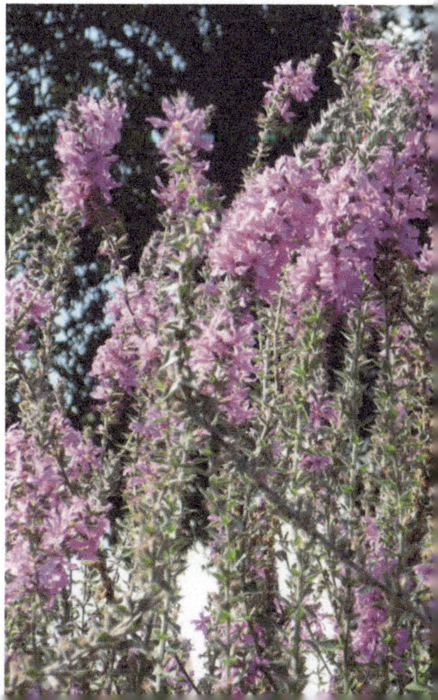

Einreibungen:

Basisöl bei Juckreiz und trockener Haut

Nachtkerzenöl	10 ml
Mandelöl	40 ml
Sesamöl	30 ml
Sheabutter	10 g
Kokosfett	15 g

Kokosfett und Sheabutter schmelzen, bevor sie den übrigen Ölen zugegeben werden. Bitte in kleineren Gebinden aufbewahren und zügig aufbrauchen wegen des empfindlichen Nachtkerzenöls.

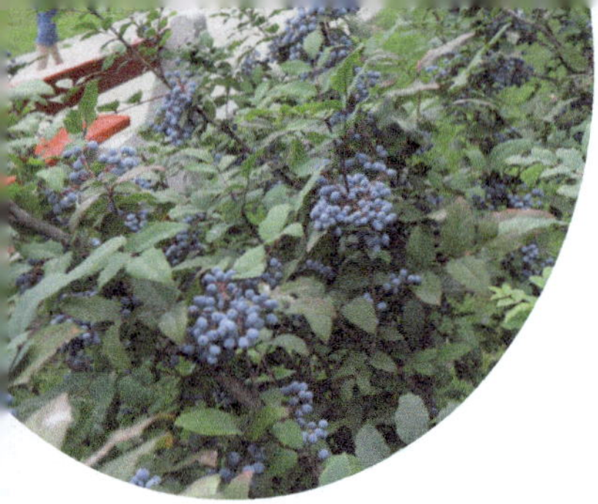

Hautpflegebalsam *„Dyonisos"* Basisrezept

Sheabutter	50 g
Kokosfett	25 g
Kakaobutter	15 g
Wildrosenöl	25 ml
Sanddornöl	0,75 ml
Nachtkerzenöl	10 ml

Sheabutter, Kokosfett und Kakaobutter schmelzen.
Dabei die Temperatur so niedrig wie möglich halten. Am besten aus dem Wasserbad nehmen, wenn die letzten Krümel noch zu sehen sind. Diese Fette „vergessen" sonst ihre feste Form und werden nicht mehr hart. Im Zweifelsfall kann man wenige Krümel der ursprünglich harten Fette und Butter nach dem Abkühlen zugeben. Nach dem Abkühlen zu rühren beginnen sowie die Masse milchig und fester wird. Wichtig ist es nun, regelmäßig zu rühren, damit ein krümelfreier, homogener Balsam entsteht. Das sollte alle 30 Minuten erfolgen und kann einige Stunden dauern. Eine niedrige Raumtemperatur unterstützt diesen Prozess. Wenn die Masse wie dicker Honig ist, gibt man die fetten Öle und auch die etherischen Öle nach Wunsch zu. Gut verrühren, dann in Kruken (Salbendosen aus der Apotheke) gießen und einen Tag erstarren lassen.

Diese Mischung ist außerordentlich pflegend. Es entsteht dabei ein relativ fester, salbenartiger Balsam, der auf der Haut schmilzt. Auch dieser wird auf die feuchte, warme Haut aufgetragen.
Er hält intensiv die Feuchtigkeit in der Haut und macht sie geschmeidig. Ideal bei Cortison- und Pergamenthaut und Juckreiz jeder Genese.

Einreibung *„Nophretete"*
Samtiger Duft, antihistaminisch und balsamisch

- 50 ml Basisöl
  oder etherische Öle allein in Hautpflegebalsam „Dyonisos" geben

Benzoe	3 gtt
Rose	3 gtt
Zeder	3 gtt
Vetiver	2 gtt
Weihrauch	2 gtt

Einreibung *„Ophelia"*
Entzündungswidrig und juckreizlindernd
in 50 ml Basisöl oder in Hautpflegebalsam „Dyonisos" geben

- Patchouli 2 gtt
- Rosengeranie 2 gtt
- Zeder 3 gtt
- Melisse 3 gtt
- Kamille blau 3 gtt
- Sandelholz 4 gtt

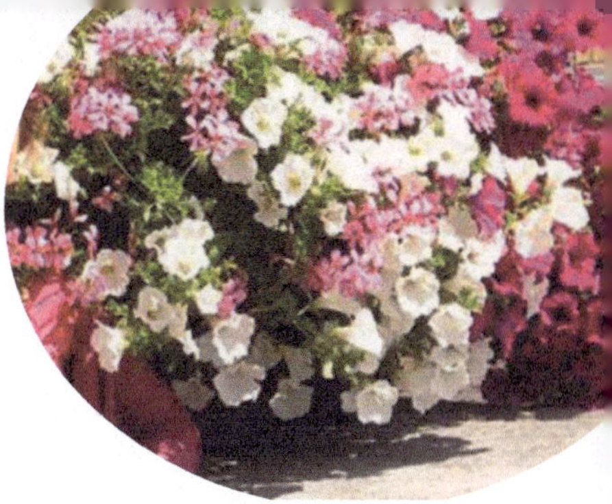

Fertige Mischungen:
Bahnhof-Apotheke
Mischungen der Palliativstation des Klinikums Kempten
Einreibung *„Calmibalm"* (Zeder, Sandelholz, Benzoe, Lavendel, Aloe vera, Macadamianussöl)
Hervorragende Mischung zur Pflege bei Juckreiz und von Pergament- und Cortisonhaut. Vor allem sehr effektiv in Kombination mit Rosenhydrolat.

Wadi GmbH
Reizhaut-Öl (Avocado-, Jojoba-, und Sesamöl, Vitamin E, Cistrose, Kamille blau, Lavendel, Rose, Teebaum, Thymian)
Zur Hautpflege bei Juckreiz und Neurodermitis

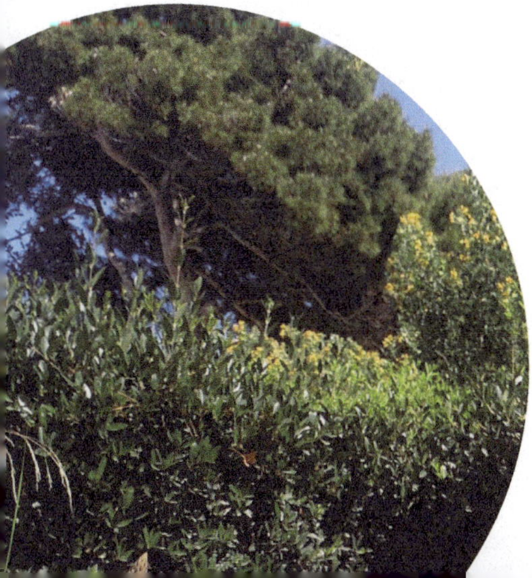

Lymphstau

Unser gesamtes Körpergewebe ist von Lymphflüssigkeit durchströmt, die aus dem Blutstromnetz abgepresst wurde. Über diese Flüssigkeit findet der Austausch von Stoffen zur Zellerhaltung und der Abtransport von Stoffwechselendprodukten statt.
Was nicht ins venöse Blut rückresorbiert wird, muss über Lymphspalten und Lymphbahnen zum Herzen zurückfließen.
Tumormassen und Metastasen wachsen rücksichtslos in umgebendes Gewebe ein. Dabei werden Lymphbahnen unterbrochen und der Rückfluss der Lymphe behindert. Es kann zu immensen Ansammlungen von Lymphflüssigkeit im Gewebe kommen. Der betroffene Körperteil schwillt an, was zu starken Schmerzen und Bewegungseinschränkung führen kann. Zudem kann es zu Spannungsblasen voll Flüssigkeit kommen und nicht selten tritt das Gewebewasser durch die Haut aus.
Sind z. B. die Beine betroffen, kann das Aufstehen unmöglich werden. Selbst das Beziehen des Bettes oder das Umlagern von immobilen Patienten wird massiv erschwert.

Natürlich ist es illusorisch, bei massiven Störungen des Lymphflusses das Ödem gänzlich beheben zu wollen. Jedoch lässt sich häufig die Schwellung in dem Maße reduzieren, dass Schmerzen abnehmen, Beweglichkeit und Mobilität erhalten oder wieder hergestellt werden und die Haut intakt bleibt. Selbst chronische Lymphödeme können wieder etwas weicher und beweglicher werden.

Maßnahmen:

Da es bei einer lymphflussfördernden Einreibung in der palliativen Pflege nicht zuletzt um den Erhalt einer intakten Hautbarriere geht, muss auch hier die Haut vor der Einreibung angefeuchtet werden.
Die Einreibung wird von der Peripherie zum Zentrum ausgeführt. Dabei dürfen keine Schmerzen entstehen. Der Patient soll eine halbe Stunde Nachruhe einhalten.

Wichtige etherische Öle für den Lymphfluss sind:

- Palmarosa
- Cistrose
- Immortelle

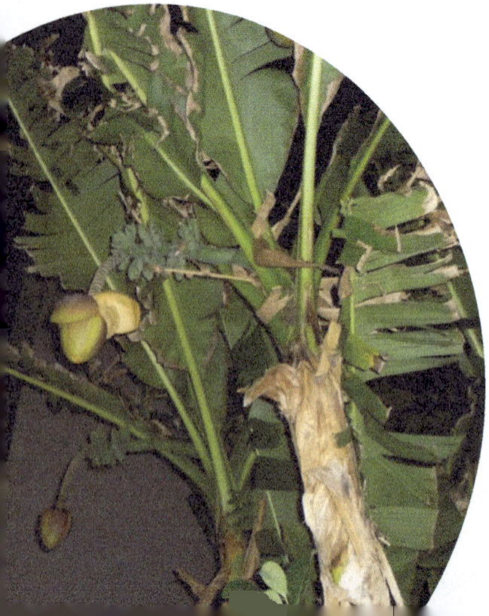

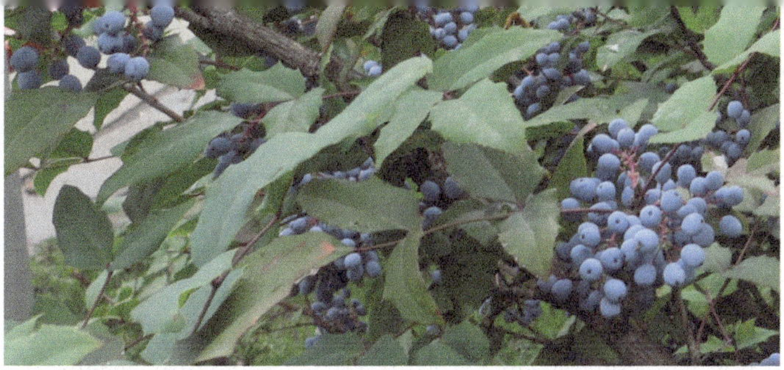

- Lemongrass
- Zeder
- Rosengeranie
- Wacholder
- Lorbeer
- Vetiver
- Zypresse

Einreibungen:

Einreibung *„Astra"*
Entstauend auf den Lymphfluss allgemein

- 50 ml Mandelöl
- Rosengeranie 3 gtt
- Lemongrass 4 gtt
- Cistrose 2 gtt
- Zypresse 3 gtt

Fertige Produkte:

Bahnhof-Apotheke
Mischungen der Palliativstation des Klinikums Kempten

Einreibung *„Selena"* (Wacholder, Zypresse, Lemongrass, Cistrose,...)
Speziell für Lymphstauungen im palliativen Bereich konzipiert.

Wadi GmbH
Lymph-Öl (Immortelle, Lavendel, Lemongrass, Zeder)
Universell einsetzbares Lymphöl

Schlaflosigkeit

Natürlich haben unsere Patienten tausend Gründe, nachts nicht entspannt schlafen zu können. Jedoch sind Nächte lang und meist auch einsam. Ein Pflegebett steht oft im Wohnzimmer, in Pflegeeinrichtungen schaut nur ein paar Mal die Nachtschwester vorbei. Zudem drückt die zermürbende Schlaflosigkeit so sehr auf das Gemüt, dass der Patient sich selbst als Zumutung für seine Umwelt empfindet und sich nicht meldet.

Ich selbst bin der Meinung, dass ärztlich verordnete Schlafmittel großzügig angeboten werden sollten. Nebenwirkungen werden keine Rolle mehr spielen und manche Menschen brauchen einfach eine regelmäßige Pause von der Welt, ihrem Gedankenkarussell und sich selbst.

Wenn wir gegen die quälend sich in die Länge ziehende Einsamkeit immer nur eine Tablette ausgeben, haben wir eventuell nicht alle Möglichkeiten der palliativen Pflege ausgeschöpft.

Es ist nicht immer leicht, einen Menschen mit wirklich ernsten Problemen mit der Aromapflege eine ganze Nacht schlafen zu lassen. Darum geht es jedoch nicht unbedingt. Kleine Maßnahmen aus dem Bereich der Aromapflege lassen sich schnell und einfach umsetzen. Auf den Patienten jedoch wirken diese sehr einfühlsam und fürsorglich. Er weiß Ihr Engagement und Ihren Einfallsreichtum zu schätzen und die Zeit, die Sie mit ihm verbringen, ist sehr viel wert und nimmt das Gefühl der Einsamkeit. Aus dieser gehobenen Grundstimmung heraus lässt sich eine Nacht wesentlich zuversichtlicher verbringen. Eine Schlaftablette dazu schadet nicht, vielleicht ist das manchmal sogar die ideale Kombination.

Maßnahmen:

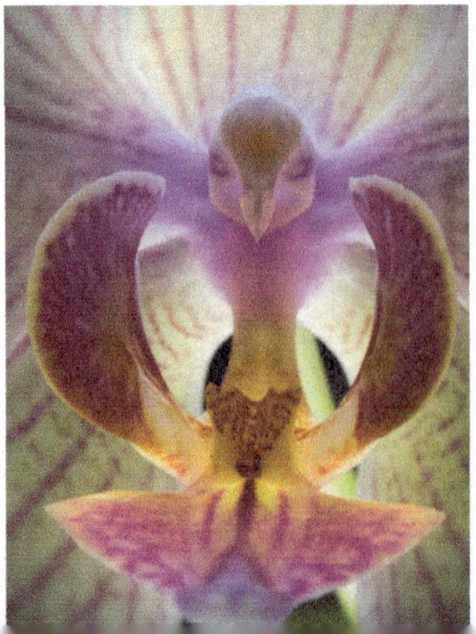

Hier stehen uns tausend verschiedene Möglichkeiten zur Verfügung. Je nachdem, ob der Patient körperliche Nähe zu schätzen weiß oder sie eher meidet, wählen wir das Medium für unsere Arbeit aus.

Es kann eine Duftlampe mit Bedacht eingesetzt werden, eine Fußmassage oder gar ein Fußbad, eine Aromakompresse oder ein Aromaschmetterling aus Heilwolle und und und...

Dabei wählt man die Mischungen und die Öle nach den Vorlieben des Patienten aus.

Etherische Öle mit schlaffördernder Wirkung sind:

- Narde
- Lavendel fein
- Rose
- Ylang Ylang
- Jasmin
- Kamille römisch
- Weihrauch
- Vetiver
- Bergamotte
- Mandarine rot
- Melisse
- Fichte
- Majoran
- Linaloeholz
- Ho-Blätter und andere...

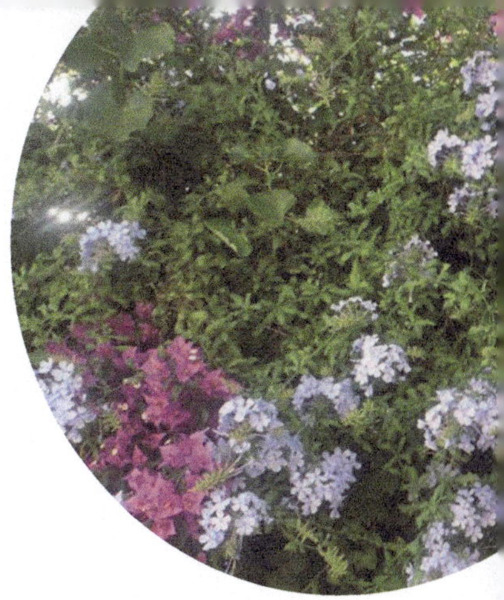

Sofern nicht direkt anregender Natur, kann jedes Lieblingsöl des Patienten zur Schlafförderung eingesetzt werden.

Mischungen für die Duftlampe:

- Lavendel fein 2 gtt
- Mandarine rot 2 gtt

Inspiriert von Prof. Wabner

- Weihrauch 1 gtt
- Bergamotte 2 gtt
- Linaloeholz 1 gtt
-

- Linaloeholz 1 gtt
- Orange süß 2 gtt
- Majoran 1 gtt
-

- Lavendel 1 gtt
- Ho-Blätter 2 gtt
- Bergamotte 1 gtt
-

- Mischung *„Nachtalve"*, 10 ml
- Mandarine rot 3 ml
- Ho-Blätter 2 ml
- Petitgrain 3 ml
- Lavendel fein 2 ml
- Jasmin 8 gtt

Einreibungen:

Einreibung *„schwarze Akelei"*
Sinnlich und beruhigend für erregte Nerven. Auch bei ängstlichen Patienten und bei seelischer Erschöpfung.

Jojoba- oder Mandelöl

- Jasmin 1 gtt
- Narde 1 gtt
- Linaloeholz 4 gtt
- Patchouli 2 gtt
- Madarine rot 5 gtt

Einreibung *„Wolkenhimmel"*
Süß und einhüllend, stark von bewussten Gedanken ablenkend und ins Fühlen hineinführend.

50 ml Jojoba- oder Mandelöl

- Benzoe 2 gtt
- Tonka 1 gtt
- Bergamotte 4 gtt
- Rose 3 gtt
- Vetiver 1 gtt

Einreibung *„Nerthus"*
Angstlösend und beruhigend.

- 50 ml Basisöl
- Lavendel fein 4 gtt
- Neroli 2 gtt
- Ylang Ylang 2 gtt
- Fichte 4 gtt

Fertige Produkte:

Wadi GmbH

Mischung Traumzeit, Körperöl, Badeöl, Raumspray, pur (Basilikum, Bergamotte, Kamille, Kampfer, Lavendel, Majoran, Melisse, Muskatellersalbei, Neroli, Rose, Sandelholz, Wacholderbeere, Ylang Ylang)
Eine sehr gelungene, schlaffördernde Mischung, zumal sie von jedem gemocht wird. Sie duftet frisch und klar und erinnert an ein frisch bezogenes, duftendes Bett.

Mischung Calming, Körperöl, Badeöl, Raumspray, pur (Kamille, Lavendel, Majoran, Rose, Neroli)
Duftet durch die Kamille eher süß und einhüllend. Reduziert die Gedankenfülle, macht herrlich schläfrig.

Gut-Nacht-Öl (Lavendel fein, Mandarine rot in Basisöl)
Hervorragend für Kinder geeignet, sanfter, unaufdringlicher Duft

Neumond

Erholung pur, Mischung für die Duftlampe (Lavandin, Lavendel, Blutorange, Fichtennadel, Vanille-Extrakt)
Eine wundervolle Mischung mit einem außergewöhnlichen, süßen, klärenden Duft. Für jeden anderen Menschen mit Stress ebenso geeignet.

Aromapflegeöl bio für guten Schlaf (Lavendel, Mandarine rot, Bergamotte,...)
Sanfte, unaufdringliche Mischung für beruhigende Einreibungen

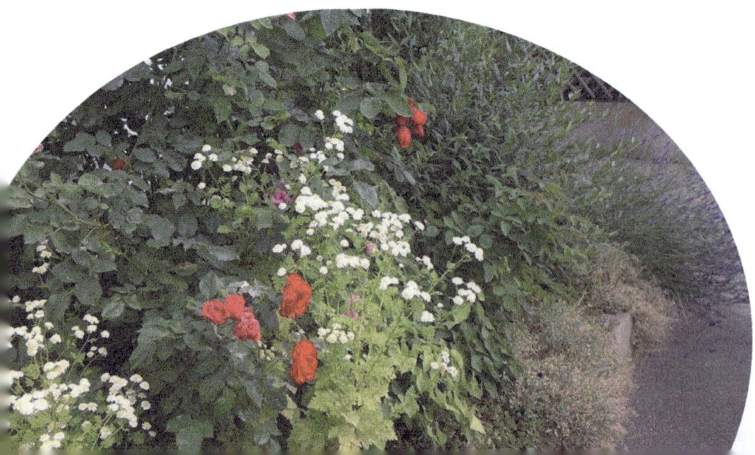

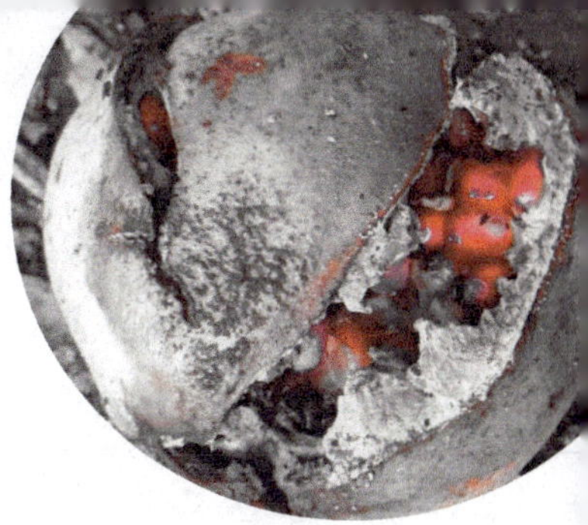

Pflege bei Schmerzen

Durch die Forschung in der modernen Medizin kommt die Menschheit immer mehr zu der Erkenntnis, dass Schmerz nicht einfach nur die unangenehme Wahrnehmung einer bedrohlichen, körperlichen Beeinträchtigung ist.
Allein die neurologischen Grundlagen der Schmerzentstehung und Schmerzverarbeitung erweisen sich im Laufe der Forschungen als immer komplexer.
Zudem rückt die Wechselwirkung zwischen chronischem Schmerz und dem Menschen als sozialem und emotionalem Wesen immer mehr in den Vordergrund.
Neue Disziplinen innerhalb der Medizin widmen sich der seelischen Komponente des Schmerzes und deren Beeinflussung.
Schmerz führt nicht nur neurostrukturell zu Veränderungen. Er beeinträchtigt und verändert den empfindenden Menschen, sein Lebensgefühl, die Selbstwahrnehmung und sein Sozialverhalten.
Nach und nach gerät der chronische Schmerz ins Zentrum der Wahrnehmung und des Weltbildes. Da ihm so viel Raum gewährt wird, nimmt er sich diesen auch. Die gesunden Anteile des Menschen werden zunehmend aus seinem Blickfeld verdrängt. Der Mensch entwickelt sich fort von seiner Individualität hin zu einem reinen Schmerzpatienten. Seine Beziehung zu und seine Erwartungen an seinen Arzt werden immer intensiver und fordernder.
Das Erfahren der mangelnden Selbstwirksamkeit stürzt den Schmerzpatienten in Abhängigkeit zur Schulmedizin und nimmt ein großes Stück der Hoffnung auf eine Verbesserung in der Zukunft mit sich fort.
Mit der Anwendung von aromapflegerischen Mischungen zur Verbesserung der Schmerzsituation verhelfen wir dem Patienten zu neuer Hoffnung und drängen den permanent anwesenden Schmerz an einen geringeren Platz. Somit schaffen wir Raum für neue Lebensqualität. Diese Anwendungen in Verbindung mit einer guten, individuellen Schmerztherapie zeigt deutlich mehr Effizienz.

Wichtig ist mir, an dieser Stelle den Unterschied zwischen akutem und chronischem Schmerz darzustellen.
Der akute Schmerz ist eine Warnfunktion unseres Körpers. Der Schmerz dient als Hinweis auf eine bedrohliche, gesundheitsgefährdende Situation. Wir reagieren unmittelbar auf den Schmerz, ohne

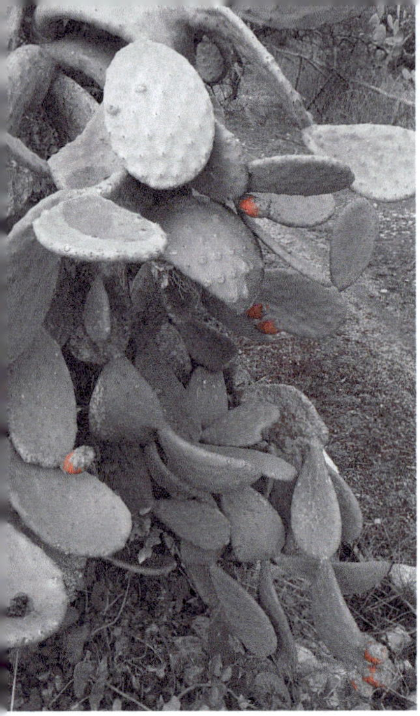

dabei nachzudenken. Dafür wäre in der Regel keine Zeit (z.B. die Hand auf der heißen Herdplatte). Ist die Ursache behoben und hatte der Körper Zeit, sich von eventuellem Schaden zu erholen, verschwindet auch der Schmerz.

Wenn nun ein Schmerz nicht verschwinden kann, weil seine Ursache nicht zu beheben ist oder nicht erkannt wird (z. B. eine symptomarme Gürtelrose bei alten Menschen), chronifiziert er sich. Man spricht vom chronischen Schmerz, wenn er länger als drei bis sechs Monate besteht.

Nun nehmen wir diesen Schmerz nicht einfach nur wahr. Je länger ein Schmerz besteht, umso mehr verankert er sich auch neurologisch. Nach einiger Zeit findet man im Gehirn neue Strukturen, die extra für diesen Schmerz geschaffen wurden. Das nennt man auch Schmerzgedächtnis. Die Ursache kann längst vergangen sein (wie eben die Gürtelrose), der Schmerz bleibt bestehen. Er hat seine Warnfunktion eingebüßt.

Nun setzt die seelische Auseinandersetzung mit dem Schmerz ein. Da ein chronischer Schmerz nicht so simpel zu behandeln ist wie ein akuter, wird der Patient bald in eine depressive, schmerzzentrierte Verfassung geraten. Er räumt dem Schmerz mehr Raum ein. Oft ziehen sich die Menschen sozial zurück, was den Schmerz verstärkt. Haben sie Besuch, so klagen sie unentwegt über ihren unverstandenen Schmerz, was zu noch mehr sozialer Isolation führt. Sie beginnen sich zu schonen und auszuruhen, stellen Aktivitäten ein, so dass der Schmerz den Tagesablauf- und Inhalt bestimmt. Der Schmerz wächst weiter und nutzt den ihm gegebenen Raum.

Somit ist pflegerischer Umgang mit Schmerzpatienten nicht alleinig durch primäre Schmerzlinderung gekennzeichnet, sondern erfordert ein hohes Maß an Kreativität, Einfühlungsvermögen und Ausdauer.

Maßnahmen:

Hier dürfen wir mal wieder richtig kreativ werden. Meist haben die Betroffenen die Hoffnung auf Besserung verloren. Wichtig ist, nun keine Heilversprechen zu machen. Bleiben Sie mit Formulierungen positiv, aber offen.

Alles, was wir nun machen können, sind ermutigende Angebote. Erfragen Sie, wie sich der Schmerz anfühlt und ob Wärme oder Kälte eher als angenehm empfunden wird. Erzählen Sie von Ihren Erfahrungen. Wenn der Patient einen Versuch starten will, überlegen Sie, was er wohl am ehesten brauchen wird. Der akute Schmerz (z. B. Nackenschmerzen nach einer unruhigen Nacht) reagiert gut auf ein direkt schmerzlinderndes Öl, das sanft in die feuchte Haut lokal einmassiert wird.

Der chronische Schmerz verlangt gelegentlich nach einer anderen Herangehensweise.

Wir versuchen mit etherischen Ölen die Grundgestimmtheit zu verbessern. Je stabiler und positiver ein Mensch ist, umso mehr wird der Schmerz aus dem Zentrum der Wahrnehmung verschwinden. Häufig kommen hier Öle zum Einsatz, die körperlich gar nicht schmerzwirksam sind. Stattdessen verwendet man antidepressiv wirkende, euphorisierende Öle, deren Duft einhüllend, tröstend und beruhigend ist. Auch das Herbeiführen körperlicher Entspannung hilft sekundäre Schmerzen, die durch Schonhaltung entstanden sind, zu lindern. Nach und nach reduziert sich der chronische Schmerz, da seine neurologische Gewichtung reduziert wird. Für diesen Prozess brauchen die Patienten Durchhaltevermögen und Zuversicht. Vor allem müssen sie lernen, sich regelmäßig Auszeiten für sich selbst zu nehmen und etwas für sich zu tun. Aromapflege kann ein Baustein in der Schmerztherapie sein.

Es hat sich im Laufe meiner beruflichen Arbeit immer wieder gezeigt, dass besonders das Rosenhydrolat sich in der Schmerztherapie eignet. Zur Befeuchtung der Haut vor dem Ölauftrag oder auch als Erfrischungsspray zwischendurch. Ich ziehe das 12-fach destillierte Hydrolat aus Bulgarien allen anderen vor.

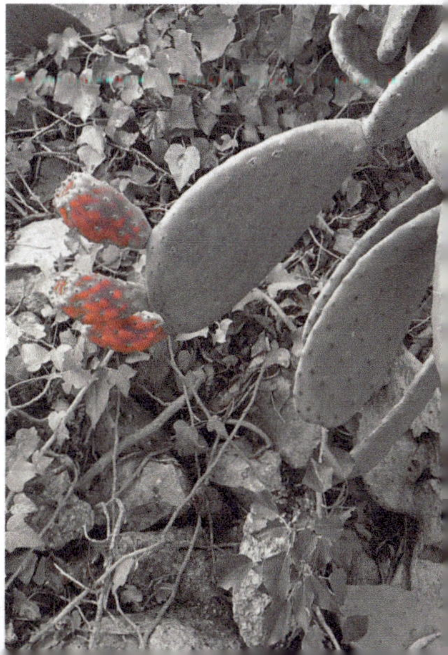

Vor Jahren hatte ich in der Altenpflege eine ältere Schmerzpatientin betreut, die ausschließlich in der Nacht über starke, brennende Schmerzen in den Beinen klagte. Sie hatte bereits Parkinsonmedikamente und neuropathische Schmerzmedikamente und einen reichlichen Bedarf zur Verfügung. Nichts von alledem half jedoch. Sie klingelte alle 20 Minuten, die ganze Nacht hindurch.

Ich war mit meinem Latein am Ende und wollte sie trösten, indem ich ihr die Beine mit Rosenhydrolat einsprühte. Erstaunlicherweise meldete sie sich nicht mehr und schlief die ganze Nacht durch. Am nächsten Morgen war sie völlig begeistert von der Wirkung des Rosenhydrolats. Dieses Phänomen ließ sich jede Nacht wiederholen. Sie bekam

von da an ihr eigenes Sprühfläschchen mit Hydrolat und hatte selbst die Möglichkeit, ihre Schmerzen zu beeinflussen.
Ich hätte selbst nie mit dieser Wirkung gerechnet und war sehr erstaunt, da das wässrige Hydrolat meiner Ansicht nach nicht die Hautbarriere hätte durchdringen können. Diese Option habe ich seither aber stets im Hinterkopf.

Schmerzlindernde Öle

akuter Schmerz

- Weihrauch
- Wacholder
- Lorbeer
- Eukalyptus
- Wintergrün
- Pfefferminze
- Cajeput
- Zimtblätter
- Zimtrinde
- Nelke
- Nadelöle
- Ingwer
- Pfeffer schwarz
- Kampfer
- Lavendel
- Majoran
- Muskatnuss
- Rosmarin
- Thymian rot

chronischer Schmerz

- Iris
- Rose
- Tonka
- Neroli
- Bergamotte
- Weihrauch
- Lavendel
- Zeder
- Vanille
- Benzoe

und andere...

Basisöle:

- Arnikamazerat
- Johanniskrautmazerat
- Mohnblütenmazerat
- Calophyllumöl

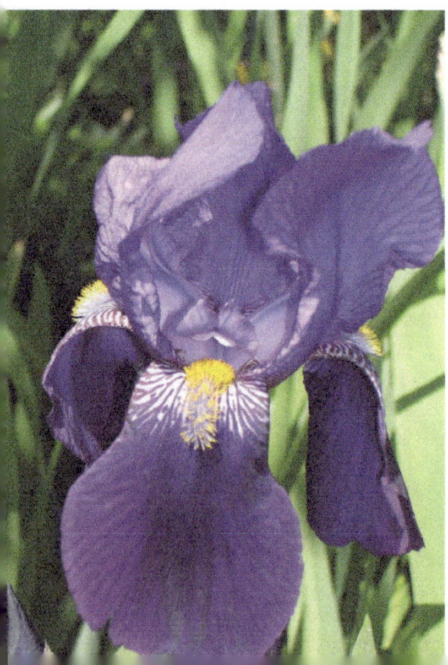

Einreibungen:

Einreibung *„Chiron"*
Vorwiegend entzündungshemmende und somatisch schmerzlindernde Mischung
30 ml Johanniskrautmazerat
20 ml Arnikamazerat

Wacholderbeere	4 gtt	Lorbeer	4 gtt
Weihrauch	3 gtt	Kiefernadelöl	5 gtt

Einreibung *„Sola"*

Erwärmende, entspannende und somatisch schmerzlindernde Mischung

50 ml Johanniskrautöl

Zimtblätter	2 gtt
Wacholder	3 gtt
Thymian rot	2 gtt
Majoran	4 gtt
Ingwer	4 gtt

Einreibung *„Boreas"*

Vorwiegend kühlende, somatische Schmerzmischung

20 ml Arnikamazerat

30 ml Calophyllumöl

Eukalyptus 1,8 cineol	4 gtt
Rosmarin	5 gtt
Wintergrün	4 gtt
Cajeput	8 gtt

Einreibung *„Helena"*

Lieblich, einhüllende Mischung bei chronischen Schmerzen, v a. bei nervöser, ängstlicher Agitiertheit

50 ml Jojobaöl

Rose	2 gtt
Weihrauch	2 gtt
Vanille	3 gtt

Einreibung *„Atum"*

Süß und sinnlich, bei chronischen Schmerzen mit seelischer Verletzlichkeit

50 ml Jojobaöl

Jasmin	1 gtt
Benzoe	2 gtt
Lavendel	6 gtt
Tonka-Extrakt	1 gtt

Einreibung *„Gaia"*

Psychisch stark ausgleichend, bei chronischen Schmerzen mit Unruhe, depressiver Gestimmtheit und Verzagtheit, regeneriert psychisch stark

50 ml Jojobaöl

Muskatellersalbei	3 gtt
Patchouli	2 gtt
Rose	3 gtt
Neroli	2 gtt
Bergamotte	4 gtt

Fertige Produkte:

Bahnhof-Apotheke

Mischung der Aromagruppe der Palliativstation des Klinikums Kempten

Einreibung *„Grünten-Öl"* (Cajeput, Eukalyptus, Latschenkiefer, Wacholder, Lavendel fein, Wintergrün, Calophyllum inophyllum, Arnikaöl, Sonnenblumenöl, Johanniskrautöl)
Somatische Schmerzmischung, entzündungshemmend und entspannend

Einreibung *„Saligen-Öl"* (Tonka- Extrakt, Orange, Melisse, Jojobaöl)
Süß, warm und stimmungshebend, bei chronischen Schmerzen

Wadi GmbH

Mischung „Muskel- und Gelenköl" (Cajeput, Wacholder, Rosmarin, Zitrone)
Entspannend und schmerzlindernd, bei somatischen Schmerzen

Neumond

Mischung *„Aromapflegeöl bio für Muskeln- und Gelenke"* (Eukalyptus citriodora, Majoran)
Zur wohltuenden Einreibung von schmerzenden oder überstrapazierten Muskeln und Gelenken

„S.O.S. Muskel- und Gelenkfluid"
(Wintergrün, Rosmarin, Cajeput, Wacholder, Zitrone)
Sehr stark schmerzwirksames Fluid, bei dessen Anwendung keine Befeuchtung der Haut notwendig ist, da es sich bereits um eine Emulsion handelt. Es zieht schnell ein.

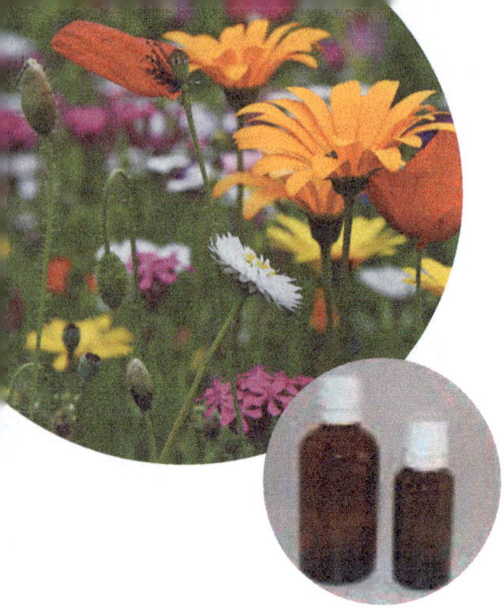

Hautpflege:

Die Pflege der Haut ist ein wesentlicher Bestandteil unserer Arbeit. Hierfür stehen uns in der Regel verschiedene hauseigene Hautpflegeprodukte zur Verfügung. Diese sind üblicherweise auf Erdölbasis. Natürlich lassen sich diese Lotionen zur Hautpflege einsetzen, geben aber nichts als physikalischen Schutz.

Mit den etherischen und fetten Ölen haben wir die Möglichkeit, die individuelle Hautbeschaffenheit des Patienten mit in unsere Pflege einzubeziehen.

Zudem können wir einzigartige Dufterlebnisse schaffen, die für uns Pflegende und auch den Patienten das klinische Umfeld für einige Zeit aus dem Zentrum der Wahrnehmung rücken.

Wie bereits erwähnt, soll die Haut feucht sein, bevor ein Pflanzenöl aufgetragen wird. Das Einreiben bis zu dem Punkt, an dem Wasser und Öl in die Haut eingezogen sind, kann zur belebenden oder beruhigenden Massage werden, die für jeden Pflegeempfänger ein willkommenes Erlebnis sein wird.

Maßnahmen:

Besonders bei der Hautpflege spielt die Auswahl der Basisöle eine wichtige Rolle. Während etherische Öle eher als Wirkstoffe zu sehen sind, findet der eigentliche nutritive und regenerierende Effekt über das Trägeröl als rückfettende und nährende Substanz statt.

Nun tritt auch der Eigengeruch der Basisöle etwas mehr in den Vordergrund. Die Hautpflege ist nicht zuletzt ein kosmetisches Element und eigentümliche Gerüche werden hier nicht so sehr toleriert wie beispielsweise bei einem Antidekubitusöl.

Daher spielen Jojoba- und Mandelöl eine große Rolle. Sie sind nicht nur besonders reichhaltig pflegend, sie haben auch kaum oder keinen Eigengeruch. Leider sind sie etwas preisaufwändiger, so dass ich sie stets in eine Mischung einarbeite. Das erhöht zudem die Auswahl der Inhaltsstoffe und macht das kosmetische Ergebnis oft sehr viel interessanter.

Beim Einreiben verschwindet der Eigengeruch der fetten Öle in der Regel vollständig. Auf der Haut bleibt dann nur noch der feine Duft unserer etherischen Komposition zurück.
Körperöle sind die einzigen Mischungen, bei denen ich bereit bin, sie in 100 ml-Gebinden abzufüllen, weil sie recht zügig verbraucht werden.

Meine liebsten fetten Öle in der Hautpflege sind:

- Jojobawachs
- Mandelöl
- Rapsöl
- Wildrosenöl
- Sesamöl
- Hanföl
- Kokosfett
- Sheabutter

Besonders hautpflegende etherische Öle sind:

- Lavendel fein
- Sandelholz
- Zedernholz
- Benzoe
- Rosengeranie
- Linaloeholz
- Rose
- Ho-Blätter
- Weihrauch
- Palmarosa
- Patchouli
- Vetiver
- Myrrhe
- Cistrose
- Immortelle .... u.e.m.

Erstaunlich viele etherische Öle haben eine hautregenerierende, epithelisierende und pflegende Wirkung auf die Haut. Man kann Rezepte nach der Nase zusammenstellen oder ganz individuell nach der Patientensituation auswählen.

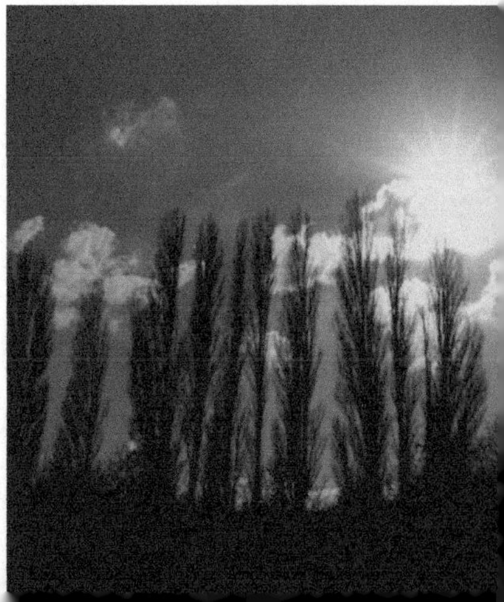

Einreibungen:

Basisöl Mischhaut:

- 50 ml Mandelöl
- 30 ml Rapsöl
- 20 ml Sesamöl

Dieses Basisöl hat keinen allzu starken Eigengeruch und zieht in dieser Mischung besonders tief in die Haut ein, pflegt jedoch alle Hautschichten. Das Sesamöl lässt die Haut besonders weich und geschmeidig werden. Es eignet sich für alle Hauttypen.

Basisöl trockene Haut:

- 10 g Sheabutter
- 10 g Kokosöl
- 50 ml Mandelöl
- 30 ml Sesamöl

Dieses Öl ist schon etwas fetter und nährender und erhöht den Feuchtigkeitsstatus der Haut. Es hat eine seidigere Konsistenz. Sheabutter und Kokosöl müssen zuvor im Wasserbad geschmolzen werden, danach werden sie der Mischung zugegeben.
Bei niedriger Raumtemperatur können diese wieder fest werden und dann als Flöckchen in dem Öl erscheinen. Durch Erwärmen verschwinden diese wieder. Sielassen sich vor Gebrauch auch aufschütteln, sie stören nicht den Effekt und schmelzen auf der Haut.

Mischung *„Maharanj"*, Körperöl für normale Haut
50 ml Basisöl

- Rosengeranie 3 gtt
- Litsea cubeba 3 gtt
- Lavendel 4 gtt
- Ho-Blätter 5 gtt

Mischung *„Andromeda"*, süß und sinnlich duftend und sehr hautpflegend
50 ml Basisöl

- Benzoe 2 gtt
- Rose 2 gtt
- Lavendel 3 gtt
- Patchouli 2 gtt

Mischung *„Odysseus"*, eher herb und pflegend, ein besonderes Öl für den Mann

- 50 ml Basisöl
- Sandelholz 2 gtt
- Benzoe 2 gtt
- Litsea cubba 3 gtt
- Zeder 4 gtt
- Zypresse 2 gtt

Fertige Mischungen:
Bahnhof-Apotheke
Mischungen der Palliativstation des Klinikums Kempten
Hautpflegeöl *„Persephone"* (Rosengeranie, Zeder, Lavendel,...)

Wadi GmbH
Körper- und Massageöl pur (Avocado-, Jojoba-, Sesamöl, Vitamin E), sehr gutes Basisöl für alle Anwendungen. Sehr nährend und pflegend.

Körperöl „Cleo" (Cistrose, Grapefruit, Immortelle, Mandarine, Myrrhe, Neroli, Orange, Patchouli, Rosengeranie, Weihrauch, Zitrone), fertiges Hautpflegeprodukt, sehr pflegend.

Neumond
Aromapflegeöl bio zum Wohlfühlen (Jojoba- und Sesamöl, Weihrauch, Rosengeranie,...) Sehr angenehmes, leichtes Hautpflegeöl

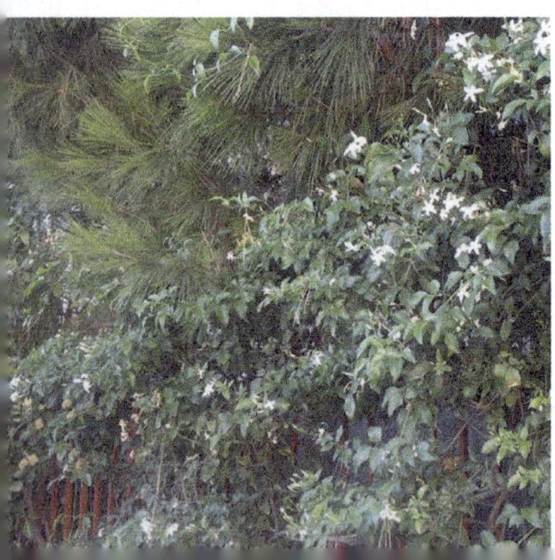

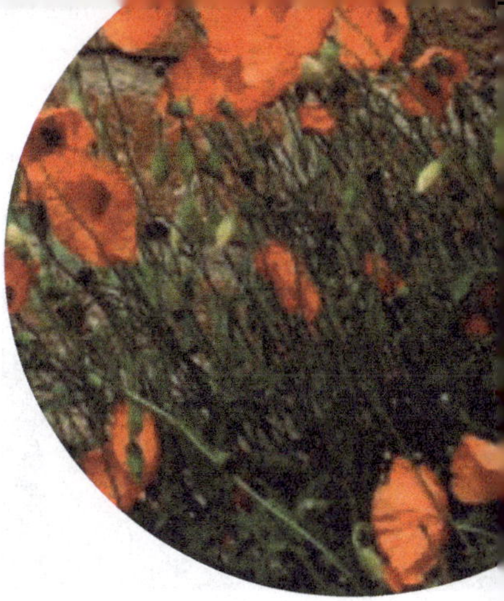

Mundpflege

Sehr häufig haben wir in der palliativen Pflege mit Problemen der Mundschleimhaut zu tun.
Schwerstkranke Menschen ernähren sich meist völlig anders als gesunde Menschen. Ihnen mangelt es oft an Appetit oder die Erkrankung macht ihnen das Essen und Trinken schwer oder gar unmöglich. Kauen und Schlucken können massiv eingeschränkt sein.
Vor allem, wenn das Bewusstsein des Betroffenen gemindert oder nicht mehr vorhanden ist, fällt die orale Ernährung völlig aus.
Dadurch bleibt die normale Speichelproduktion aus, die Mundschleimhaut wird auch nicht mehr durch Speisen und Getränke befeuchtet.
Das Gefühl der Mundtrockenheit kann äußerst quälend sein und der Erkrankte kann dieses Problem aus eigener Kraft nicht mehr beheben. Zudem lagert sich auf der Zunge und im Mundraum ein hartnäckiger Belag ab, der das Gefühl der Trockenheit verstärkt und auch das Sprechen und Schlucken stark beeinträchtigen kann.

Grundsätzlich sollte man bei der Pflege der Mundhöhle sehr kreativ sein. Fast alle Lebensmittel eignen sich hierfür.
Wer es deftig mag kann eine Scheibe Salami um den Finger wickeln und den pflegebedürftigen Mund damit auswischen. Auch Sekt, Wein, Brause, Cola und Säfte haben sich bewährt. Butter und Honig sind beliebt und das auch zu Recht, sie pflegen die Mundhöhle sehr gut und schmecken auch noch angenehm. Diverse Getränke oder Fruchtmus einzufrieren und die zerkleinerten Eisstückchen in einer Kompresse zum Lutschen zu geben wird von den meisten sehr gerne angenommen. Die Erfrischung ist willkommen, stillt den Durst und wird wie eine kleine Mahlzeit empfunden.

Bei allem Einfallsreichtum bleibt immer zu bedenken, dass das Geschmacksempfinden des Patienten meist stark verändert ist. Krankheit oder auch Therapie, wie z. B. Chemotherapie, greifen die Geschmacksknospen an. Alles schmeckt anders oder auch nach gar nichts. Die häufig lange Nahrungskarenz lässt alles sehr viel intensiver schmecken. Viele Lebensmittel sind plötzlich zu sauer, was schwerkranken Menschen bei der Mundpflege sehr weh tun kann. Vor allem Fruchtsäure verursacht diesen Aspekt häufig.

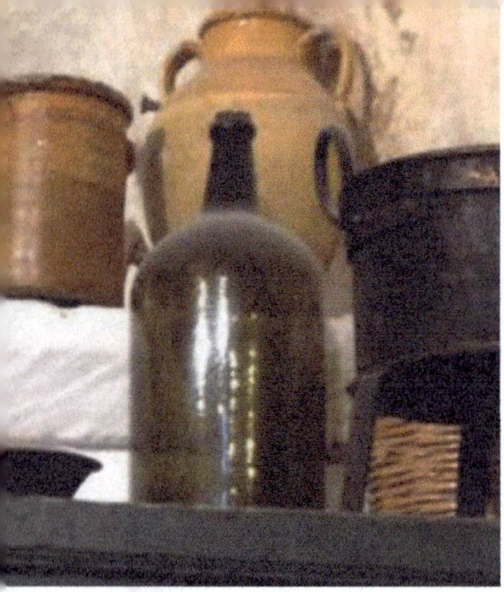

So kann es passieren, dass Patienten Lebensmittel zur Mundpflege angewidert ablehnen, obwohl ihnen früher Genüsse aller Art sehr willkommen waren. Dann müssen Getränke verdünnt werden oder man greift auf reines Wasser zurück.

Mit der Aromapflege haben wir verschiedene Möglichkeiten, eine angenehme und effektvolle Mundpflege durchzuführen.
Wer schon einmal etherische Öle eingenommen hat (z. B. für den Magen oder wegen einer Erkältung), der weiß, dass sie an sich nicht unbedingt gut schmecken. Sie sind häufig sehr scharf, chemisch oder seifig im Geschmack. Das intensive Aroma tut sein Übriges.
Aber wir wenden ohnehin niemals pure oder hoch dosierte etherische Öle oral an. Das würde uns einerseits die Mitarbeit des Patienten nehmen und hat andererseits auch keine bessere Wirkung. Viel hilft hier also nicht viel. Es gilt, etherische Öle so zu verdünnen, dass lediglich ihr Aroma übrig bleibt, der Geschmack an sich aber nicht mehr wahrnehmbar ist. Der Vorteil, der sich hieraus ergibt ist der, dass wir lediglich mit einem interessanten und feinen Aroma arbeiten, den geschwächten Patienten aber nicht mit einem Geschmack überfordern.
Vor allem kommen hier Pflanzenöle und Butter in Frage.
Bei Pflanzenölen haben wir häufig einen deutlichen Eigengeschmack. Was wir in unserer Küche sehr schätzen, kann zu Ablehnung durch den Patienten führen.
Am besten eignet sich Mandelöl. Es ist reich an besonders pflegenden Fetten und vor allem geschmacksneutral.

Ein ideales Verdünnungsmedium muss folgende Kriterien erfüllen:

- Es darf nicht übel schmecken, sollte im Gegenteil neutral oder wohlschmeckend sein. Zudem muss es fettlöslich sein, damit es die etherischen Öle aufnimmt und die Mundschleimhaut geschmeidig hält und natürlich muss es verzehrbar sein.

Maßnahmen:

Als wässriges Medium zur Mundpflege eignen sich auch Hydrolate. Vor allem Rosenhydrolat mit seiner schmerzlindernden und hautregenerierenden Wirkung und das kühlende und erfrischende Pfefferminzhydrolat sind wunderbar. Allerdings haben Hydrolate einen deutlichen Eigengeschmack. Dieser wird sehr häufig vom Patienten abgelehnt. Auch wenn wir um die besonderen Eigenschaften der Hydrolate wissen, empfehle ich, Hydrolate nur orientierten, entscheidungsfähigen Patienten anzubieten und zuvor genau zu erklären, um was es sich handelt. Kennen sie die Hintergründe, genießen viele Patienten den eigentümlichen Geschmack eines Hydrolates sogar als Zeichen ihrer besonderen Wirkung. Ablehnung sollte aber nicht persönlich genommen werden.

Lebensmittel lassen sich am vielseitigsten einsetzen. Die besondere Geschmacksempfindlichkeit der Patienten lässt uns manchmal nur Wasser oder Tee übrig. Hauptsache jedoch, die Mundschleimhaut bleibt feucht und wird regelmäßig pflegerisch stimuliert.

Mundpflegeöle

Mundpflegeöl „*Viola*“: Frischer Geschmack und gut gegen Mundgeruch. Das Ingweröl beugt Übelkeit vor.

20 ml Mandelöl

Limette	2 gtt
Ingwer	1 gtt
Pfefferminze	2 gtt

Mundpflegebutter „*Magnolia*“

Stark schleimhautpflegend

20 g Butter

Niauli	1 gtt
Rose	1 gtt
Bitterorange	2 gtt

Mundpflegeöl „*Herb Oil*“

Universell schleimhautpflegendes und atemerfrischendes Mundöl

20 ml Mandelöl

„Herb oil“ von Wadi GmbH pur 2 gtt

Mundpflegebutter „*Capri*“

weiche Butter	80 g
Sanddornfruchtfleischöl	40 gtt
flüssiger Honig	1 TL

15 gtt der Mischung „Capri“ von Vegaroma oder alternativ :

Grapefruit	5 gtt
Zitrone oder Limette	5 gtt
Bitterorange oder Orange süß	5 gtt

Diese Mischung ist besonders erfolgreich in der Anwendung. Sie wird von den allermeisten Leuten gerne angenommen. Sie schmeckt dezent süß (kann natürlich stärker oder weniger stark gesüßt werden) und mild und hat ein wundervolles, kuchenteigartiges Zitrusaroma.

Alle Zutaten werden miteinander verrührt, bis eine homogene, orangefarbene Masse entsteht. Diese Mundpflegebutter kann portionsweise auch eingefroren und bei Bedarf aufgetaut werden.

Pflege bei üblen Gerüchen

Gerade in der Palliativpflege erleben wir häufig das Auftreten starker, übler Gerüche. Ursächlich können exulzerierende Tumore, Hautinfektionen, starke, pathologische Diarrhoen, Mundgeruch, Harnwegsinfekte und vieles mehr, vorliegen. Diese Gerüche können so penetrant und ekelerregend sein, dass das Betreten des Zimmers schwerfällt und Übelkeit verursacht. Auch nach dem Verlassen des Raumes hat man oft das Gefühl, diesen Gestank nicht mehr aus der Nase und der Kleidung zu bringen. Pflegende haben in der Regel gelernt, für sich mit diesen Gerüchen umzugehen, diese auszublenden oder sie auszuhalten.

Angehörige empfinden starke, üble Gerüche als extreme, teils unüberwindbare Belastung. Die letzte gemeinsame Zeit wird dadurch entstellt und schwer beeinträchtigt.

Den Patienten sind diese Gerüche meist sehr unangenehm und peinlich. Sie empfinden sich als Verursacher dieser Umweltbelästigung und schämen sich.

Vom Geruch selbst bekommen sie jedoch meist nicht so viel mit wie ihr Umfeld. Ihr Gehirn weiß sich vor übermäßigen Sinneswahrnehmungen zu schützen, indem es lang andauernde Reize ausblendet. Da

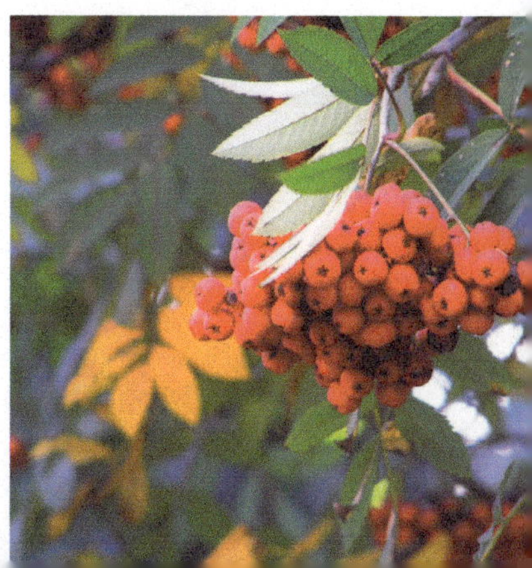

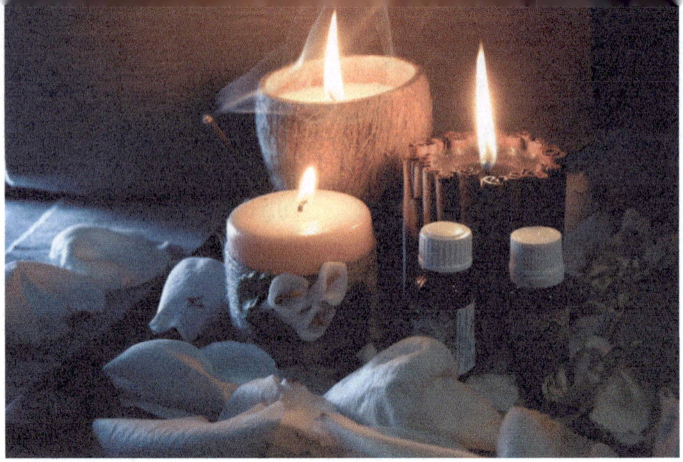

sie permanent von diesem Geruch umgeben sind, nehmen sie ihn kaum noch wahr.
Trotzdem werden Ihnen der Patient, die Angehörigen und die Kollegen dankbar sein, wenn Sie eine Möglichkeit finden, diese Gerüche zu minimieren.
Wenn ein Patient entlassen wird oder verstirbt, kann eine rasche Wiederbelegung des Zimmers notwendig werden. Wenn der üble Geruch des vorherigen Bewohners noch stark im Raum vorhanden ist, kann man im Zimmer räuchern. Das Räuchern von Harzen, Kräutern und Hölzern nimmt starke Gerüche und der Raum wird wieder bewohnbar.
Hat man keine Möglichkeit zu räuchern oder es ist in Ihrer Einrichtung nicht erlaubt, dann versuchen Sie Folgendes:
Nehmen Sie eine Duftlampe, am besten eine Ultraschallduftlampe. Befüllen Sie diese mit jeweils sieben Tropfen Rosmarin, Lavendel fein und Cajeput.
Diese Dosierung ist selbstverständlich zu hoch für die normale Raumbeduftung, aber hier geht es um die schnelle Befreiung von Gerüchen. Lassen Sie die Duftlampe bei geschlossenen Fenstern und Türen 30 Minuten laufen (elektrische etwas länger) und öffnen Sie dann die Fenster und nach ein paar Minuten auch die Tür. Diese Aroma-Kur hilft recht gut, um das Zimmer schnell wieder beziehbar zu machen.

Maßnahmen:

Es ist nicht immer leicht, üble Gerüche mit etherischen Ölen zu überdecken. Wenn man Pech hat, vermischen sich der üble Geruch und der Duft des etherischen Öles und es riecht noch übler.

Sie werden in der Situation vor Ort einige Öle ausprobieren müssen um zu sehen, welches Öl sich in diesem speziellen Fall eignet.
Zudem braucht man gelegentlich eine relativ hohe Dosis an etherischen Ölen und somit muss auch die Toleranz des Patienten und des Umfelds überprüft werden. Abneigungen haben auch hier Vorrang.
Vor jeder Maßnahme sollte das Zimmer gründlich gelüftet werden.
Ausbringen kann man die etherischen Öle zum Beispiel in einer Ultraschallduftlampe.
Sie erzeugt den reinsten und klarsten Duft und das auch zügig.
Statt einer Duftlampe kann man unsterile Kompressen oder Papiertaschentücher bzw. Küchenrollenpapier mit dem Öl beträufeln und sie im Raum verteilen. Es empfiehlt sich hierbei, nur wenige Tropfen auf eine Kompresse zu geben und stattdessen gleich ein paar davon im Raum auszulegen oder aufzuhängen. Der große Vorteil von Duftkompressen ist, dass der Duft des etherischen Öles sich unaufdringlicher im Raum verteilt und nicht zu massiv wahrgenommen wird. Zudem hält er dadurch lange an und es handelt sich um ein sehr einfaches Vorgehen, das wenig Aufwand erfordert.
Auch Raumsprays wirken schnell und gut.
Überlegen Sie auch, ob es andere aromatische Substanzen in Ihrem Haushalt gibt, die sich im Raum aufstellen lassen.
Besonders eignet sich Kaffeesatz. Dieser wird aufgehoben und, auf flache Teller verteilt, im Raum aufgestellt. Seine starken Aromen überdecken schlechte Gerüche.
Ein weiteres, bewährtes Mittel: Geriebenen Apfel in Tellern aufstellen.
Nutzen Sie ruhig auch einmal die synthetischen Duftstoffe aus Waschmitteln.
Diese sind so konzipiert, dass sie den Eindruck von Frische und Reinheit erzeugen. Kaufen Sie also ein günstiges Waschmittel und stellen Sie ein paar Schüsseln davon im Zimmer auf. Verwirrte Menschen dürfen jedoch nicht in der Lage sein, das Pulver zu essen.
Sicherlich kennen Sie weitere Empfehlungen zur Geruchsminderung.

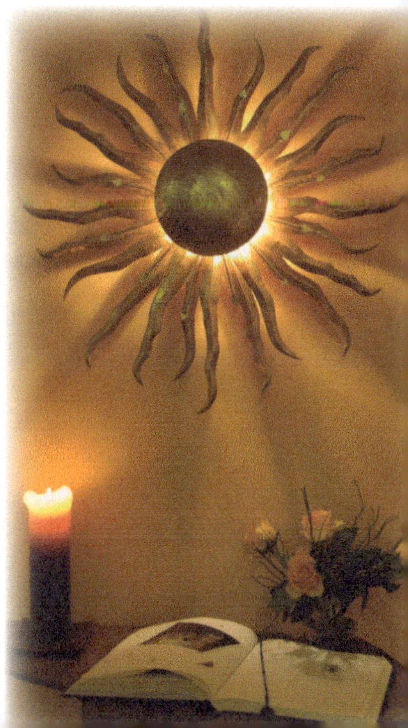

Folgende Öle haben sich häufig bewährt:

- Weißtanne
- Lavendel fein
- Rosmarin
- Lavandin
- Limette
- Petitgrain
- Eukalyptus citriodora
- Lemongrass
- Zimtrinde
- Zeder
- Cajeput .....und andere...

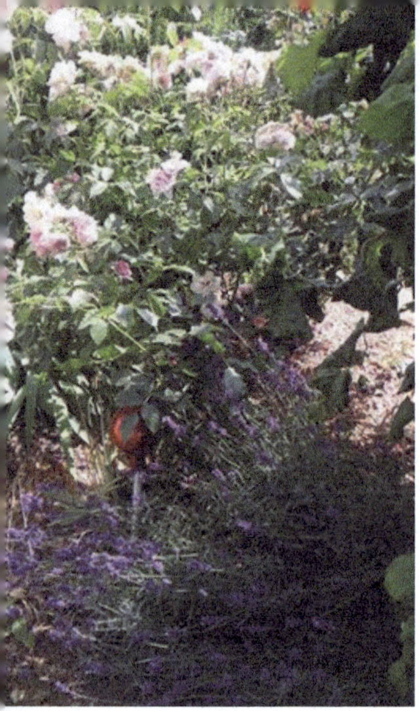

Vor allem Lavendel fein und Rosmarin in Kombination bewirken wahre Wunder. Ich benutze sie mit Abstand am meisten. Gelegentlich gebe ich noch Cajeput oder Pfefferminze dazu. Es ist ganz erstaunlich, wie Rosmarin und Lavendel bei harnigen Gerüchen und exulzerierenden Tumoren helfen, die häufig die größte Herausforderung darstellen.

Mischungen für die Duftlampe:

- Rosmarin 2 gtt
- Lavendel fein 2 gtt

- Rosmarin 2 gtt
- Cajeput 2 gtt
- Lavendel fein 1 gtt

- Eukalyptus citriodora 2 gtt
- Weißtanne 2 gtt

- Weißtanne 2 gtt
- Rosmarin 1 gtt
- Lemongrass 2 gtt

- Zimtrinde 1 gtt
- Eukalyptus citriodora 2 gtt
- Cajeput 2 gtt

- Pfefferminze 2 gtt
- Grapefruit 2 gtt
- Lavendel fein 2 gtt

Alle diese Mischungen lassen sich auch auf Kompressen oder Papiertaschentücher tropfen. Dann je nach Raumgröße ein paar davon im Raum ausbringen.

Fertige Mischungen:
Microtec Medical

Nilodor Tropfen und Pumpspray.

Hierbei handelt es sich nicht um ein natürliches Öl, sondern um ein synthetisches Gemisch. Dafür jedoch hat es eine außerordentlich überzeugende Wirkung.

Vor allem die Tropfen ermöglichen eine feine Dosierung und einen lang anhaltenden Effekt.

Man verwendet tatsächlich nur einen Tropfen auf einer Kompresse und legt diese auf einer Untertasse im Zimmer aus. Sollte ein Tropfen noch nicht genügen, stellt man dasselbe noch einmal an einem anderen Punkt im Zimmer auf. Es ist nicht das Ziel, dass Nilodor den Gestank überdeckt, es macht ihn vielmehr unriechbar.

Nicht natürlich, aber oft genug heiligt der Zweck die Mittel.

Coradol Pharma

Chlorophyl liquidum N *„Schuh"*.

Hier handelt es sich um eine Chlorophyll-Tinktur. Chlorophyll bindet Gerüche.

Es lassen sich Kompressen damit beträufeln und diese dann im Raum verteilt so aufhängen, dass die Raumluft durch sie hindurchwehen kann. Oft ist der geruchsbindende Effekt jedoch besser, wenn Chlorophyll innerlich verabreicht wird. Es gibt hierfür auch einfach zu schluckende Chlorophyll-Dragees.

Totensalbung

In allen Kulturen existieren Rituale, um Verstorbene zu ehren und zu verabschieden. In vielen Kulturen ist der Umgang mit dem Tod, der Trauer und dem Verstorbenen ein sicheres Regelwerk, das sich lückenlos um die Angehörigen legt und sie durch diese schwere Zeit trägt. Nicht jeder Angehörige, den wir begleiten, hat noch Zugang zu diesen Ritualen.

Der gegenwärtige Zeitgeist und der teilweise Verlust der kulturellen Anbindung, sogar der stärker werdende Einfluss des nüchternen, naturwissenschaftlichen Denkens, lassen uns dieses Thema stark an den Rand drängen.

Die Konfrontation mit dem toten Körper eines geliebten Menschen trifft einen dann plötzlich und ohne Vorbereitung. Es entstehen Fluchtgedanken oder Verdrängungsgefühle.

Pflegende hören oft Sätze wie: „Wir wollen ihn /sie lieber so in Erinnerung behalten wie er /sie war".

Aussagen wie diese scheinen stereotypisch und kommen schnell über die Lippen.

Es ist einem nur kaum wirklich bewusst, dass man einen lebenden Menschen nicht beerdigen kann.

Einen Verstorbenen zu berühren oder auch nur anzusehen ist eine Herausforderung. Vor allem, wenn es das erste Mal ist.

Innerlich treten wir an einen seelischen Abgrund und können noch nicht einmal abschätzen, wie wir reagieren werden.

Wichtig ist hier das Angebot der Pflegenden, die Angehörigen zu begleiten und gegebenenfalls das Zimmer auch wieder verlassen zu dürfen, wenn es doch nicht geht. Das jedoch passiert höchst selten.

Glücklicherweise kehrt, nicht zuletzt durch die Hospizbewegung und deren Öffentlichkeitsarbeit, das Sterben wieder in unsere Leben zurück.

Rituale können sehr hilfreich sein, um in der Zeit unaussprechlicher Trauer seinen Gefühlen Ausdruck zu verleihen.

Die Erinnerungen an einen geliebten, verstorbenen Menschen bleibt uns ein Leben lang erhalten und prägen wahrscheinlich auch das Bild von unserem eigenen Lebensende. Wenn wir uns beim Abschied von einem Verstorbenen als gelähmt und passiv empfinden, werden wir später immer das Gefühl haben, eine einzigartige Chance verpasst zu haben. Nachholen können wir das nicht mehr.

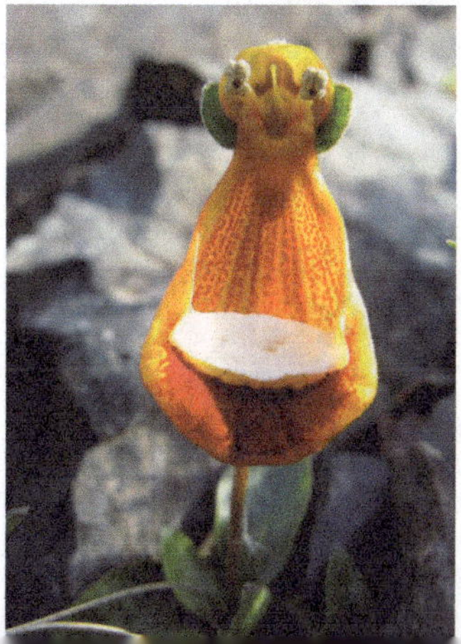

Die Aromapflege gibt uns eine wunderbare Möglichkeit, ein solches Ritual für uns und die Angehörigen zu erschaffen.
Es kann an die christliche Totensalbung angelehnt werden. Doch wenn man sich in anderen Kulturkreisen umsieht, wird man bemerken, dass die Menschen weltweit und zu allen Zeiten grundsätzlich die gleichen Ideen und Bedürfnisse hatten. Daher sind die Unterschiede in der Trauerarbeit oft nur kulturell verändert, inhaltlich und in der Zielsetzung sehr ähnlich.

Maßnahmen:

Lassen Sie bei der Totensalbung viel Raum für die Intuition der Angehörigen. Geben Sie Inspiration und Stütze, wo sie nötig ist.
Wenn Angehörige mit Ihnen ins Zimmer eines Verstorbenen gehen und regungslos und steif stehenbleiben, ihre Gefühle deutlich sichtbar werden, aber nicht ausgedrückt werden können, ist es vielleicht Zeit, ein Gespräch zu beginnen.
Eröffnen Sie die Optionen, die die Angehörigen haben, um ihrer Trauer Ausdruck zu verleihen.
Nehmen Sie zeitlichen Druck aus der Situation, fragen Sie, ob die Angehörigen Ihre Anwesenheit wünschen oder allein sein möchten.
Stellen Sie die Möglichkeit vor, mit einer Salbung Abschied zu nehmen. Die meisten Angehörigen werden froh sein, eine Möglichkeit zu haben, den Verstorbenen berühren zu können, wenn sie nicht die Kraft haben, dies aus eigenem Antrieb zu tun.

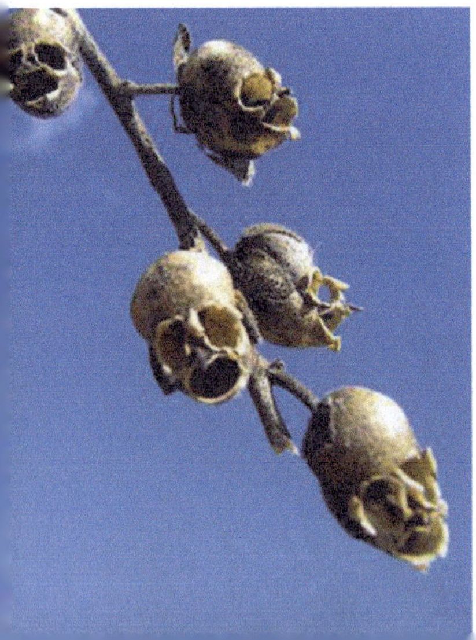

Eine Salbung (ich bleibe der Einfachheit halber bei diesem Wort, auch wenn es religiös gefärbt ist) wird üblicherweise an den Händen, der Stirn, den Füßen oder der Herzregion durchgeführt.
Es ist nicht nötig, religiöse Symbole zu nutzen wie z. B. das Kreuzzeichen. Sanfte Streichungen mit einem geeigneten Öl haben den Sinn, eine bewusste Verabschiedung zu erleben, dem Verstorbenen einen zwischenmenschlichen Segen mit auf seine Reise zu geben und nicht zuletzt die kalte Haut des Toten zu fühlen, so dass der Tod begriffen werden kann.
In der Regel gebe ich dann den Angehörigen eine kleine Menge des verwendeten Öles (10 ml) als Geschenk mit. Der Duft dieses Öles begleitet dann in der Zeit der Trauerarbeit, bis er irgendwann überflüssig

und von selbst nicht mehr benutzt wird. Genau so erkläre ich es auch den Angehörigen.

Als vor einigen Jahren ein älterer, multimorbider Herr in meiner Schicht verstarb, war seine Frau völlig unvorbereitet. Der plötzliche Tod traf sie wie ein Schock. Ich bereitete den Verstorbenen und das Zimmer auf die Ankunft der Ehefrau vor, entzündete eine Kerze in einem Windlicht und holte ein Öl für den Abschied.

Die Frau saß lange mit mir am Bett des Toten und erzählte von ihrem Kummer. Sie bestrich mit dem Öl liebevoll die Stirn des Verstorbenen und redete mit ihm. Sie sagte so etwas wie: „Du lässt mich nicht allein, nicht war? Du bleibst als Engel bei mir."

In diesem Moment begann die Kerzenflamme im Windlicht wild zu flackern. Die Fenster waren geschlossen, auch ich bin sehr erschrocken. Die Ehefrau hielt inne und starrte wie ich auf die Flamme. Wir werteten das einfach als Antwort. Wir beide waren sehr berührt. Als sie nach Hause ging, gab ich ihr 10 ml des Salböls und die Kerze aus dem Zimmer ihres Mannes mit. Für sie waren es unschätzbar wertvolle Geschenke.

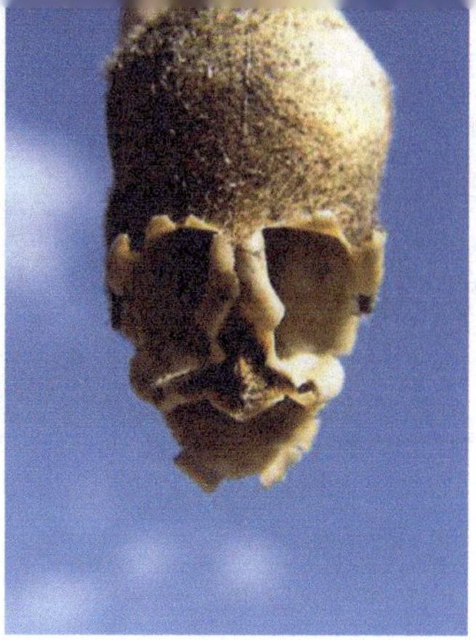

Einreibungen:

Salböl *„Garuda"*:
Feierlicher Duft, regt spirituelle Grundstimmung an
50 ml Jojobaöl

- Weihrauch 3 gtt
- Rose 3 gtt
- Sandelholz 4 gtt

Salböl *„Mahal"*
Leicht exotischer, lieblicher Duft, seelisch entspannend und lösend

- 50 ml Jojobaöl
- Muskatellersalbei 3 gtt
- Jasmin 1 gtt
- Zeder 4 gtt
- Basilikum 2 gtt

Salböl *„Angelus"*
Seelisch stärkend, wenn die Situation emotional überfordert

- 50 ml Jojobaöl
- Angelikawurzel 2 gtt
- Narde 1 gtt
- Rose 3 gtt
- Bergamotte 4 gtt

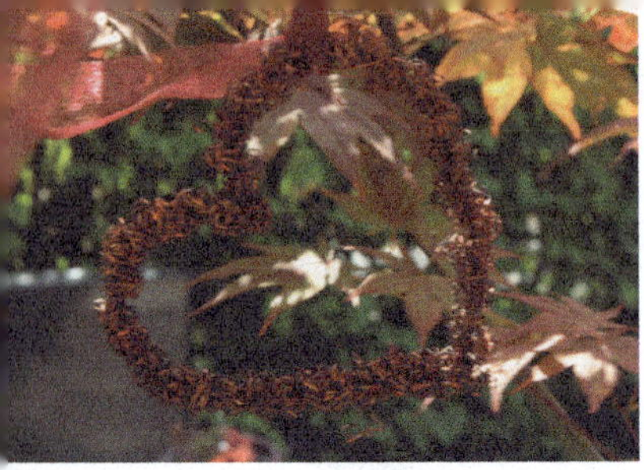

Fertige Produkte:

Wadi GmbH

Mischung *„Song of Solomon"* Körper- und Massageöl (Cassia, Kalmus, Oud, Rose, Sandelholz)
Ein wunderbar warmer, spiritueller Duft. Erdend und erhebend zugleich. Diese Duftkomposition wurde von Prof. Wabner dem Hohelied der Liebe König Salomons aus dem Alten Testament nachempfunden. Es ist für mich die geeignetste Mischung für diese Anlässe.

Selbstpflege für Sorgende

Neben diversen exzellenten Entspannungsverfahren wie Autogenem Training, Progressiver Muskelrelaxation nach Jakobson und Selbsthypnose stellt auch die Aromapflege einen wirkungsvollen Weg dar, um den Anforderungen des Berufslebens standzuhalten.
Am Arbeitsplatz sprechen sie aromatische Maßnahmen gut mit den Kollegen ab, diese werden nasal ebenso davon betroffen sein. Wenn Sie Ihr Anliegen gut und diplomatisch vermitteln, werden Sie sicherlich auf Unterstützung stoßen.

Maßnahmen:

Nun ist Ihre Kreativität gefragt.
Sei es eine Duftlampe im Dienstzimmer oder Aufenthaltsraum oder ein Raumspray, das schnell die Atmosphäre verändert. Wichtig ist es nur, die Gruppendynamik zu beachten. Alle Kollegen sollen sich integriert fühlen und ihre Meinung muss gehört werden. Bleiben Sie bei allgemein gut angenommen Düften, wie den Zitrusdüften oder nutzen Sie fertige Mischungen, die zum Teil wirklich außergewöhnlich gut sind.
Auch sonst dürfen Sie eine Menge ausprobieren.
Manchmal tropfe ich traurigen Kollegen oder Ärzten einen Tropfen Rose 10% oder Zitrone auf den Kittel. Das lenkt ab und macht Spaß. Erkältete Kollegen bekommen drei Tropfen Cajeput auf eine Kompresse und in die Brusttasche des Kittels gesteckt.

Ich erinnere mich an eine besonders anstrengende Zeit in einem Altenheim, in dem ich vor Jahren gearbeitet habe. Es wurde gerade eröffnet und war baulich und personell noch nicht so sicher, dass wir demente Menschen mit aggressivem Verhalten und starken Weglauftendenzen beaufsichtigen hätten können.

Da brachte uns eine alte Dame ihren sedierten Mann nach Ankündigung als neuen Bewohner. Als er am nächsten Tag zu sich kam, stellte sich heraus, dass er völlig dement und körperlich aber noch in guter Verfassung war. Er wurde schnell aggressiv gegen jeden und wollte permantent das Haus verlassen. Die Ehefrau weigerte sich, ihren Mann in eine andere Einrichtung zu bringen, auch nachdem sie auf die Sicherheitsrisiken aufmerksam gemacht wurde. Sie sagte einmal sogar, sie würde schließlich auch ihre Katze aus dem Haus lassen, da sei es nicht schlimm, wenn ihr verwirrter Mann etwas herumliefe.

Ihn zu beaufsichtigen war eine große Aufgabe, die Verhandlungen mit der Ehefrau und die Suche nach einer geeigneten Einrichtung zerrten an unseren Nerven. Am Ende saß das Team im Stationsstützpunkt und wir waren mit unseren Nerven am Ende. Niemand konnte mehr etwas sagen. Der Bewohner war glücklich verlegt worden, wir hatten keine Energie mehr. Es kam die Frage auf, ob es da nicht ein Öl für die Nerven gäbe. Mir fiel als erstes Lavendel ein und die Ohrmuschel als Reflexzonenkarte. Ich öffnete ein Fläschchen Lavendel, reichte es herum und bat alle, ein wenig des etherischen Öles aufzunehmen und zwischen Zeigefinger und Daumen zu verreiben. Das Ohrläppchen ist die Reflexzone des Kopfes, also bat ich die Kollegen, das Ohrläppchen mit Daumen und Zeigefinger und dem Lavendelöl zu massieren.

Es dauerte eine Minute und alle fingen herzhaft an zu lachen. Es sah auch ein bisschen komisch aus, wie sich fünf Menschen im Kreis sitzend die Ohrläppchen massierten.

Meine liebsten Öle in der Selbstpflege sind:

- Muskatellersalbei
- Patchouli
- Rose
- Weihrauch
- Neroli
- Angelikawurzel
- Bergamotte
- Lavendel fein
- Weißtanne
- Kampfer
- Rosmarin
- Jasmin
- Narde
- Vetiver ...

und einige andere mehr...

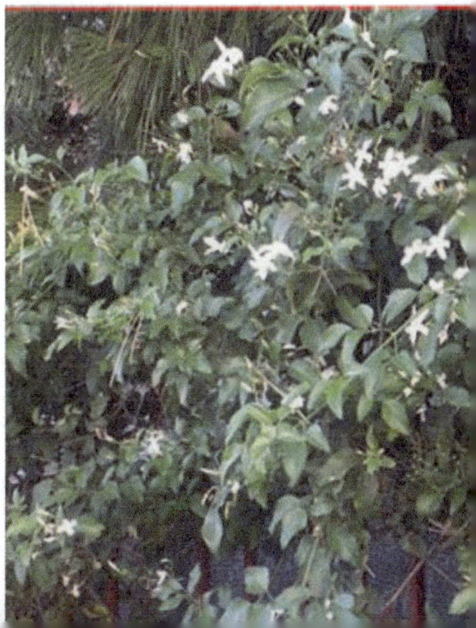

Jedes Öl, das die eigene Seele anspricht, ist geeignet. Gute Öle für die Selbstpflege im Beruf sollten Stress reduzieren, entspannen, die Nerven beruhigen, glücklich machen, gesunden Schlaf fördern. Was auch immer Sie als Ihr Problem wahrnehmen.
Wenn man sich längere Zeit mir etherischen Ölen befasst, kommt es irgendwann zu einer starken Beziehung zu einzelnen Mischungen oder Düften. Wenn das der Fall ist, sollte man seinem Gefühl folgen und diesen Duft möglichst oft benutzen. Was auch immer das Öl mit einem macht, es ist genau das, was man jetzt braucht. Für gewöhnlich lässt diese Beziehung nach einigen Wochen oder wenigen Monaten nach. Irgendwann vergisst man diesen besonderen Duft immer häufiger, dann hat das Öl seine Aufgabe erfüllt. Irgendwann kommt der nächste Duft zu uns.
Die praktische Anwendung richtet sich nach Ihrem Ermessen und Möglichkeiten. Aromabäder, Körperöle, Riechfläschchen, Raumbeduftung – alles ist möglich. Hauptsache es schmeichelt Ihren Sinnen und ist für Sie regelmäßig bequem anwendbar.

Maßnahmen:

Weihrauchmeditation

Nehmen Sie sich ein Stück Räucherkohle zur Hand oder ein Räucherstövchen. Suchen Sie sich einen bequemen Platz und bereiten Sie alles zum Räuchern vor. Nachdem die Kohle glüht bzw. die Kerze im Stövchen brennt, legen Sie ein Körnchen Weihrauch auf und verzichten Sie in diesem Fall auf das Zufächeln von Luft. Sitzen Sie bequem und beobachten Sie den aufsteigenden bläulichen Rauch. Er bildet Muster und Linien in der Luft, sich einmal schneller, einmal langsamer in die Höhe erhebend. Lassen Sie bei der Betrachtung Gedanken kommen und gehen. Sie müssen nichts tun, außer ein weiteres Körnchen Weihrauch auflegen, wenn der Rauch vergangen ist. Lassen Sie Ihren Blick dem Weihrauch weiter folgen, die Gedanken kommen und gehen. Es gibt nichts zu tun, niemand will etwas von Ihnen.

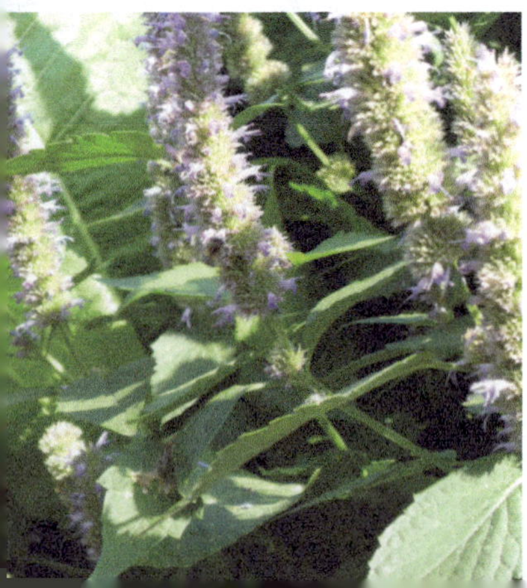

Diese Meditation ist äußerst entspannend und reinigt den Geist von belastenden und getriebenen Gedanken.

Patchouli-Bad

Patchouli ist heute kein Modeduft mehr. Dennoch ist er sehr wirkungsvoll, wenn Menschen emotional und mit ihren Kräften zu lange über ihre Grenzen gegangen sind. Die Erschöpfung und die Energielosigkeit, die daraus resultieren, lähmt uns, unsere Freizeit erfüllt zu genießen. Zudem erhält und regeneriert Patchouli die seelische Schwingungsfähigkeit, die oftmals bei lang andauernder Überforderung verloren geht. Ein Umstand, der unbehandelt ernste emotionale Probleme mit sich führen kann.
Ein Vollbad mit Patchouli in einer schönen Mischung kann schnell helfen. Diese Mischung kann mit Milch emulgiert ins Wasser gegeben werden.

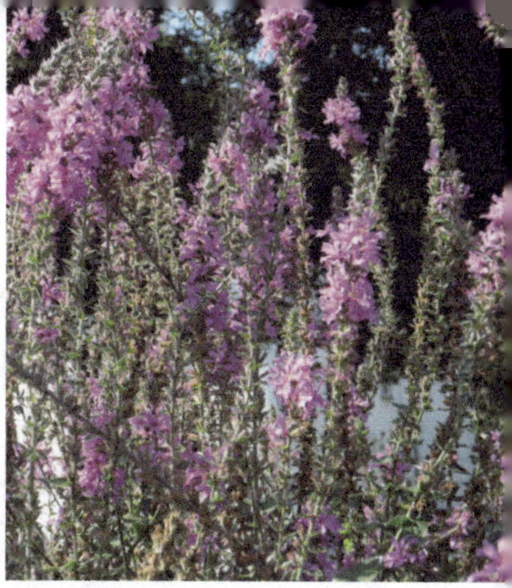

- Patchouli 6 gtt
- Muskatellersalbei 4 gtt
- Rosengeranie 5 gtt
- Lavendel 5 gtt

Lavendel-Feierabendinhalation

Lavendel kann den Menschen schnell aus der Energielosigkeit und Erschöpfung zurück in die Mitte holen. Nach anstrengenden Zeiten kann man sich eine gute Nase voll auf diese Weise gönnen und schnell wieder zu innerer Ausgeglichenheit kommen.

Man nimmt einen Tropfen Lavendel fein in die Handfläche und reibt beide Hände kräftig gegeneinander bis sich Wärme entwickelt.
Schließlich hält man beide Handflächen vor das Gesicht. Auch die Augen sollen bedeckt sein. Nun atmet man einige Male tief ein und lässt sich vom intensiven Lavendelduft einhüllen.
Dies ist wohl auch meine wichtigste Notfallmaßnahme, wenn sich Angehörige meiner Patienten in einer krisenhaften Situation befinden.

Energiespendendes Körperöl

Die tägliche Pflege eignet sich natürlich besonders gut, um sich emotional und ganzheitlich ausgeglichen und gesund zu erhalten.

- 50 ml Mandelöl
- Sanddornöl 7 gtt
- Muskatellersalbei 4 gtt
- Angelikawurzel 3 gtt
- Rose 2 gtt
- Vanille 2 gtt

Aromalampe *„Oase"*

- Weihrauch 1 gtt
- Lavendel 2 gtt
- Basilikum 1 gtt

Aromalampe *„Abendsonne"*

- Angelikawurzel 1 gtt
- Bergamotte 2 gtt
- Weißtanne 2 gtt

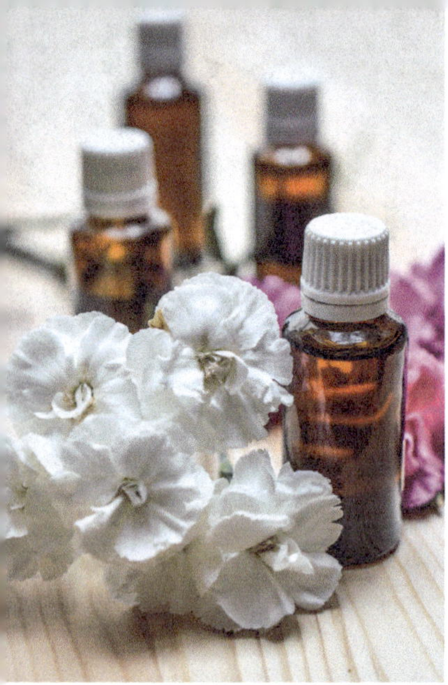

Aromaspray für gute Laune

- Alkohol 96% 100 ml
- Lemongrass 50 gtt
- Zitrone 15 gtt
- Grapefruit 20 Tr.
- Pfefferminze 10 gtt
- Rosmarin 5 gtt

Alle Zutaten werden in einer 100 ml-Flasche miteinander vermengt.

Dieses Spray kann morgens, aber auch mehrfach täglich als Raumspray, Parfümspray verwendet oder als wohltuende und aufbauende Duftwolke ins Körperumfeld gesprüht werden.

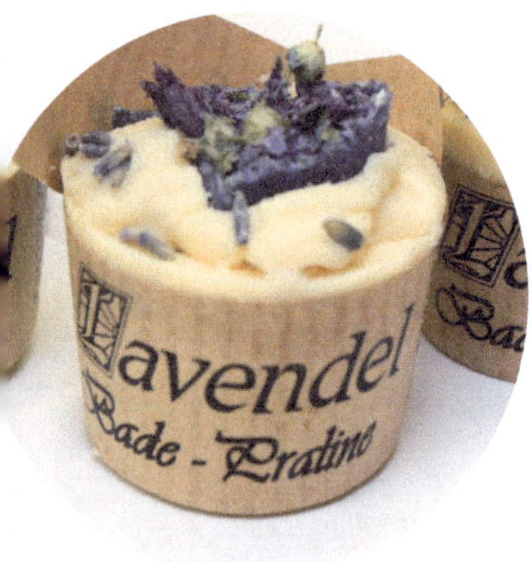

Badepralinen

- Kakaobutter 160 g
- Sheabutter 20 g
- Kokosfett 40 g
- Mulsifan 25 g
- etherisches Öl 10 ml

Alle festen Zutaten im Kochtopf bei milder Wärme schmelzen und das Mulsifan einrühren. Abkühlen lassen und zuletzt die etherischen Öle dazugeben und gut umrühren. Die Masse nun in Pralinenformen füllen und bei kühler Umgebungstemperatur erstarren lassen. Die Badepralinen sind nun fest und können für entspannende Wannenbäder benutzt werden. Sie schmelzen und geben pflegende Öle und wohltuenden Duft ab. Es kann reines Lavendelöl verwendet werden oder eine Mischung hautverträglicher etherischer Öle.

Kissenspray *„Land der Träume"*

Ethanol 96%	100	ml
Lavendel fein	40	gtt
Neroli	20	gtt
Ylang Ylang	10	gtt

Alle Zutaten in einer 100 ml- Flasche mischen und abends die Kissen besprühen. Nach wenigen Momenten ist der Alkohol verdunstet und die Kissen duften herrlich und entspannend. Diese Anwendung sollte über einen längeren Zeitraum allabendlich angewendet werden, um die Wirkung zu steigern. Im Übrigen ist dieser Kissenspray auch für Patienten geeignet. Gerade Demenzpatienten reagieren erfahrungsgemäß sehr gut darauf.

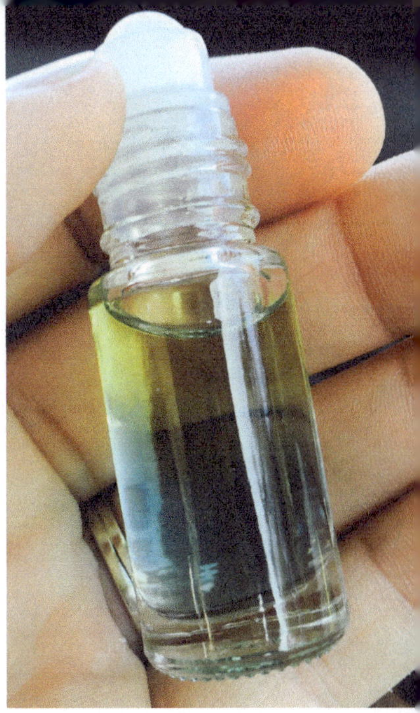

Aroma Roll-On *„Giovanni"*

Römische Kamille	5	gtt
Ylang Ylang	10	gtt
Majoran	5	gtt
Muskatellersalbei	4	gtt
Neroli	5	gtt
Jojobaöl	10	ml

Leere Roll-On-Fläschchen gibt es im Kosmetikbedarfshandel oder im Internet zu kaufen. Alle Zutaten werden in ein 10 ml-Roll-On-Fläschchen gefüllt und mehrfach täglich auf die Haut, z.B. unter der Nase oder am Handgelenk, aufgetragen. Dieser Aroma Roll-On hat eine stark beruhigende Wirkung auf Vegetativum und Psyche und ist sogar in der Lage, stressbedingt erhöhten Blutdruck zu lindern. Natürlich dürfen Blutdruckmedikamente nicht einfach so abgesetzt werden. Aber bei latent erhöhten Werten in belastenden Lebenssituationen kann diese Anwendung sehr hilfreich sein.

Aromapflege

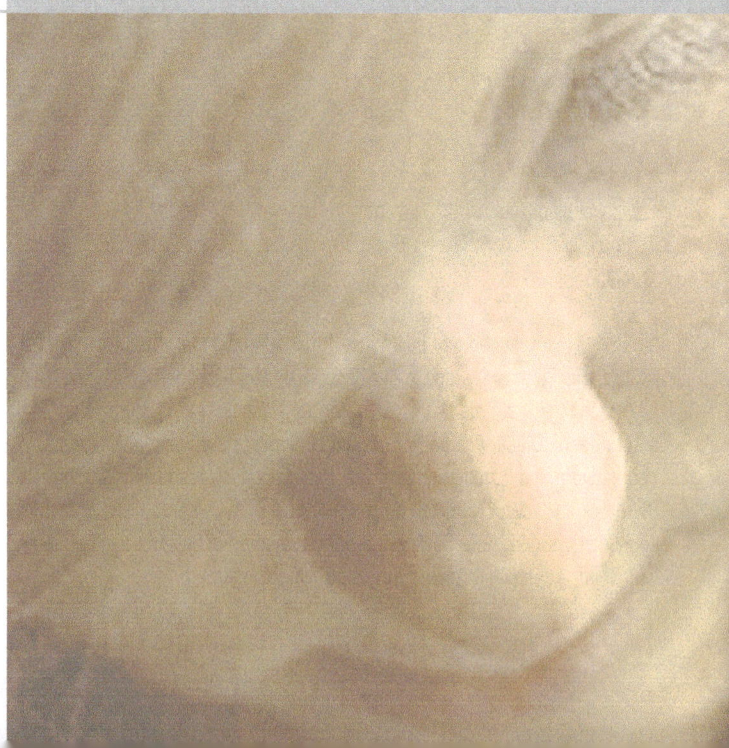

Kapitel 5

Angehörige und systemische Sichtweise

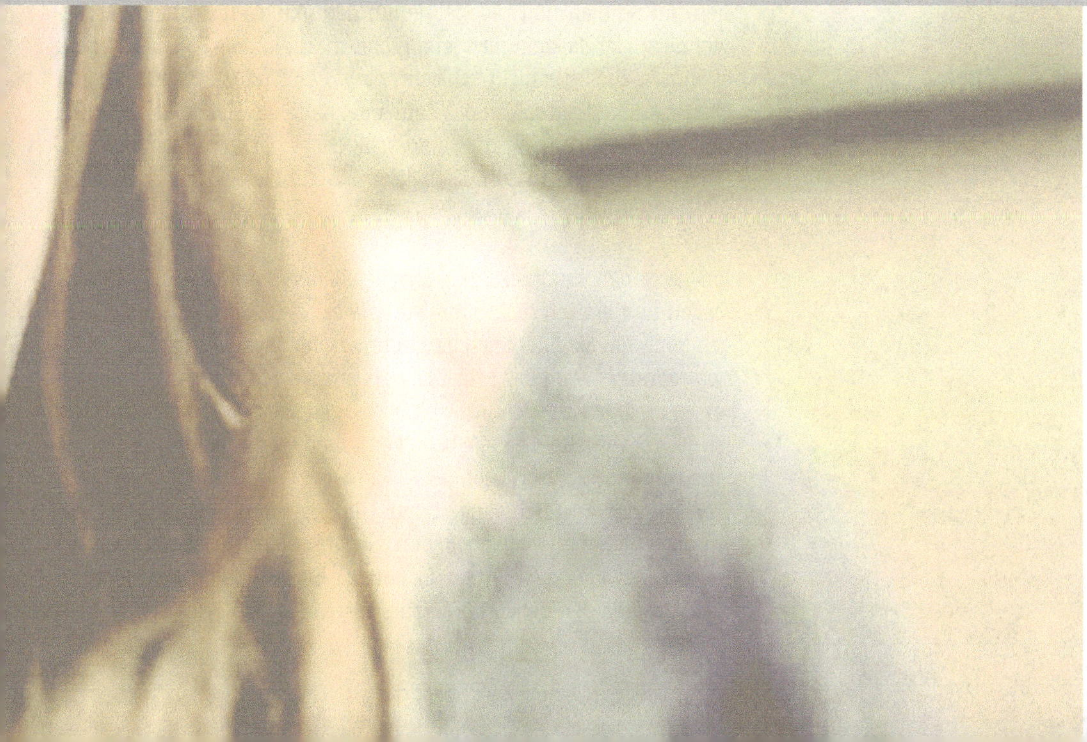

Angehörige und systemische Sichtweise

Um das Thema der Angehörigenarbeit einzuleiten, möchte ich gerne eine eindrucksvolle Geschichte erzählen, die mir vor ein paar Jahren widerfahren ist.

Ich habe damals in einem Hospiz gearbeitet, als ich nach ein paar freien Tagen zum Spätdienst erschienen bin. In der Übergabe wurde mir von einem neuen Bewohner erzählt.
Seit zwei Tagen sei er im Haus, habe ein Leberkarzinom und sei bis gestern Nacht noch umhergelaufen und hätte sich selbst versorgt. Über Nacht sei er in einen komatösen Zustand gefallen, dessen Ursache bislang unerklärlich war.
Nun sei die ganze Familie im Zimmer und stünde dem schlafenden Bewohner bei. Zudem wolle die Familie heute im Hause übernachten.
Als ich das Zimmer betrat, begegnete ich folgender Situation: Der Bewohner lag mit entspanntem Gesicht schlafend im Bett.
Im Zimmer waren acht weitere Personen, vier Frauen und vier Männer. Einige der Angehörigen standen an der Wand und unterhielten sich mit nervösen Mienen. Andere saßen in einiger Entfernung vom Bett auf Stühlen und rationalisierten den aktuellen Zustand des Bewohners: „Ja, da kann man jetzt nichts machen, oder? Vielleicht geht es ihm ja auch gar nicht schlecht, da wo er jetzt ist. So ist das jetzt eben ..." Eine Frau saß an der Bettkante, hatte die Hände in die Schultern des Bewohners gekrallt und schluchzte herzzerreißend: „Egon, hörst Du mich? Wir lassen Dich gehen. Wenn Du also ins Licht gehen willst ... wir lassen Dich los ..."

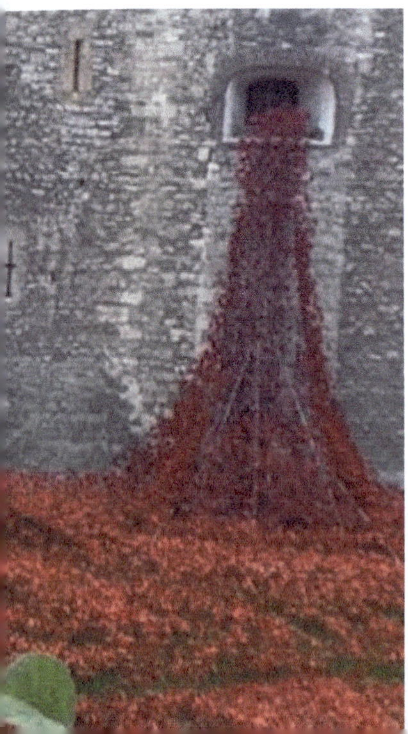

Ich hatte den Eindruck, dass alle Beteiligten starke Gefühle in sich trugen und einfach nicht wussten, wie sie diese zum Ausdruck bringen konnten. Sie flüchteten also in unterschiedliche Verhalten. Die einen rationalisierten das Problem weg, andere verdrängten die Situation (und drängten sich so weit weg vom Bett wie möglich) oder imitierten Verhalten, das sie beim Fernsehen erlernt hatten, als irgendeine rührende Arztserie lief.
Der Raum war geschwängert mit Hilflosigkeit und unterdrücktem Kummer. Ich hatte plötzlich den Gedanken, wie schlimm es sein müsste, bewegungslos in einem Bett zu liegen und den Schmerz in den Stimmen der Lieben hören zu müssen.

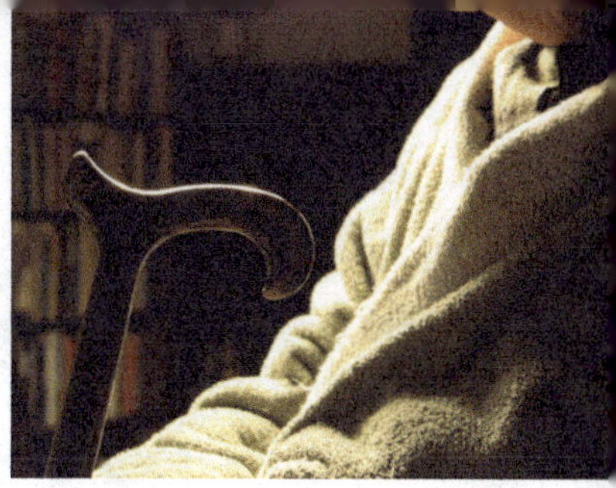

Einer Intuition folgend bat ich die Angehörigen um Aufmerksamkeit und erklärte ihnen, dass sie sich ihrer Situation bewusst werden sollten.
Ich machte darauf aufmerksam, dass wir nicht wissen, ob ein Mensch im Koma wirklich jedes Wort sinngemäß versteht, das wir in seiner Gegenwart äußern.
Jedoch besäßen alle Menschen ein unverwüstliches Zentrum in ihrem Gehirn, das limbische System. Gefühle und Erinnerungen würden dort verwaltet werden und der Klang der Stimmen und der Geruch unserer Haut und alle Düfte, die wir schon seit langen Jahren benutzen und die wir bewusst kaum mehr wahrnehmen, erinnerten den schlafenden Bewohner untrüglich an die Anwesenheit der Angehörigen.
Ich empfahl, nicht mehr mit dem Bewohner zu sprechen, sondern über ihn. So, als säße er aufmerksam lauschend neben ihnen. Was sie dabei erzählten sei egal. Zudem sollten sie sich in dem Wissen entspannen, dass der individuelle Duft jeder Person im Raum wie eine Fackel in der Finsternis Trost genug sei.
Die eintretende Stille und die unbewegten Gesichter verunsicherten mich, und in der Gewissheit, wieder einmal Weltmeister im Fettnäpfchen-Weitsprung geworden zu sein, zog ich mich zurück.
Ich ließ eine halbe Stunde Gras über die Sache wachsen und betrat dann reuig, mit einem Alibi-Kaffeetablett, das Zimmer erneut.

Das Bild jedoch war nun ein völlig anderes. Die Leute hatten sich von überall her Stühle geholt und saßen nun eng um das Bett. Sie lachten aus voller Brust, als sie sich lustige Anekdoten aus früheren Jahren erzählten. Die Stimmung war nicht nur regelrecht beglückend, zudem waren nun alle Angehörigen fokussiert und entspannt. Einer der Männer drehte sich lächelnd zu mir um und meinte, er sei dankbar, dass ich der Familie diese Tipps gegeben hätte. „Sowas weiß‘ man doch gar nicht!“
Euphorisch über die geglückte Wendung bot ich der Familie an, ein Aromaöl zur Verfügung zu stellen. Mit diesem könnten sie den Schlafenden wohltuend einreiben.
Freudig stimmten alle zu und ich begab mich in mein „Aromalabor“. Ich überlegte, was ich in die Mischung tun könnte. Der Bewohner selbst sah sehr entspannt aus. Eigentlich bestand für ihn kaum Handlungsbedarf. So machte ich eine feine Mischung, die die Kommunikation und das Gefühlsleben anregen sollte. Die Angehörigen nahmen

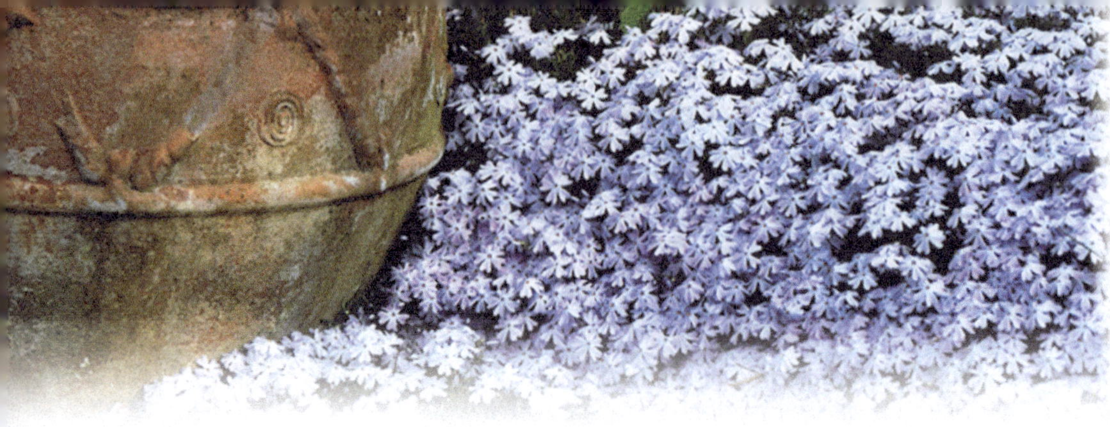

das Fläschchen und meine Tipps für die Einreibung dankbar entgegen und ich ließ sie für ca. zwei Stunden allein.

Als ich später erneut in das Zimmer kam, nahm ich einen wundervollen Duft wahr. Die Angehörigen saßen schweigend und in sich versunken um das Bett. Ein Lächeln lag auf allen Lippen.
Die Gruppe entschloss sich, einige Zeit später zu gehen. Über Nacht blieb niemand. Sie hatten mehr getan, als sie an diesem Tag erwartet hatten. Das Vertrauen in den Lauf der Dinge war zurückgekehrt. Der Mann starb etwa vier Tage später, aufgewacht ist er bis zu seinem Tod nicht mehr.

Ich habe mir im Laufe der Jahre in der Palliativarbeit immer mehr ein systemisches Denken angeeignet. Wir alle leben in mehreren Systemen. Eine Familie, ein Freundeskreis, der Arbeitsplatz ... all das sind zwischenmenschliche Systeme.
Jeder hat darin eine Aufgabe oder Rolle, die er meist unbewusst erfüllt. Kaum einer macht sich Gedanken über seine Rolle, da die meiste Zeit über alles gut funktioniert.
Man kann es vergleichen mit einem Uhrwerk, in dem jedes Rädchen und Schräubchen eine wichtige Funktionen erfüllt und nur schwer zu ersetzen ist.
Wenn nun ein Mitglied eines Systems nicht mehr seine Rolle ausfüllen kann oder will, muss der Rest des Systems sich darauf einstellen. Dieser Wegfall kann durch eine Krankheit geschehen oder einen Todesfall. Je nachdem wie flexibel so ein System ist, geht das mal besser, mal weniger gut. Da wir uns dieser Strukturen nicht bewusst sind, können wir selbst diesen Prozess nur schwer bewusst lenken und gestalten. Wir nennen diese Zeit der Verarbeitung Trauer.

Mit Worten allein können wir Begleitende zwar viel bewegen, jedoch sind wir keine Therapeuten oder Coaches und haben meist auch nicht den Zeitrahmen oder den Auftrag, diese Aufgabe zu erfüllen.
Die meisten Angehörigen haben eine sehr enge Beziehung zu dem sterbenden Menschen, den sie begleiten. Trotzdem, oder gerade deswegen, sind sie es nicht gewohnt, diesen zu berühren, streicheln oder auch nur die Hand zu halten. Häufig erleben wir das auch zwischen Eltern und Kindern (wenn diese groß sind). Es gehörte eben schon lange nicht mehr zum erlernten Umgang miteinander. Wir machen als erwachsene Leute die Dinge eher verbal miteinander aus.
Wenn nun die erlernte Kommunikation über die Sprache nicht mehr funktioniert, haben wir kein Instrument mehr, um unsere Beziehung zu pflegen. Sprach- und Hilflosigkeit sind die Folgen.

Es kann nun sinnvoll sein, aus der tätigen Rolle in die Anleitende zu gehen.
Wenn wir an diesem Punkt unsere Aromapflege handlungsanleitend an Angehörige delegieren, so tun wir das, um ihnen eine Möglichkeit zu geben, aus der Untätigkeit in die Handlung überzugehen. Das beugt Schuldgefühlen vor, die aus einer passiven Haltung resultieren können.
Es sind die allermeisten Angehörigen dankbar, wenn sie von uns einen scheinbar rationalen Anlass bekommen, mit ihrer Kommunikation wieder sensuell / körperlich zu werden. So werden Hemmungen im Nu abgebaut und es entsteht eine neue, vielleicht die letzte Kommunikation zwischen Menschen, die Abschied nehmen müssen.
Das kann die Beaufsichtigung und Befüllung der Duftlampe sein, besser noch, eine regelmäßige symptomadaptierte Einreibung.

Was genau an Angehörige delegiert wird, entsteht aus der Situation und richtet sich nach dem Bedarf des Patienten. Hat der Patient keinen Bedarf, kann man sich sogar nach den Bedürfnissen der Angehörigen richten. Die Maßnahmen wird beiden und deren Beziehung gut tun.

Ich habe dieses Vorgehen über viele Jahre praktiziert, und die Erfahrung zeigt, dass nahezu alle Beteiligten über diese Möglichkeit der Trauerbewältigung froh sind. Selten wird es abgelehnt. Aber auch das ist in Ordnung. Wir machen Angebote, es ist niemals eine Pflicht.

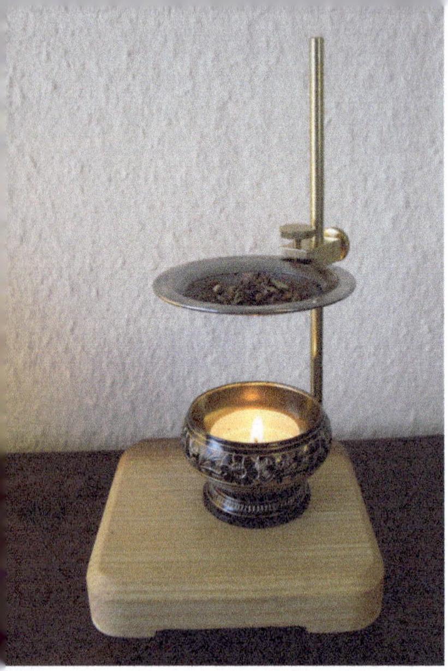

Räucherstövchen ermöglichen schnelle und unkomplizierte Räucherungen. Dieses Modell mit höhenverstellbarem Sieb ist besonders praktisch!

Räuchern

Als Prometheus den Göttern das Feuer stahl und es zu den Menschen brachte, war ihm bewusst, wie dringend sie Wärme zum Leben brauchen.

Ich denke, die ersten Menschen haben ihr Feuer verehrt und es gehegt und gepflegt. Für sie war es Symbol der Verbindung zum Göttlichen und spiritueller Energie. Rationale Erklärungen für dieses Phänomen gab es schließlich nicht.

Alles, was das Feuer an sich nimmt, wird zu transformierter Asche, während der Geist aus der Materie als Rauch, als Duft und Wärme aufsteigt und sich mit dem Himmel vereinigt.

Ich kann mir vorstellen, dass diese Wahrnehmung auch zur Idee der Feuerbestattung führte.

Irgendwann mussten sie bemerken, dass der Rauch des Fichtenholzes anders duftet als der des Eschenholzes. Oder dass Harztropfen an der Rinde ein ganz besonderes Dufterlebnis erzeugen. Ebenso, wenn am Wacholderzweig die Beeren noch dran sind.

Wenn nun einige pflanzliche Materialien einen besonders erhebenden Duft freigaben, so sollte das kein Zufall sein. Die Geister, ebenso unsichtbar, würden den Menschen sicher gewogen sein, wenn sie ihnen als geistiges Geschenk für die Erfüllung ihrer Bitten besondere und kostbare Geschenke durch das Feuer und seinen Rauch übergeben.

Wer weiß, wie es wirklich zum traditionellen Räuchern kam. Sicher ist jedoch, dass die Menschheit seit Urzeiten räuchert und es fast überall auf dieser Welt geschieht.

Ganz pragmatisch denke ich mir dabei, dass die Menschen irgendwann damit aufgehört hätten, wenn sie bemerkt hätten, dass sich der Aufwand gar nicht lohnt. Aber das ist nicht geschehen.

Mein Großvater im Allgäu hat noch den Stall ausgeräuchert, um den Hof vor Unwetter zu schützen.

Es werden im Sommer immer noch Kräuterbuschen gesammelt, gesegnet, getrocknet und im Winter geräuchert. Die Anzahl der enthaltenen Kräuter ist durch Brauchtum vorgegeben.

Meine Hausärztin erzählte mir, dass in ihren jungen Jahren die Krankenhäuser noch offiziell geräuchert wurden.

In den Raunächten, vom 21. Dezember bis 6. Januar, war es stets fester Brauch, Weihrauch zu verbrennen. In diesen Nächten galt es nämlich, sich vor den ruhelos umherwandernden Seelen zu schützen, da sie nicht in der Welt der Lebenden bleiben sollten.

Innerhalb weniger Jahrzehnte haben wir das Räuchern jedoch aus unserer Wirklichkeit verbannt und schnell vergessen, dass wir diesen Schatz in unserer Kultur fest eingebettet hatten.

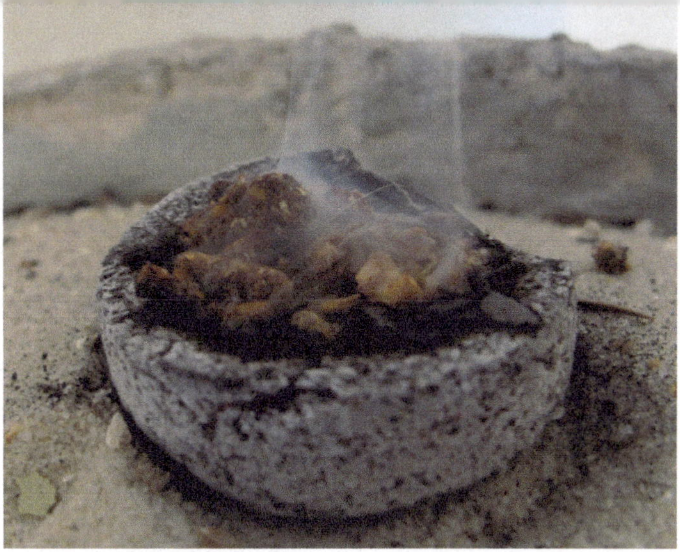

Räucherkohle mit ihrer speziellen Form verbrennt das Räuchermaterial durch Glut, ähnlich wie schon vor Urzeiten.

Doch so ganz loslassen wollen wir diesen Brauch scheinbar auch nicht.

In der esoterischen und alternativen Szene kehrte das Räuchern schon vor einiger Zeit zurück.

Wer nur ein wenig sucht, kann sich mit konsumgerechten und exotischen Räucherwerkzeugen- und Materialien eindecken und bekommt auch eine praxisgerechte Anleitung dazu, wie man räuchert, – wie die Indianer oder wie die modernen Hexen –. Auch hier hat man fast vergessen, dass wir selbst aus einer räuchernden Kultur stammen und orientiert sich eher an exotischen Traditionen. Das ist teilweise einfacher, da diese Kulturen immer noch räuchern und das Wissen darum noch zugänglich ist. Andererseits ist es exotischer, abenteuerlicher und aufregender, sich den Hauch geheimnisvoller und fremder Riten ins Haus zu holen.

Ich halte das nicht für notwendig. Die esoterische Verpackung lässt die Dinge geheimnisvoller und bedeutsamer erscheinen, als sie meist sind. Glücklicherweise befassen sich einige Autoren auch mit unseren eigenen Wurzeln. Das, was wir so schnell vergessen haben, kann rasch aufgefrischt und neu belebt werden.

Holen Sie das Räuchern aus der esoterischen oder kirchlichen Schublade hervor und entdecken Sie unvoreingenommen die Kraft eines wirklich spirituellen Brauches.

Manch einer wird sich fragen, worin der Sinn des Räucherns bestehen kann.

Rational ist das nicht so einfach zu beantworten.

Räuchern reinigt Räume. Das geschieht auf eine subtile Weise. Eine Raumluftdesinfektion hängt sehr vom Räucherstoff ab. Das Ergebnis ist jedoch nicht so zuverlässig, dass man es nicht einfacher mit etherischen Ölen erreichen könnte.

Ein großes Argument ist, dass das Räuchern in Räumen mit sehr strenger Geruchsbelastung sehr gute Dienste leistet.
Wenn der Patient noch im Zimmer ist, sollte man auf andere Methoden zurückgreifen. Nicht jeder kann sich so schnell für das etwas mystische Vorgehen öffnen. Aber wenn ein Patient oder ein Bewohner verstorben ist, ist häufig seine eigene Note immer noch sehr präsent. Und damit auch alles, was diesen Menschen ausgemacht hat. Alle Not und Angst, die Trauer, der Schmerz und das Wesen des Menschen scheinen manchmal direkt in den Wänden zu hängen und macht es uns Pflegenden schwer, die Erinnerung an eine oftmals nicht leichte Begleitung gehen zu lassen.
Oft scheint es nicht nur der Geruch allein zu sein, sondern eine subtil wahrnehmbare Gegenwart all dessen, was in diesem Zimmer war.
Etherische Öle durchlaufen einen Gewinnungsprozess, der sie ihrer pflanzlichen Herkunft entfremdet. Zwar sind es weiterhin reine Naturprodukte, aber sie kommen in ihrer letztendlichen Form nicht in der Natur vor, sondern wurden aus ihr gewonnen.
Räucherstoffe sind immer noch erkennbare, pflanzliche Substanzen, die lediglich getrocknet werden. Dadurch bewahren sie sich einen ursprünglichen Charakter, der das magische Denken beflügelt. Es fällt einem leichter sich vorzustellen, wie die Kraft der Natur dem Räucherwerk immer noch innewohnt und diese durch die Glut befreit und nutzbar gemacht wird. Daher hat für mich das Räuchern immer noch einen stärkeren spirituellen Bezug als es die etherischen Öle haben.

Ich rate dringend dazu, das Räuchern einmal selbst auszuprobieren, auch wenn sich der Sinn nicht sofort erschließt. Das erlebte Räuchern ist vielen Menschen sehr schnell ans Herz gewachsen, die sich zuvor nicht vorstellen konnten, jemals so etwas zu tun.
Um das Räuchern in ein Team am Arbeitsplatz einzubringen, muss man sehr einfühlsam und vorsichtig sein. Für viele Menschen steckt das Räuchern immer noch in den Schubladen „Esoterik“ und „Kirche“. Und nicht jeder mag das. Daher erzeugt das Räuchern durchaus starke Widerstände. Wer diese ignoriert und nicht darauf eingeht, riskiert seine allgemeine Akzeptanz zu verlieren. Zuletzt bin ich der Meinung, dass das Räuchern immer auf freiwilliger Basis am Arbeitsplatz angewendet werden sollte. Niemand sollte es tun müssen, schließlich ist es immer auch ein bisschen mehr Fühlen als Wissen.

Wie wird nun geräuchert?
Sie benötigen folgendes Material:
Räucherkohle
Sand (Räuchersand, Vogelsand,...)
1 Feuerfestes Gefäß
1 Feuerzeug
Räuchermaterial
Fächerartig benutzbares Objekt

Räucherkohle ist mit einer Anzündhilfe durchmischt, was das Anzünden sehr erleichtert. Diese Kohle bekommt man in Esoterikläden, oft auch im Reformhaus, in manchen Apotheken oder im Internet.
Zunächst füllt man das Gefäß mit dem Sand auf. Nun nimmt man die Kohle in die Hand oder hält sie mit einer Zange und zündet sie von zwei bis drei Seiten an. Jetzt kann man der Kohle Luft zufächeln oder pusten, bis sie durchgeglüht ist. Nun wird die Kohle auf den Sand gelegt und man kann beginnen, Räuchermaterial aufzulegen.

Neben der Räucherkohle gibt es auch noch Räucherstövchen, die mit einem Teelicht funktionieren, über dem ein Metallsieb abgebracht ist. Hier setzt die aufströmende heiße Luft den Rauch und das Aroma frei. Besonders geeignet sind dabei die Varianten, bei denen sich der Abstand vom Sieb zur Wärmequelle frei regulieren lässt. Dadurch kann für jedes Material die ideale Temperatur eingestellt werden. Zudem mögen manche Menschen einfach keinen Rauch und nutzen lediglich das Aroma, das sich schon bei niedrigeren Temperaturen entfaltet.
Wenn man mit einem Räucherstövchen arbeitet, braucht man nur das Stövchen, ein Teelicht, das Räucherwerk und einen Fächer. Man entzündet das Teelicht und legt das Räuchermaterial auf das Sieb. Wenn Harze verräuchert werden, empfiehlt es sich, zuvor Sand auf das Sieb zu streuen. Das Harz schmilzt und verklebt normalerweise das Sieb. Dieses muss dann aufwändig mit einer Drahtbürste gereinigt werden. Der Sand saugt das flüssige Harz auf und das Sieb bleibt weitgehend sauber.

Nun entsteht ein aromatischer Rauch. Harze bleiben auf der Kohle oder dem Sieb, bis sie verdampft sind. Holziges Material kann nach kurzer Zeit anfangen verbrannt zu riechen, was nicht sein soll. Dann nimmt man einen kleinen Löffel und schubst den Räucherstoff von der Wärmequelle und legt neuen auf. Um den Rauch zu verteilen, fächelt man mit einem Fächer oder einem Stück Papier Luft hinzu.
Mit dem Räuchergefäß in der einen Hand und dem Fächer in der anderen geht man nun durch das Zimmer oder Haus und verteilt den Rauch. Dabei nicht die dunklen Ecken vergessen.

Idealerweise bleiben beim Räuchern die Fenster geschlossen, so dass sich alles im Raum mit dem Rauch auseinandersetzen muss. Danach werden alle Fenster weit geöffnet.
Während der Rauch sich verzieht, kann man eine Kerze entzünden oder schöne Musik auflegen, damit etwas Gutes, Neues in den atmosphärisch gereinigten Raum einziehen kann.
Nach einiger Zeit können die Fenster geschlossen werden. Was im Raum zurückbleibt, ist das einzigartige Aroma und ein erfrischter Raum.

Es lohnt sich auch, sich selbst dem Rauch auszusetzen. Dazu stellt man sich vor das rauchende Gefäß und schöpft den Rauch um sich.

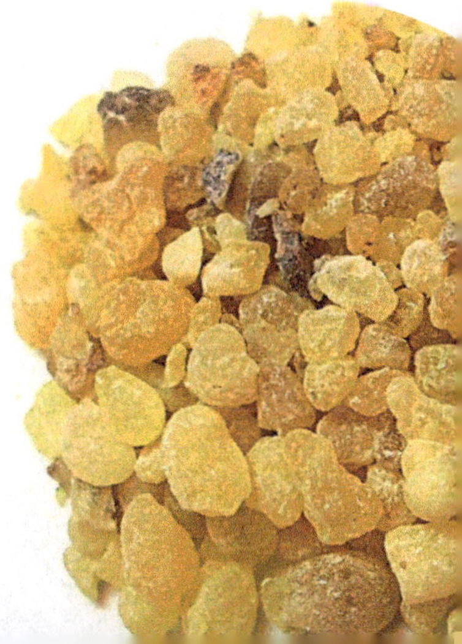

In nahezu allen Kulturen wird das Räuchern zur Reinigung der eigenen Aura verwendet. Selbst bei der Moxibustion aus der traditionellen chinesischen Medizin werden Akupunkturpunkte mit einer rauchenden Zigarre aus chinesischem Beifuß behandelt.

Nach gewissen spirituellen Anschauungen haben Menschen eine Aura. Dies kann als vitale Energie angesehen werden, die den Menschen umgibt und durchströmt. Häufig sammeln sich in diesem menschlichen Energiefeld Verunreinigungen, die wir aus unserer Umgebung und von anderen Menschen aufnehmen. Dies kann sich äußern in unguten Gefühlen, Unruhe, Schlaflosigkeit, Gedankenkarussell und belastenden Gedanken. Das Räuchern kann diese aufgenommene Energie aus der Aura entfernen.

Das ist natürlich in keinerlei Hinsicht wissenschaftlich, sondern eher ein Teil ethnologischer und esoterischer Anschauungen. Da wir Menschen aber nicht nur rationale, sondern auch fühlende Wesen sind, sollten wir uns nicht scheuen, Dinge auszuprobieren, die uns einfach guttun denn die Begleitung schwerstkranker und sterbender Menschen ist nichts Selbstverständliches. Es handelt sich um Arbeit, die uns häufig

Ein tönernes Räuchergefäß in archaischer Optik. Jedes andere feuerfeste Gefäß eignet sich genauso.

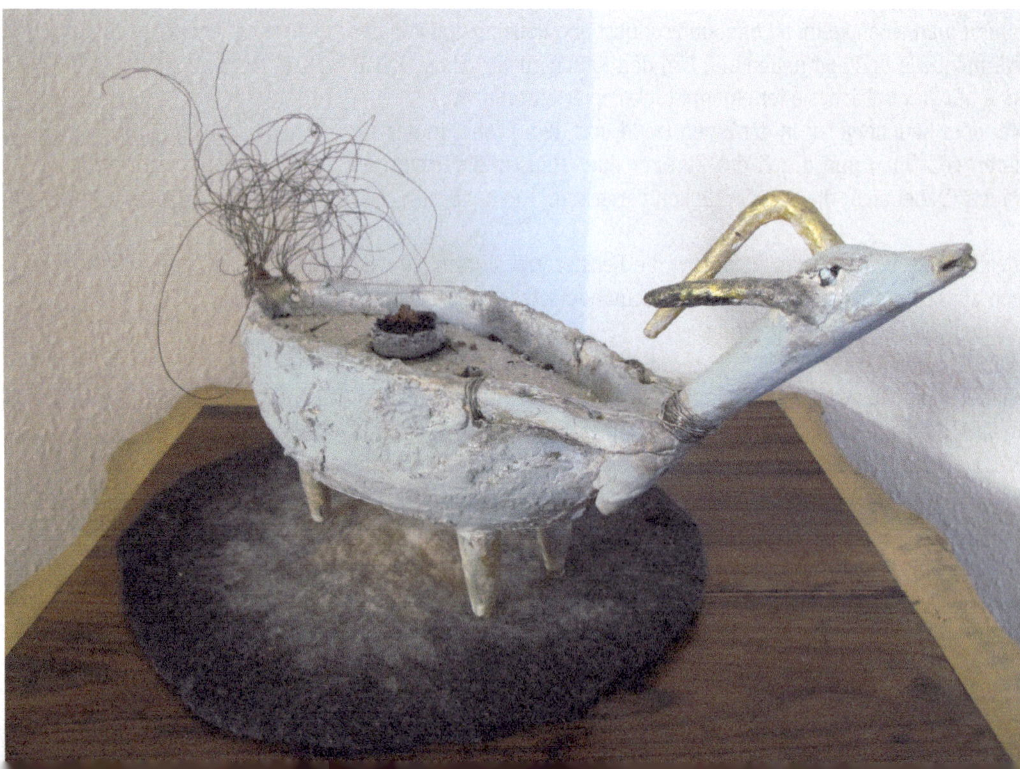

an persönliche Grenzen führt und uns mit emotional herausfordernden Situationen konfrontiert.
So etwas wie das Räuchern kann ein Ritual für uns Pflegende sein, um mit Vergangenem aufzuräumen und persönliche, spirituelle Hygiene zu betreiben.

Am Arbeitsplatz gilt es jedoch, die geltenden Brandschutzbestimmungen zu beachten. Unter den Feuermeldern gibt es gutmütige und ruhige, die sich nur von einem durchgedrehten Toaster wecken lassen. Aber auch solche, die augenblicklich Alarm schlagen und die Feuerwehr rufen, wenn die ersten Rauchwölkchen aufsteigen. Halten Sie engen Kontakt zu den Brandschutzbeauftragten und zur Haustechnik. Sprechen Sie so etwas auch immer zuvor gut mit Leitungskräften und Kollegen ab. Irgendwie findet man mit viel Geduld einen Weg, um in jeder Einrichtung auch räuchern zu können.

Räuchermischungen findet man vielfach im Handel. Besonders angenehm finde ich die Mischungen von Marlis Bader, die sich mit dem Räuchern von heimischen Kräutern beschäftigt und darüber auch ein Buch geschrieben hat. Ihre Mischungen führen das große Thema des Räucherns wieder in unseren Kulturkreis zurück.

Wer selbst Räuchermischungen herstellen möchte, der sollte sich ein gutes Buch zu diesem Thema zulegen und von einer guten Kräuterhandlung sein gewünschtes Material bestellen. Nehmen Sie sich Zeit und genießen Sie diese Arbeit. Sie ist Jahrtausende alt.
Ich bin sicher, Sie werden bald viel Freude am Räuchern haben!

Räuchermischung zum Selbermachen:

- Wacholderbeeren 1 Teil
- Weihrauch 1 Teil
- Benzoe ½ Teil
- Beifuß 1 Teil
- Lavendel 1 Teil

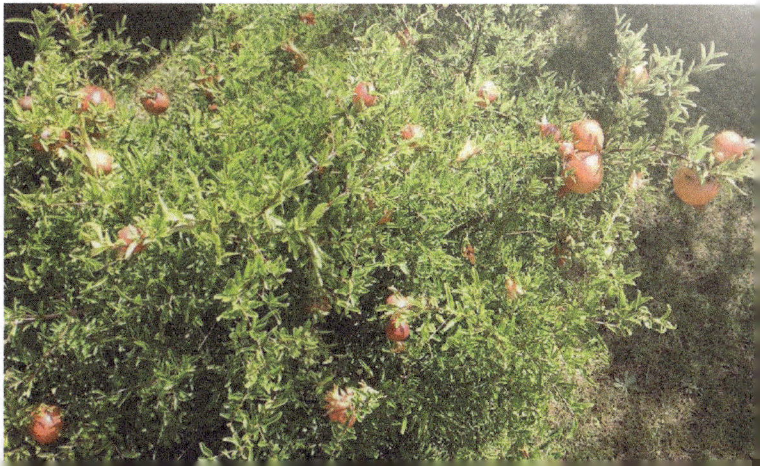

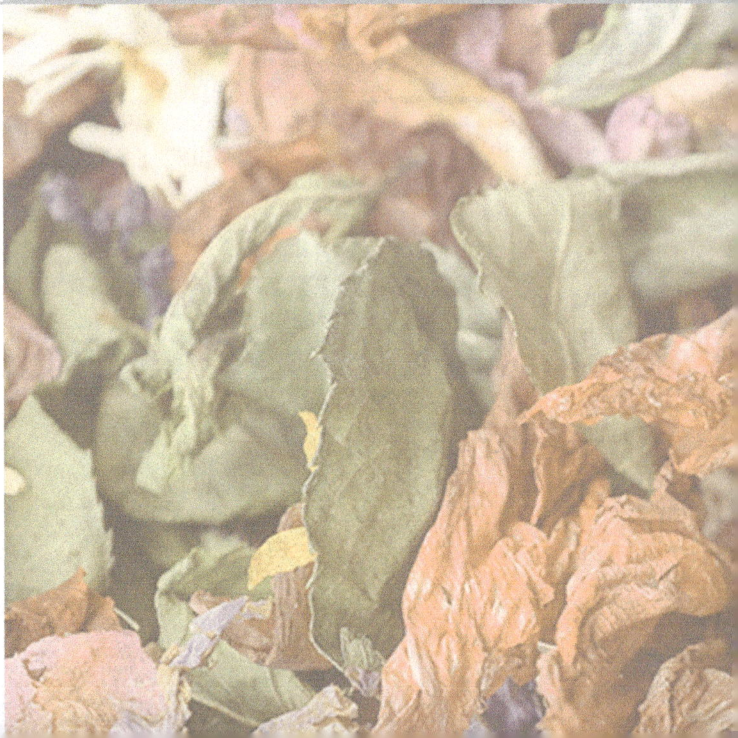

Anhang

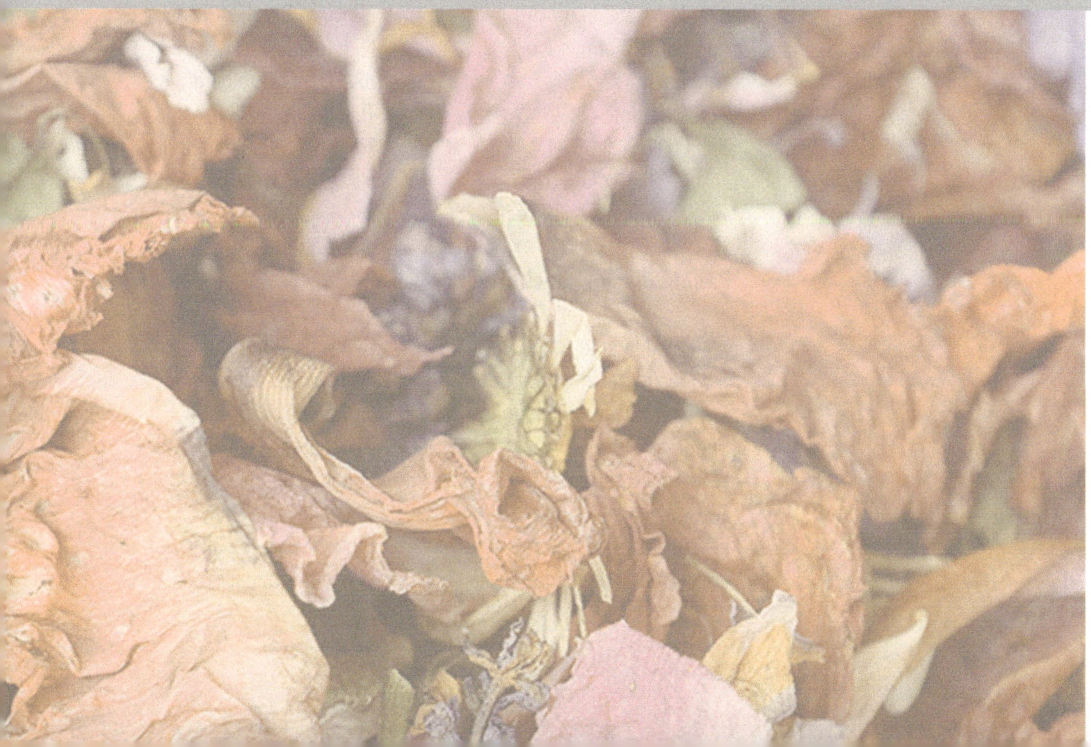

Bezugsquellen

Etherische und fette Öle, Hydrolate, Aromaprodukte

WADI GmbH
Erfurter Str. 4
85386 Eching
Tel.: 089-890 525 50
Fax: 089-890 525 525
www.etherischeoele.de

Neumond – Düfte der Natur GmbH
Gewerbegebiet 2
82399 Raisting
Tel.: 08807-940800
Fax: 08807-940870
www.neumond.de

Bahnhof-Apotheke
Apotheker Dietmar Wolz
Bahnhofstr. 12
87435 Kempten
Tel.: 0831-5 22 66 11
Fax: 0831-5 22 66 26
www.bahnhof-apotheke.de

Maienfelser Naturkosmetik
Brettacher Straße 5
71543 Maienfels
Tel.: 07945-2582
Fax: 07945-1571
www.maienfelser-naturkosmetik.de

Farfalla Essentials AG
Vordere Mühlgasse 189
86899 Landsberg
Tel.: +081-91 98 59 8-20
Fax: 081-91 98 59 8-22
www.farfalla.ch

PRIMAVERA LIFE GMBH
Naturparadies 1
87466 Oy-Mittelberg
Tel.: 08366-8988-0
Fax: 08366-8988-4099
www.primaveralife.com

Räucherharze, Räucherwerk

Kremer Pigmente GmbH & Co. KG
(Räucherharze in sehr guter Qualität und zu günstigem Preis)
Hauptstr. 41–47
88317 Aichstetten
Tel.: 07565-91120 und -1011
Fax: 07565-1606
www.kremer-pigmente.de

Blumenschule Schongau
(Räuchermischungen von Marlis Bader)
Augsburger Str. 62
86956 Schongau
Tel.: 08861/7373
Fax: 08861/1272
www.blumenschule.de

Quellen

„Aromatherapie"
Dietrich Wabner, Christiane Beier

„Himmlische Düfte"
Susanne Fischer-Rizzi

„Aromatherapie für Pflege- und Heilberufe"
Eliane Zimmermann

„Räucherstoffe – Der Atem des Drachen"
Christian Rätsch

„Pflanzenöle: Qualität, Anwendung und Wirkung"
Ruth von Braunschweig

„Leitfaden Palliativmedizin – Palliative Care"
Claudia Bausewein, Susanne Roller und Raymond Voltz

„Onkologische Krankenpflege"
Anita Margulies, Thomas Kroner, Andrea Gaisser und Irene Bachmann-Mettler

Widmung und Danksagung

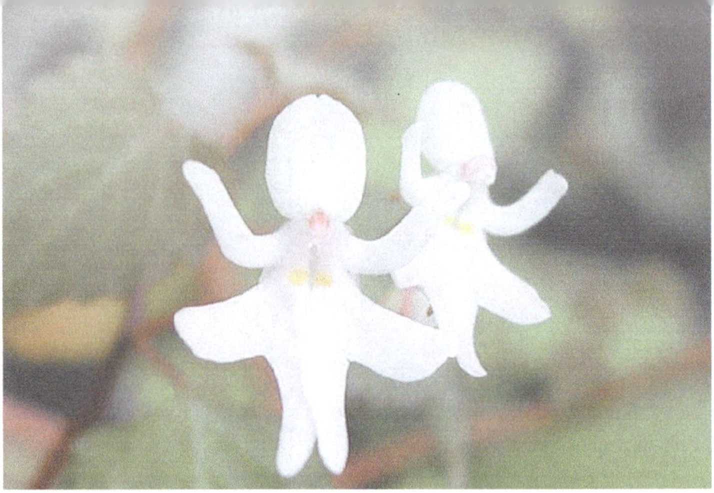

Ich freue mich sehr, dass ich Bilder in dieses Buch einfügen durfte.Dabei dachte ich gleich an Frau Birgit B. als „Model". Wir haben sie schon oft als Gast auf unserer Palliativstation betreut. Sie musste von Geburt an kämpfen und hat doch jede Hürde genommen. Sie hat eine Familie gegründet und einen Sohn geboren. Zu allen Schicksalsschlägen kam dann noch der Krebs dazu. Trotzdem willigte sie gerne ein, an der Gestaltung dieses Buches mitzuwirken.Da wir sie regelmäßig mit Aromamischungen verwöhnen durften, war sie also auch ein Profi im Genießen, das kann man auf den Bildern sehen.
Es war eine Freude, diese Fotos zu machen. So wie es immer eine Freude war, sie bei uns zu haben und auch wieder nach Hause zu entlassen. Leider ist Frau Birgit B. auf unserer Station vor Erscheinen dieses Buch verstorben, was ich sehr bedaure. Sie hoffte, durch die Bilder in diesem Buch ihrer Familie, vor allem ihrem Sohn, etwas Schönes als bleibende Erinnerung hinterlassen zu können. Das ist auch mein großer Wunsch. Ich möchte dieses Buch Familie B. widmen, als Erinnerung an diese starke und unendlich liebenswürdige Frau.

Die zweite Auflage des Buches möchte ich vor allem Giovanni widmen, meiner größten Stütze. Völlig ins Schreiben vertieft wäre ich wohl schon bald verhungert und verdurstet, hätte er mir nicht ständig Tee und einen kleinen Snack gebracht. Giovanni hat mich in jeder Hinsicht sehr unterstützt und mir die Zeit zum Schreiben freigehalten. Außerdem konnte ich viele Mischungen an ihm ausprobieren und nach manch einem ehrlichen Naserümpfen modifizieren.

Stefan Theierl

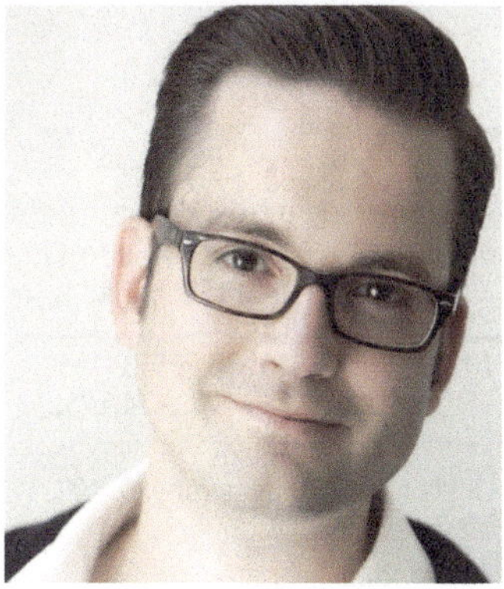

Stefan Theierl

ist Gesundheits- und Krankenpfleger mit dem Schwerpunkt Palliative Care und Onkologie.
Schon seit Beginn seiner pflegerischen Tätigkeit arbeitet er mit der Aromapflege. Er sammelte dabei Erfahrungen in der geriatrischen und palliativen Pflege, der Hospizarbeit und der Altenpflege.

Stefan Theierl hält zum Thema palliativer und kurativer Aromapflege Vorträge und Seminare. Es ist möglich, Inhouse-Schulungen und eine Ausbildung zum palliativen Aromapraktiker mit ihm zu buchen.

Zudem ist er Heilpraktiker. Er lebt in Kempten im Allgäu, wo er am Klinikum auf der Palliativstation tätig ist und eine Praxis für Hypnosetherapie, NLP und Aromatherapie führt.

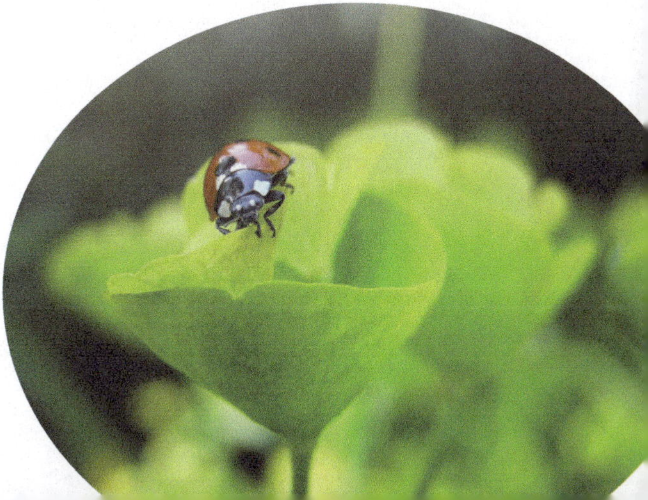

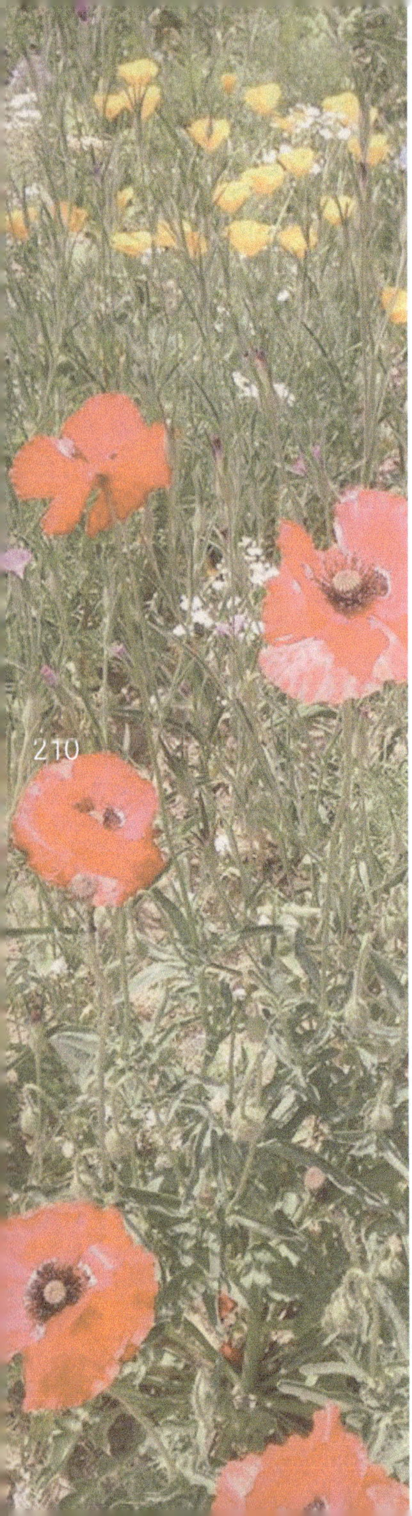

Bildnachweis

adme, flowers look something else
S. 14, 19, 20, 43, 50, 132, 150, 169, 170, 171, 192

ARD Fotogalerie, hospiz120_v,
S. 11

Maren Beßler, pixelio
S. 18

BIO-Grand Gru
S. 111–112

Petra Bork, pixelio
S. 24

Veronica Bourdon, Paris, 2014
S. 16, 72, 79, 93, 94, 96

Dina Din, 2014
S. 165

Alexander Dreher, pixelio
S. 70

Robby Enders, pixelio.de
S. 121, 167

Robby Enders, pixelio
Tilla Eulenspiegel, photocase
S. 86

Kathrin Frischenmeyer, pixelio
S. 30

Prof. Dr. Andreas Heller , Seneca,
S. 9

Hospiz Verlag, Ludwigsburg, 2013/14
S. 2, (hz, Artikel Einsele), 9,10, 53, 61, 65, 143 (hz, Artikel Richter), 161 (hz, Artikel Hayek-Pfeffer-Schneider), 163 (hz, Identität in Wandel)

Birgit H, pixelio
S. 160

Regina Kaute, pixelio
S. 120, 136

Kunstart.net, pixelio
S. 142

Denis Kusnezov, Moskau, 2014
S. 1, 3, 60, 71, 119, 166

Angelika Luz-Bißmaier
S. 88, 156

Evgenia Motz, Bari Santo Spirito, 2013/14
S. 3, 5, 20, 21, 25, 26, 28, 31, 34, 36, 41, 49, 51, 56, 55, 59, 61, 62, 63, 65, 68, 69, 70, 75, 82, 84, 89, 90, 91, 92, 95, 97, 98, 99, 101, 103, 105, 107, 116,117, 122, 123, 124, 125, 127,131,134, 138, 139, 140, 141,144, 145, 146, 147, 148, 149,151, 152, 153–155, 159, 162,164, 168, 173, 174,175, 178,187, 189, 194

Ulrike Niess, Schmetterling, S. 192, Marienkäfer S. 195

David Ohmer, piqs.de
S. 4

piqs
S. 87

photocase
Rike S.177, time S. 179

Pixabay.de
S.120-133, 190,191,204,205

Reicher, fotolia
S. 12

Helmut Schwalbe, Bari
S. 126

Victoria Sergeeva, Budapest, 2014
S. 102, 104

spikenard-jatamansi
S. 108

Stefan Theierl, Kempten, 2013/14
S. 2, 27,32,33, 45, 48, 64, 65, 66, 67,72,73, 74, 75, 76, 77, 78, 80,129–130, 131, 183, 186, 192

twystydigi, Fotolia
S. 33

Stefanie Weiss, Möglingen, 2014
S. 62, 128

Wikipedia
S. 57, 81, 109, 112, 113, 114, 115, 160, 185

Dagmar Zechel, pixello
S. 2

Impressum

Bibliografische Information Der Deutschen Bibliothek

Die Deutsche Bibliothek verzeichnet diese Publikation in der Deutschen Nationalbibliografie; detaillierte bibliografische Daten sind im Internet über http://nb.ddb.de abrufbar.

Bibliographic information published by Die Deutsche Bibliothek

Die Deutsche Bibliothek lists this publication in the Deutsche Bibliothek; detailed bibliographic data is available in the internet at http://dnb.ddb.de

Stefan Theierl
Aromapflege

3. Auflage 2023

ISBN: 978-3-941251-79-3

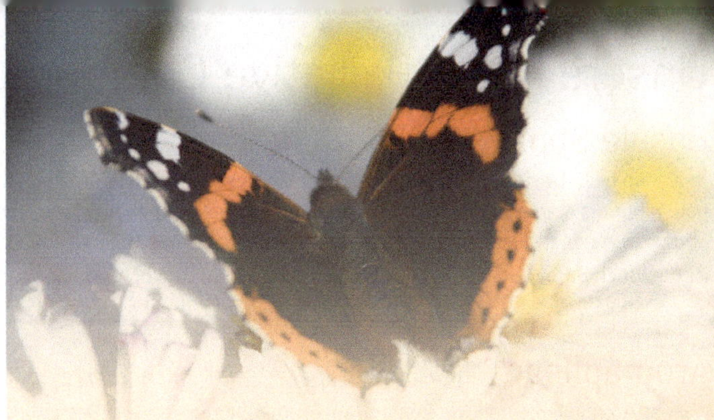

Titelbild: © Shutterstock

Typografie und Gestaltung:
Evgenia Motz, emo concept

Druck: MCP Druk, Polen

www.hospiz-verlag.de

Unsere Reihe Palliative Care für Einsteiger

Basale Stimulation® - Band 1

Begleiten heißt Dasein, den anderen spüren und gespürt werden. Am Ende des Lebens, gerade wenn die Körperfunktionen bereits stark eingeschränkt sind, fehlen uns manchmal die Mittel, unser Dasein zeigen zu können. Die Basale Stimulation bietet hier ein hervorragendes Instrument. Mit Hilfe zahlreicher Bilder und Anleitungen für die Praxis ist das Buch Basale Stimulation für Pflege und für Ehrenamtliche gleichermaßen wichtiger Bestandteil ihrer Arbeit.

Basale Stimulation® Palliative Care für Einsteiger, Band 1, Heike Walper, Nadine Lexa (Hrsg.), 99 Seiten, vollfarbig, kartoniert, Ludwigsburg 2014, der hospiz verlag
ISBN: 978-3-941251-64-9, Preis: Euro 24,99 (D)/Euro 25,70 (A)

Aromapflege - Band 2 *2. überarbeitet und ergänzte Auflage*

Was ist Aromapflege und wie können wir Aromapflege in unsere Begleitungen integrieren? Aromapflege kann nicht nur angenehme Düfte verbreiten, sie kann auch bei einzelnen palliativen Symptomen helfen, die Lebensqualität zu erhöhen. Dieses Buch wendet sich an alle Menschen, die Sterbende, An- und Zugehörige begleiten möchten.

Aromapflege, Palliative Care für Einsteiger, Band 2, 2. überarbeitet u. ergänzte Auflage 2017, Stefan Theierl, Nadine Lexa (Hrsg.), 212 Seiten, vollfarbig, kartoniert Ludwigsburg 2014, der hospiz verlag, ISBN: 978-3-941251-79-3, Preis: Euro 29,99 (D)/Euro 30,80 (A)

Beratung und Begleitung Angehöriger in der Palliative Care - Band 3

Nicht nur die Sterbenden, auch die An- und Zugehörigen bedürfen unserer Beachtung. Wie können wir Sie begleiten? Rainer Teufel nahm sich dieses Themas an. Es gibt kein Patentrezept und keine Anleitung, aber Teufel entwickelte ein Beratungsmodell, mit dem Haupt- und Ehrenamtliche gut über die Begleitung der Angehörigen reflektieren und damit zugleich Ihre eigenen Gespräche strukturieren können.

Beratung und Begleitung Angehöriger in der Palliative Care, Palliative Care für Einsteiger, Band 3, Rainer Teufel, Nadine Lexa (Hrsg.), 116 Seiten, vollfarbig, kartoniert Esslingen 2015, der hospiz verlag, ISBN: 978-3-941251-80-9, Preis: Euro 29,99 (D)/Euro 30,90 (A)

Medikamentöse Schmerztherapie - Band 4

Die Schmerztherapie ist in der Palliativmedizin einer der wesentlichen Pfeiler einer erfolgreichen Behandlung. Das vorliegende Buch soll einen Einblick in die medikamentöse Therapie verschaffen, ohne sich tiefer mit pharmakologischen oder wissenschaftlichen Details zu beschäftigen. Es ermöglicht der LeserIn, die jeweilige, von den behandelnden Ärzten-Innen verordnete, Schmerztherapie besser einzuschätzen.

Medikamentöse Schmerztherapie, Palliative Care für Einsteiger, Band 4, Matthias Richl, Nadine Lexa (Hrsg.)mit herausnehmbarer Dosierhilfe für die Kitteltasche ca. 144 Seiten, vollfarbig, kartoniert Esslingen 2016, der hospiz verlag, ISBN: 978-3-941251-89-2, Preis: Euro 29,99 (D)/Euro 30,90 (A)

Biografiearbeit - Band 5

Biografiearbeit beinhaltet zwei Aspekte: Zum einen die Auseinandersetzung mit dem eigenen Leben, der persönlichen Vergangenheit, Gegenwart und Zukunft und zum anderen die Biografiearbeit mit ihrer professionellen Komponente in der Pflege und Begleitung von Menschen. Der Autorin ist es gelungen ein sehr komplexes Thema in ihrem Buch praxisnah zu vermitteln. Nach dem Motto: Aus der Praxis für die Praxis.

Biografiearbeit, Palliative Care für Einsteiger, Band 5, Claudia Nuber, Nadine Lexa (Hrsg.), 216 Seiten, vollfarbig, kartoniert, Esslingen 2017, der hospiz verlag
ISBN: 978-3-946527-05-3, Preis: Euro 29,99 (D)/Euro 30,90 (A)

Krisen und Interventionen - Band 6

Krisen am Ende des Lebens verstehen und begleiten wird im vorliegenden Werk als psychologisch orientiertes Angebot an Sterbende und deren An- und Zugehörige verstanden. Ziel dieses Buches ist nicht, die Begleitenden zu psychotherapeutischen Fachkräften auszubilden, sondern Verständnishilfen und Interventionsanregungen zur Beruhigung Sterbender in Krisensituationen vorzustellen.

Krisen und Interventionen, Palliative Care für Einsteiger, Band 6, Christoph Riedel, Nadine Lexa (Hrsg.), ca. 140 Seiten, vollfarbig, kartoniert, Esslingen 2017 der hospiz verlag, ISBN: 978-3-946527-10-7, Preis: Euro 29,99 (D)/Euro 30,90 (A)

Bestellungen unter: Tel. 07154/13 27 37 oder unter www.hospiz-verlag.de